Edward S. Golub

医学の限界

坂本なほ子　訳
順天堂大学医学部公衆衛生学

新興医学出版社

The Limits of Medicine

How Science Shapes Our Hope for the Cure

by Edward S. Golub, Ph.D.

Japanese translation rights arranged with Edward S. Golub
in care of Sanford J. Greenburger Associates, Inc., New York
through Tuttle-Mori Agency, Inc., Tokyo

はじめに

哲学的な講演の後，詩人のT.S. エリオット氏は質問を受けた。「エリオットさん，この問題について，われわれは何をしたらいいのでしょうか？」エリオット氏は答えた。「あなたの質問は正しくありません。われわれは2種類の問題に直面していることを理解しなくてはなりません。一つ目は，あなたの質問です。すなわち，『これについて何をしたらいいのか』ですが，もう一つは違うもので，『それに向かってどのような対応をとるべきか』というものです」。

ハードカバー版の「医学の限界」が世に出てからの2年間に，アメリカの医療システムは激変してきた。高齢化する人口の累積効果や本書で論じる治療への際限のない期待は，まさに市場の目に見える手で財政危機を引き起こしてきた。米国においては，営利目的のHMOは急速に拡大した医療提供の形態であり，プライマリーケアを新たに強化したことによって，高度に訓練され，高い給料の医学専門家の急激な過剰供給を作り出した。医療ケアが人びとの権利となっているヨーロッパでさえ，コスト削減の方針が制定され，民営化の話さえ出ている。あらゆるところに，物事が手に負えない感じや，その結果としての変化によってだれもが不幸になるという気配がある。大衆が投げかけている問いは，T.S. エリオット氏が質問されたものと似ている。「何をしたらいいのだろう？」しかし，問題は，「それについて何をすべきか？」というところよりは，「それに向ってどのようにしたらいいか」というところにあると思う。

「それに対して何をすべきか？」という質問は，交渉や業務の言語を使って，技術的で，実用本位で，プログラムされた解決を導く思考を要求するパズルである。「それに向ってどのように対応したらいいか」という質問は，パズルというよりミステリーであり，われわれに前提や仮定の再考をせまるのである。実用的な解決法を持って前へ進む前に，もし，再考しなくてはならない問題があるならば，それは，医療ケア供給システムに対する期待の問題である。われわれは，医療ケアについて，それが何であるかを自問する前に，どのように金を払うかということから議論を始めてしまっている。この『医学の限界』で行う議論が，歴史的眺望の中に全問題を投入することによって，「それに向ってどのように対応したらいいか」という議論に枠組みを与えるのに役立つことを期待している。

直角曲線

医療ケアの新しい現実に向ってどのように対応すべきかということを再考する起点は，本書での論点の核である病気の劇的な変化である。1840 年から年代ごとの生存曲線グラフを見ると，それらの変化の原因は明確になる。曲線は，ある年に生まれた人が，その後のある年に生存している割合を示している。第 1 部で論じる早死は，1840 年の曲線に表れていて，生後 10 年間に生存している人の割合が急激に落ちる。その後，減少は非常に緩やかになり（中年での死亡を反映している）65 歳あたりで下降し始める。それは，厳しい生活をしていた人びとが生命の自然な終末を迎えるようになるからである。しかしながら，20 世紀になり，早死がどんどん減少し始めた（第 1 部でも論じるが，それは，衛生と住居環境の改善によってもたらされた）。そして，曲線の中央に抗生物質や他の医学の進歩による水平部分があり，最後になって急激に下がる。1980 年には，曲線は「理想」の形に近づき，それはほとんど直角のようである。生存曲線が完全な直角になることは，出生した子供がすべて 80 歳，85 歳まで生存し，そして，ホームズの一頭だて馬車のように，各人が突然に死亡する ── 絶対にあり得ない状況である。

これらの曲線の移り変わりは人口転換が病気の変化によってもたらされるという第 2 部のメッセージの視点から，熟考されなくてはならない。主な死因と障害は，感染症から慢性疾患に取って代わられた。人口割合の中で最も急速に増大している高齢者（70 歳以上）と超高齢者（90 歳以上）では，全疾病と死亡の原因の 80 %以上が，動脈硬化症，がん，糖尿病，関節炎，肺気腫，肝硬変である。民間伝承や経験で加齢と結びついているものの多くは，実は慢性疾患である。肺気腫の呼吸困難，行動を制限する心臓の痛みや歩行中の間欠性の足の痛み，うっ血性心不全による疲労，糖尿病の神経障害による失明，骨関節炎の膝の痛みなどである。

ヘルスケアシステムの問題は，このような慢性疾患を一つもしくは複数発症し，長い余命を悪い健康状態で過ごさなければならない人口層が増大しつつあるという事実に向けて，われわれがどのように対応するのかということである。

「魔法の弾丸型」の期待を「好調型」で置き換える

第3部のポイントは，感染症が制圧されたことが今でも人びとの記憶の中に残っているために，それが，病気すべてについての考え方の枠組みを作ってしまったということである。抗生物質と同じような慢性疾患の「魔法の弾丸」を医科学が発見することを期待するようになってしまったのである。しかし，感染症と違い，慢性疾患の原因は単一ではない。慢性疾患は，複雑性の生物学の発現であり，不幸なことに，その多くは，魔法の弾丸では治らないだろう。それゆえ，科学の役割は，複雑性の生物学の理解を深め続けることでなければならない。そうすれば，可能な時にいつでも治療に影響を与えるだけでなく，もっと現実的には，症状の発症を遅滞させ，慢性疾患が発現したとしても，衰弱を緩和させるために応用することができるようになる。

医療ケアの供給システムにおける市場主導型の変化は，少なくとも一つの正の影響を及ぼし，それによって，われわれは予防の威力に気付いた。これが，新しい方法で対応することを学ぶに際しての主題である。近年，慢性疾患の発症時期や重症度に寄与する要因はますます増えているが，医科学はそれらを同定できるようになってきている。非常に良いことに，それらの要因の多くは個人で管理することが可能で，医師によって指導を受けるにしても，これまで医学的介入と考えられてきたものは，ほとんど必要とされない。食べている食品の種類を変えるとか，定期的な適度の運動プログラムに従うとか，禁煙するとか —— これらはすべて主な慢性疾患の発病を遅らせるということであり，結果として，余命をより健康で元気に過ごせるようになるのである。

しかし，いまだに魔法の弾丸の観点で考えてしまうために，食事，運動，喫煙の効果は本当に真剣には受取られていない。それらが非科学的に思われるからである。われわれが直面している問題は，健康な人びとをヘルスケアシステムの一部であるかのように行動させることである。これらの生活様式の変化を組み込むような，そして，その影響を増大させるような方法を見つけ出すために，個人の行動は医科学によって組み合わされ，強化されなくてはいけないのだ。このことは，次のように言い換えることもできる。つまり，生存曲線と同じような生活の質（QOL）曲線について考え始めねばならないし，われわれの目標は，その両方の曲線が直角曲線となるようにすることである。衰弱の発症を遅らせ，重症度を軽減することは，健康な年月を伸ばすことであり，もし，2つの曲線を可能な限り近づけることができたら，衰弱や加齢に関連する苦しい年月を減らすことになるだろう。このやり方で，健康とヘルスケアに向って対応していくならば，医学の役割が，病気を発症した後にだけ医師が患者を扱うという役割から，慢性疾患の発症を遅らせるような生活習慣についての意思決定を医師が手伝い，健康な人びとに関して長い時間を費やすという役割へと変化するのが見られるだろう。

科学の役割は，常に，慢性疾患に至る複雑な過程を理解し，環境と生活の選択に関する変化がより知的に生じるようにするものであり，その変化を大きくするために医師が用いることができる薬品を開発することであろう。マンモグラフィーによる早期発見は，50歳以上の女性における乳がん死亡率を30％低減させたが，全く運動しない女性に比べて，週に1－3時間の運動をする閉経前の女性は20，30％低く，少なくとも週に4時間運動する女性は60％低い。早期発見も予防も必要であることは明らかであるが，われわれは，マンモグラフィーには医学的に必須なものとして向かい，運動には非医学的に追加的なものとして向い合っているのである。

最後になるが，慢性疾患と人口の高齢層における衰弱の原因としての正常な老化の間の区別に対してどのようにすべきかを学ぶことは重要と思われる。慢性疾患を際限なく遅らせることは決してできない。そして，高齢者の何割かは，若いうちの適切な生活習慣の選択にも関わらず慢性疾患に苦しむことになる。われわれ全員が，加齢の正常なプロセスとして臓器機能の喪失を経験するだろうが，もっとも多くを患うのは高齢者である。それゆえ，科学と技術が，高齢者の視覚，聴覚，バランス，筋肉の緊張，記憶の正常な喪失をどのように補うことができるのかを考えることを今始めることが重要である。加齢を防ぐことも若さを保持することもできはしないが，正常な加齢の結果であり，極めてうんざりする，品位を落とすような問題は，遅らせることができる。

こうしたことを考えておけば，自分たちが何に対して支払いたいのかを知ることができ，「何をするか？」という質問を変え始めることができる。

読者へのいくつかのポイント

本書を書いていく過程で，私には大きな発見があった。それは，人類史の大部分の期間において，健康についての理解の仕方も，病気の取り扱い方も変化していなかったということであった。大多数の人々と同様に，私は科学史や医学史の英雄的な話を聞いて育ってきた。そして，私の受けた一般教育や科学者としての訓練は，この発見をするための下地にはならなかったのだった。かなり長い間，自分はただ誤解していたに違いないと思った ── 結局のところ，私は歴史学の教育を受けてなかったのだ ── しかし，最後には，私の発見は歴史家にとっては驚くことではないということがわかった。だが，医師や科学者や一般の人に講演や討論を行った際には，たいていの人が私以上に驚いていた。それゆえ読者への最初のポイントは，「断り書き」である。この変化のない長い期間は本書の重要な部分であるが，オリジナルな発見ではない。この発見をするために熱心に仕事をしてきた歴史家のおかげであり，私は彼らのメッセージをより広い読者に異なる文脈で紹介しているだけである。

しかし，ここで，読者は疑問を抱くだろう。なぜ，驚きつつそれらの事実を知ることが重要なのであろうか？　読者への２番目のポイントは，本書のメッセージが，非常に長い間，何も変わらなかったために，われわれの現在のものの見方は比較的短期間のものでしかないということである。現代的な見方をするようになって，いかに驚くほど短い時間しか経っていないかに気付くと，われわれが向かわされている方向は転換が容易であると考えられるようになる。私の主目標は，今日，科学や医学の世界に起きている変化を理解するための文脈（コンテクスト）を読者に提供することである。われわれは自分たちが歴史の流れに流されていると考えているために，通常，それらの変化は受動的に受け入れられている。しかし，そうではない。

読者への３番目のポイントは，ある種の警告である。現在われわれがいる所にどのように辿り着いたのかということについての私見に基づいて，将来に向けて，個人として，社会として，考えられる選択肢のいくつかを提案するが，単純な解決はないということである。ゴラブの最初の法則は，もし，あなたが複雑な問題の解決をバンパーステッカー（スローガンや候補者の名などが刷り込んである(訳者注)）に付けることができたら，それは間違っている！（私はバンパーステッカーに付けられるように本書を凝縮することを試みたができなかった）われわれの問題の一つは，問題が複雑すぎ，難しすぎて自分たちでは解決できないと思い，「専門家」に自分たちのための決定を任せていることであろう。もちろん，細かい部分は複雑で難しいが，その部分が議論されているコンテクストを理解したら，われわれの行きたい所へ自分たちを導くような意思決定を行えるのである。

読者への最後の重要なポイントは，本書の扱うテーマは真面目なものであるが，退屈なものではない。科学的，医学的，文化的な専門用語を使わないようにした。私は母や母の友人が楽しんで読めるようなものを書くことを母に約束した。私は，母に嘘をつかない。

目　次

はじめに ……i

読者へのいくつかのポイント ……v

序論　健康と病気の背景 ……1

第１部　外部世界への再構築

第１章　常に存在する死 ……7
- 最悪な時代と最高の時代 ……7
- 社会とその病気 ……13
- 信仰，理性と流行病 ……17

第２章　長い期間 ……23
- 長いギリシア伝統 ……24
- ギリシア伝統とキリスト教的西洋 ……28
- 現代科学の始まり ……31
- 犠牲者から見た世界 ……42

第３章　変化の種 ……47
- 啓蒙運動，革命，そして「病院医療」 ……47
- エドウィン・チャドウィックと衛生運動 ……55

第４章　「パスツール」と科学の権威 ……64
- 科学の権威：ルイ・パスツールと「ルイ・パスツール」 ……67
- パスツールと病気の再構成 ……70
- ロベルト・コッホと「微生物の狩人」 ……75

第５章　歴史を書き直す：科学の勝利 ……79
- だれがジョン・スノウを英雄にしたのか？ ……86
- 再構成された病気と「新」公衆衛生 ……89

第２部　内部世界の再構築

第６章　「将来，病気では死なない」 ……93
- 「天然痘・・・，ここに全く無害である」：ジェンナーと種痘 ……94

「ねえ，そうじゃないか。信じようとしない連中よ！」：
パスツール，種痘を一般化する ……99
コッホと結核の偽りの治療 ……106
ベーリングとジフテリアの真の治療 ……108
第７章　内的世界の再構成 ……112
クロード・ベルナールとルドルフ・ウィルヒョウ ……113
エリ・メチニコフ，食作用，そして，免疫学 ……121
身体は積極的に自己防御する ……126
アルムロス・ライト卿：偉大な「予防注射家」……129
第８章　魔法の弾丸と医学の新しいパラダイム ……135
魔法の弾丸：パウル・エールリヒの特異性の探求 ……135
魔法の弾丸はどのくらいすごいか？ ……145
成熟した科学になる途中で ……146
第９章　治療革命 ……150
ワクチンへの期待 ……152
抗生物質の時代 ……156
病気のパターンは変化する ……161
遺伝子の革命 ……167

第３部　未来への再構築
第10章　慢性疾患時代の医学のゴールの再形成 ……173
遺伝子と病気 ……173
医学の限界 ……181
治療への追求を作り直す ……186

おわりに ……191

訳者あとがき ……194

引用文献と文献 ……196

索引 ……208

序　論

健康と病気の背景

1970年10月19日，アメリカ感染症学会において，ハーバード大学医学部エドワード・カス教授が会長講演を行った。ベトナム戦争はアメリカ社会を分極化し，その経済的影響によって生物医学研究に対する助成は切り詰められていた。立派な医師であり研究者でもあるカス教授は集まった感染症の専門家達に向かって，「われわれが求めているものは，真摯な努力の成果が効果的に社会に還元されるような環境で，良い仕事が続けられることだけである」と言った。それは，あらためて彼のような地位にある人から聞くのは嬉しいことであった。誰もが認めるように，このような努力がアメリカ国民に最高レベルの健康状態を提供してきたのに，なぜ，政府は急に助成を減らし，高潔な仕事を中断させるのか？　しかし，次に，彼は爆弾を落とした。「白衣を着た科学者がすばらしい研究成果を政治ピクニックにおける無料ビールのように配布するという楽しい情景は，新聞の日曜版の垢抜けない記者によって書かれたようだが，基本的に間違っていない」。そのシナリオに間違いはない，ただし，最も基本的な仮定のところが歪曲されているところを除いて！　と述べたのだった。

さて，どんな種類の仮定がこれらの医師・科学者によって歪曲されたのだろうか。感染症を根絶したのは，そして，先進国の寿命をのばしたのは，彼らの先駆者であることを誰でも知っている。しかし，驚いたことに，カス教授が話したことは，結核，ジフテリア，肺炎，産褥熱を撲滅したのは医学研究ではなく，その記念すべき偉業は，まず，保健，公衆衛生，そして，産業化による生活水準の向上によって成されたものであるということだった。聴衆が学んできた医学史に関する知識の正しさと深さは日曜版並にすぎなかったのだ。多くは，ポール・デ・クリフのきわめて有名だが誤りの多い本である『微生物の狩人』や，シンクレア・ルイスの医師・微生物学者のロマンチック版である『アロウスミス』を読んで自分達の仕事に魅力を感じるようになったのだろう。そのような彼らは，カス教授が示した，ロマンチックな仮説の訂正を，とても信じがたいもので受けつけなかっただろう。「結核（ジフテリア，しょう紅熱，はしか，百日咳，も同様）の死亡データによると，死亡率は19世紀中頃から着実に下がり始めていたのだった。」さらに，この死亡数の着実な減少は，彼らの先駆者の偉大な科学的発見によるものではないと述べたのである。聴衆が教えられてきたことと違って，これら人類の大災難は，医学が科学的になる以前から，コントロール可能になりはじめていたのだった！

アメリカ感染症学会会長が，自分たちの仕事すべてに価値がないとは言わなかったことは，とても重要である。価値がないということとは，全く違う。彼らの仕事や先駆者の仕事は，いまだに病気に罹患している患者個々人を治療する中では，大きな価値を持っている。個々の患者の延命や苦痛の緩和は医学の主たる目的であり，そのために，祖先から受け継いできたものや現在の仕事に誇りを持つことが出来るのである。カス教授のメッセージのこの部分は誰もが理解可能なものである。科学的医学によって結核を治した（そして，この経験によって生物医学者になった）自分としては，個人的にもその威力と価値について証言できる。しかし，自分，聴衆，そして，議論したことのある大多数の人が，歴史的事実になぜ気付かなかったのだろうか。

われわれのほとんどが，医学はハイテク未来に向かって，確実に進歩しつづけていると教えられてきた。本書では，将来の医学がわれわれに何をしてくれることが可能なのかを見定めるために，医学の進歩の本質を現実的に理解し，その進歩の中で科学の持つ役割 ── われわれが教えられてきたロマンチック版とは全く違うもの ── が非常に重要であることを論じたいと思っている。この現実的な理解なくしては，科学や医学のできることの限界を理解することはできない。以下の章では，病気についてのわれわれの概念も治療も歴史の大部分ではほとんど変化がなかったことを論じることになる。変化が起きたのはごく最近のことで，どんなロマンチックな読者でも，医学の未来が確約されていたわけではないこと，そして，われわれが現実よりも多くを科学的医学に望んでいることに気がつくであろう。しかし，医学に限界があることを理解しなくてはならない。われわれが望む全ての奇跡をもたらしてくれることはできないのである。

ここで，最も尊敬されている2人の歴史家の言葉を考えてみよう。「できるだけ明確に私見を述べさせてもらうと………まず，“病気”というものは存在しない。」また「ある意味では，われわれが，その存在を認知し，名付け，対応しなければ，病気は存在しない。」

病気は定義されてはじめて存在するというのは，どういうことだろうか。病気は科学的に識別可能で測定可能なものではないのだろうか。おそらく，人びとが不調を感じない時代というのは人類の歴史の中にはなかったであろう。だとすれば，彼らはただ迷いごとを言っているのだろうか。もちろん，そうではない。病気は他のものと同様に生活の中の現実である。しかしながら，生活の中の最も重要なもののいくつかは科学的に認知可能，測定可能ではないことは明らかである。例えば，愛している，憎んでいる，恐れている，嫌悪している，喜んでいる，悲しんでいる，われわれは自分の状態を伝え，そして，相手に自分の意味するところが理解されていることを期待している。私の好きなE.E. カミングスの詩の一節がある。

> 私とあなたは，キスをするため，そして，歌を歌うための唇と声を持っているのに，一つ目小僧が春を計る道具を発明することなど気にかけようか。

もちろん，春がいつ訪れるのか分かっているし，それを計るために一つ目小僧など必要ない！

この歴史家たちから学ぶ重要なことは，われわれの健康・病気の知覚は時代や文化によって定義づけされるということ，もしくは，スーザン・ソンタグの表現を用いるなら「良いパスポート」が万能ではないということである。西洋史のほとんどを通じて，感染症による死亡はごく日常的なことであり，人口のほんの一握りしか老人になるまで生きることができなかった。このような状況で，関節炎でふしくれだった手や関節の痛みは病気とは見なされず，むしろ，幸運にも発熱や疫病，そして無数の人生の苦労を生き抜いてきた当然の状態と考えられていたかもしれない。しかし，20世紀の終わりには，はびこる感染症は制御され，乳児死亡率が低下し，生き抜いた名誉の勲章だった関節炎による障害はわれわれの時代に存在するあまたの病気のうちの一つとなってしまったのである。

歴史の中から際立った例を挙げるなら，逃亡狂と呼ばれる「病気」があった。奴隷の逃亡に対する飽くなき欲望はルイジアナの医師サミュエル・カートライトによって1851年に病気として同定された。カートライトは冗談ではなく本気だった。ルイジアナ医学協会の彼や仲間にとって，南部の黒人は隷属するのが正常であり，白人は彼らを所有するのが正常な状態であった。この規範から外れる者は「病人」であったのだ。

現在の極端な例としては，合衆国において急増しつつある都市暴力は医学的，科学的に扱われるべき「流行病」だと言われ始めた。何でも遺伝子分析されねばならないような時代にあって，真面目な人びとは，都市暴力には遺伝的要因があり，「暴力の遺伝学」は医学的治療を目的として研究が行われるべきであると提唱した。この提案のもつ潜在的な人種差別的意味合いが注目を集めるようになってきた。社会問題が科学化されてきていることが分かる。

どのように病気を定義し，どのように病気をコントロールするのかを理解することは今日のエイズにおいて特別な意味がある。それは，科学と医療の限界を理解していないと，われわれは科学と医療に，失望と幻滅にしかならない過度の要求をしてしまうからである。1993年6月に作家のハロルド・ブローキー氏は自分がエイズであることを『ニューヨーカー誌』に記事として載せた。『ニューヨークタイムズ紙』によれば，氏は連邦政府の治療開発が遅いという苛立ちとともに熱を帯び，「クリントン大統領よ，私の命を救ってくれ」と訴えた。

この状況での個人的悲劇は心を苦しめる。なぜなら，ブローキー氏は全てのエイズ患者と彼らを愛する者，そして，現在最も恐れられているこの病気に罹る不安を持って生きなければならない者に代わって語ったのである。1992年の米政府はがんに続いて高額な43億ドルをエイズに充てていたが，治療法に対する期待はそれを上回って高かったために，ブローキー氏の「政府の対応は遅い」発言がでてしまったのだった。これは本当に正しいのだろうか？　これはカネの問題であって43億ドルは十分でないのだろうか？　それとも，研究を進められない研究者が責められているのだろうか？　乳がんや子宮がん，アルツハイマー，心疾患の研究が進まないからと研究者を責めるべきなのであろうか？　否，問題は，われわれや，医療，科学，社会，報道が，いまだに，1970年のアメリカ感染症学会会員の思い込みと同じことを信じているところにある。科学は過去において感染疾患を根絶することができたのだから，未来においては，やる気さえあればエイズでもどんな病気でも治療法を開発できるのだ，と。もちろん，ブローキー氏は大統領に彼の病気を治してもらうことを期待してない上に，ほとんどのがんや多くの病気に治療法がないことを充分に知っている。ブローキー氏と似た声明を出した多くのゲイ活動家は，エイズはゲイ男性と関連しており，治療法開発に必要な投入を行おうという意志が社会に浸透する同性愛嫌悪のために低下しているという，まったく非現実的だとは言い切れない考えを表していた。しかし，これこそが大事な点である。結核やコレラ，ジフテリア，麻疹を根絶したのと同じように，やる気になれば科学はどんな病気も治すことができるという誤謬はこれほど浸透しているのである。

もちろん，科学的医療によって治療や予防の可能な病気は多数あり，産業化した国の多くの人にとって，科学的になる以前の医療に戻ることを選択するのは難しいだろう。ペニシリンとソークワクチンによる治療や予防のもつ高い効力を目にしたために，それを基準として，医療に期待する基準が設定されてしまったのであった。他方，インシュリンやコーチゾンは糖尿病やリウマチを治療も予防もしないが，それらの疾患を持つ者に無理の少ない普通の生活を送る機会を与えてくれる必須薬である。インシュリンやコーチゾンにはペニシリンやソークワクチンのような興奮するほどのインパクトはないかもしれないが，たしかに科学が医療にもたらした恩恵の良い例である。

「科学」が全ての健康問題をペニシリンやソークワクチンぐらい劇的に解決すると非常に多くの人びとが信じていることが問題なのである。ノーベル賞を受賞したある生物化学者の次の言葉を考えてみよう。

> 科学のおかげで，宇宙の摂理，地球上の生命の起源，そして，地球上の他の生物とわれわれの関係を理解することができる。経済問題やわれわれ自身および他の生物との平和的な共存への科学的な解答は何も得られていないが，長期的には，生命の化学現象を深く理解することだけがこれらの難解な問題に対する解決の希望を提供できるということに疑いの余地はない。

このノーベル賞受賞者にとっては，エイズ，がん，糖尿病やリウマチの真の治療法は語るに値しないのかもしれない。なぜならば，彼は科学がそれらを治癒させると考えており，彼の夢は既に平和と人類の闘争に対する科学的解決に移ってしまっているからである！　将来に人類が科学から得られるものについて，科学のリーダーたちが非現実的な約束をするときには，期待と現実の不一致が見られるものである。科学は本当に栄光ある人類の発明の一つであり，われわれの世界の把握やわれわれの位置の捉え方を形成するのに最も大きな影響を与えてきた。しかしながら，結局，それは問題解決の一形式に過ぎないし，人類の歴史においてごく最近導入されたものであることを常に思い出さねばならない。科学革命は17世紀に始まり，医学に影響を与え始めたのはわずか19世紀からであり，そして，20世紀半ばになるころには科学は世俗的な宗教となった。信仰は産業化されたほとんどの社会において疑いのない仮説となったが，その信仰は，実施者が自分達の能力を超えていると主張すれば，すぐに消えるものである。

公衆衛生，ワクチン投与，抗生物質の組み合わせによって，20世紀初めに30歳あたりだった平均寿命は，21世紀近くになって70歳を超えるものになった。人口は高齢化している。事実，われわれの世紀になって初めて死が高齢と関連するようになり，病気パターンが変化しつつあるのだ。感染症はわれわれの祖先たちの生命をかなり若い時点で奪っていたが，それは慢性退行性疾患に取って代わられた。そして，医学の目標さえ変化してしまった。人びとが若くして亡くなっていた頃，医学は寿命を延ばそうとしたが，今では，死ぬのは高齢になってからとなり，医学の目標は残りの人生をより良くすることになった。

本書の目的は，われわれがどのように病気を捉えてきたのか，過去にどのように病気を扱ってきたのか，21世紀を迎えて新たな慢性疾患について何をどれくらい期待できるのか，ということを医学と科学に起こった変化から読者とともに考えることである。これらのことは，ヘルスケア供給システムについて議論することの複雑さを理解する上で，社会にとって非常に重要である。現在のヘルスケア供給システムは，何が合理的な医学の目標なのか，そして，どこが医学の限界なのかという難問を問うことよりも，誰がカネを出し，どんなサービスが行われるのかに焦点を絞ってきた。医学の限界は技術的なものではなく概念的なものであることを示し，それを理解していただいた上で，読者諸兄が医学の目標はいかなるべきものであるのかを考える参考にしていただきたい。

第 1 部　外部世界の再構築

第1章
常に存在する死

歴史というのは出来事が連なったものだと学んできた。戦争，条約，恐怖統治，宗教会議，宗教分立，暗殺，陰謀 ── 歴史的人物が歴史的事件を起こす ── 。しかしながら，これらの背景には現実の人びとが現実の生活を送っていたのであり，それは概して苦しいものであった。歴史的人物中心の歴史観からは，信じられないほど高い乳児死亡率や，非常に高い病気の率，著しく短い寿命のことはほとんど分からない。歴史的人物と普通の人びとはともに死が常に存在する中で生きてきた。驚くことに，それはほとんど20世紀まで続いていた。赤ん坊の4人に1人は生後1年以内に死んでいたし，平均寿命はたった30歳であった。普通の人びとの置かれた厳しい状況は想像を越えていた。

このひどい状況の主な理由は，猛威を振るった感染症である。人類は，ほとんど人類史の始めから，感染症とともに生きてきた ── 実にわれわれの生命は病気によって決められていたのである ── 。20世紀になって初めて感染症が若者の命を奪わないようになり，流行病は減少し，工業化した国の人びとの生活は変化した。ダンテが『神曲』を書き，レンブラントが『夜警』を描き，シェークスピアが『ハムレット』を書き，ナポレオンがヨーロッパを征服し，ジェファーソンが独立宣言を書いていた間，病気と病気を蔓延させる状況は常に背景幕として垂れていた。病気によってもたらされた苦難はあまりに浸透していて，つい最近まであらためて語られることがなかった。美術館のルネサンス絵画のコレクションを歩けば，苦難と救済の聖書風景が必ずある。しかし，その時代の悲惨さを描いたものはほとんどない。彼らの周りにどこにでも存在する死をわざわざ描く必要はなかった。芸術の目的は，宗教が与えることができるであろう日々の苦難からの救出に焦点を合わせていたのだった。

最悪な時代と最高の時代

20世紀のわれわれと感染症との関係に起こった変化の大きさを理解するため

に，それに関して最良な時代に生きているわれわれは，20 世紀以前の劣悪な世界に生きることを想像してみる必要がある。他の時代に生きているとどのように感じるのかということを想像するのはもちろん難しい。なぜならば，昔話や写真を通して親や祖父母の世界を見るように，過去を見るときにはロマンチックな視点になりがちであるからである。文学や美術，映画によって知ることのできる過去は，疫病のないルネサンス，悪臭のない太陽王の中庭，空腹や困窮のないアメリカ開拓地である。健康と病気に関する世界観に起こった変化の大きさを本当に理解するためには，前の時代に生きるとはどのようなものなのかを感じる努力をしなくてはならない。祖父母やそのまた祖父母の世界での不安やその臭いを可能な限り近づいて恐れたり，嗅いだりしなくてはならない。

フランスの偉大な歴史家，フェルナンド・ブローデルは良いところをついている。「移動することを考えるのはたやすい。例えば，フェルニイのヴォルテールの家に行って，彼と長話をすることを考えてみる。思想の世界では，18 世紀の人はわれわれと同時代であると考えられる。なぜならば，考え方や感情はわれわれのものに十分近く，外国にいる感じはしない。しかし，もし，フェルニイの長老が自分の家に数日間泊まるようにすすめてくれたら，彼の日常生活の詳細や彼の自己認識の仕方によって大きなショックを受けるだろう。彼の世界とわれわれの世界の間には，深い裂け目が開いている。夜の明かり，暖房，輸送，食物，病気，医療。われわれの全ての状況から裸になって，時の流れを遡って泳ぎ，ある種の安定性の中に世界を閉じ込めてしまっていた決まりを捜してみるのだ。その安定性は，大きな変化が起こらない限り続くものだった」。

ヴォルテールは 1694 年に生まれ 1778 年に亡くなった。彼と同時代人，たとえば若いルソーに出会った場面を考えてみよう。ルソーは，1742 年に初めてパリへやって来た。「排泄物が放つ悪臭がそこかしこに漂い，公的場所の悪臭はひどく，救いがたい。首都に足を踏み入れたとたんに，セント・マーセルのいやな臭気が若いルソーを襲った。司法院，ルーブル，チュイルリー宮，博物館，オペラ座でさえ。埠頭は臭いでむかむかした」。排泄物はいたるところにあった。路地に，一里塚に，辻馬車に，空になった汚水溜めに続く溝に，小便染みのついた家の壁に。

ヴェルサイユの壮麗な中庭に勝るところはないが，宮殿の隣には汚水溜めがあった。「不快な悪臭は公園に，庭に，城の中にさえ漂い，吐き気を催させる。通路や中庭，翼面の建物，回廊は尿と糞便で満ちていた。毎朝，司祭の建物の下では，豚肉屋が豚を串刺しにしてローストしていた。サンクルー通りは，どんよりと淀んだ水と猫の死体で覆われていた」。立派な回廊で家畜は排便し，悪臭は王の寝室にまで達していた。

統計は理解を助けるが，概して知識的な理解にとどまり，重要な問題の把握にまで及ばない。われわれの時代においては想像を越えるものを想像するのに，どうやって統計を利用するのだろうか？　歳を取ると人生の終わりが近づきつつあると考えるが，それは，現在，死が高齢と結び付いているからである。しかし，死が高齢と結び付くようになったのはこの約100年のことだということを，われわれのうちの何人が知っているだろうか？　われわれの祖父母の時代には，死は若さと関連していた。高齢になるまで生き延びるということは，同世代の多くの人が命を落としてきた非常に危険な道のりを無事に切り抜けてきたということである。私は，メイン州の起伏の激しい海岸にある別荘近くの古い墓地をしばしば散策するのだが，そんな時，腐食した墓石に刻まれた死亡時の年齢に目を止め，赤ん坊や子供が荒れ果てた土の中に降ろされていくときの，墓場のそばにひしめき合う小さな孤立したコミュニティーの静かな住人たちを想像してみる。

そのことを裏付ける統計がある。フランス17世紀，ルイ14世がヴェルサイユで栄華を極めていた頃，4人に1人は最初の誕生日を迎える前にこの世を去っていた。次の1人は20歳の誕生日前にこの世を去った。そして，次の4分の1は45歳には到達しない。人口の10％も60歳に到達しなかった！「今日の家族と前近代の家族のもっとも大きな違いは結婚でも出産でもなく，常に死があることである。死は生活の中心にあった。墓地が村の中心にあったように」。1657年のフランスの記述は，この日常生活と死の並列を示している。公証人，針子，本売り，古着屋の群集のまん中で，人びとは埋葬を行い，墓を再び開けてまだ完全には分解されていない死体を取り除かなくてはならなかった。「冬の死でさえ，墓地は悪臭を放っていた」。

この20世紀の終わりに，産業化された国における急激な高齢化社会が高齢者介護の問題を抱え，高齢者の死の幇助についての倫理の議論を熱心に行っている時に，五分五分の確率でしか45歳まで生きることができない世界を想像できるだろうか？　私の祖父母が生きていた1885年，ニューヨークの乳児死亡率は273（出生千対）であり，これはルイ14世の頃と同じだった。1914年には94（約10％）まで低下し，1990年にはニューヨークに住む黒人の子供の死亡率が15（出生千対）というのがスキャンダルになるようになった。

つい子供の死亡に焦点を当てがちになるが，高い死亡率の別の結果として，親が子供を残して死去してしまうことが挙げられる。1900年まで，合衆国に生まれた子供の4分の1近くが15歳前に片親を失っていた。ごく最近まで，西部を夢見ながら，未亡人の苦境や孤児へのあわれみが文学に溢れていたことは当然である。

われわれの祖父母たちが感じた「常に存在する死」をわれわれが感じることができないとしても，生活の状態なら感じることができるかもしれない。都市には人が溢れていて，過密になり，換気が悪く，しばしば害虫に荒れされていた。側溝と道は下水面すれすれで，人の排泄物を飲み水の水源に流してしまうようなこともしばしばあった。大人も子供も苛酷で残酷な状況の中で長時間働いていた。栄養不足と腐った食物は日常だった。都市についての記述の中には，それほど遠くない昔でさえ，ヒエロニムス・ボスからの場面を想い起こさせるものがある。1832年のフィラデルフィアと1865年のニューヨークの記述を見てみよう。

> フィラデルフィアは低地の街で，アメリカの海岸の中でももっとも暑く湿度の高い所である。チャールストンやサバンナより，もしくは，西インドの街よりも暑いと聞いている。埠頭が川に突き出ていて，流れを止めている。高波は腐ったものを土手の上や泥の中に運んでくる。街の下には沼や湿地，水溜り，よどんだ水があった。道はほとんど舗装されていなかった。水道システムはなく，ドック通りの曲がった所の下にたった一つの下水があるだけだった。側溝からの水を受けるために，マーケット通りと4番通りにも他の場所と同様に穴が掘られていた。それらの「落ち込み穴」は有毒な悪臭を発散していた。それは，動物の死体や吐き気を催させるあらゆるものがその穴に投げ込まれて腐敗していたからだ。井戸はすべて浅く，市民は井戸が汚染されているといつも言っていた。

家庭ゴミやあらゆる種類の汚物が路上（1865年のニューヨーク第6地区）に放り出され，路面を覆い，側溝は詰まって排水路の障害になり，疫病を発生させる昆虫の発生を間違いなく増長させていた。冬場には，汚物やゴミは蓄積されていき，2，3フィートの高さにまでなった。

1865年のニューヨークには18,000人が地下倉に住んでいたと推定されている。あるアパートには，短期在住者が320人いたが，そのうち240人は熱に冒されており，4年間に60人が死亡した。

このような状況下で，どこにも死がないことは想像しがたい。栄養失調による死亡，分娩時の死亡，しかし，もっとも多いのは感染症による死亡であった。1894年，20世紀の始まるわずか6年前，ニューヨークのジフテリアによる死亡率は785（人口10万対）であった。ほんの数年後の1900年には，これが300へと低下し，1940年には1.1（人口10万対）となった。その他の例としては，誰でも知っている結核，麻疹，インフルエンザがある。これらの病気は，どの世代においても，どの子も罹ったものである。しかし，黒死病（ペスト）やコレラやその他の疫病，街を国を大陸を一掃したものの，症状の記述からしか想像できないような疫病の大流行もあった。

実際，それほど遠くない過去における生活状況は，どこであれ病気蔓延のための条件が揃っていた。街の人びとはお互いに交差感染を起こすに十分なほど密接していた。上水と下水はしばしば混ざり合っていた。重労働，長時間労働，栄養失調によって人びとは衰弱していた。このような状況下で，人びとが病原体の餌食になっていたことに疑いの余地はあるだろうか？

ネーチャーものの映画を長時間見すぎると，自然の「バンビ化」が起こりやすいので危ない。ナレーターの低い声が「春になると，若者は母親を残して世界へ出て行く」と語る。その世界というのは，これらの高貴な動物にとっては，人間によって荒らされてしまったものだという含みがある。人間が環境破壊をしていないと誰も論じることはできないが，「あらゆる手段を尽くして問題解決された」自然と捉える方がより適切である。感傷的でなく自然を見ると，捕食者と被食者間で絶え間なく闘争し続ける生き物たちが見えてくる。これは，草をムシャムシャ食べる牛（草が被食者で牛が捕食者である）と同じくらい穏やかで，シマウマを捕獲してその肉を食べるライオンと同じくらい劇的である。しかし，捕食者—被食者関係は小さな者が大きな者の餌食になるというだけではない。人間はコレラを起こすバクテリアの被食者なのである。この種の微小な捕食者は常にわれわれと共にいて，人間の一連の営みに影響を与えてきたのである。

われわれがひとつの種として生き延びてきただけでなく，地球上の多くの環境や生態的地位で繁栄してきたことから，多くの場合，われわれと寄生生物との関係がわれわれに害を与えるものではないことは明らかである。大昔，人間が新たな地域へ移動した時には，新たな環境に接し，新しい食物を食べ，そして，持続的な関係を維持するような寄生生物の種類を増やしてきた。これらの寄生生物の多くは，ひどい病気や死さえも引き起こし，ある特定の生態的地位から人間を締め出すこともある。例えば，熱帯雨林である（もちろん，現代の人間は雨林を伐採するという問題解決の道を見つけたが，そうすることによってそこに住む寄生虫を失い，近くに住む人間集団へ重大なしっぺ返しが起きている）。寄生生物が原因である病気によって，軽度の症状を呈し，衰弱する。そのうちに，それは，人間の状態の一つと考えられるようになった。

人間は言語技術と道具を発展させ，コミュニケーション能力と環境を変化させる能力によって他の生物を抑え，少し前の自分たちの祖先を獲物としてきた大きな狩猟者さえも抑えて，優位に立つ力を得た。究極的には，これらの特性によって，人間は上位の捕食者となり他の生物種が持つことができなかった自由を獲得した。いまや，人間は以前移り住むことができなかった生態的地位へ移ることも可能となり，もちろん，その場所を変え始めることもできるようになった。しかし，この自由には代償がついて回る。人間は新しく踏み込んだ環境の支配者となったが，より多くの微小捕食者と接触するようになり，よく分からない衰弱による病気と死亡が最盛期を迎えるようになった。たしかに，ヒト狩猟者はマンモスよりも優位に立てたかもしれない。なぜならば，自分の被食者を見ることができ，それを出し抜き，道具で殺すことができたからである。しかし，見えない，触ることができない敵にはどうしようもなかった。人間が自分たちより大きく潜在的な捕食者を抑えて優位に立ち，そしてその土地の環境を変えた代償は，見えない捕食者に頻繁に攻撃されることによって支払われたのだった。

大昔，人間が小さな集団で暮らしていた頃，面積あたりの人間数（人口密度と呼ばれる）は，他の動物の群れに比べて低かったと推測される。現在の末裔から判断すると，人間の数が増えるにつれて，すぐに殺し合いを始めたと考えられる。このまさに人間らしい行為によって人間の数は制限され，人口密度は低く保たれていたのかもしれない。しかしながら，やがて，効果的な狩猟や自衛，秩序ある生活のために，人間社会が形成された。組織化したために，人びとはますます大きな集団となり，人口密度は高くなり，一つのグループの人間（とその寄生微生物）が別のグループの人間と接触するようになった。そして，この寄生微生物は彼らに接触したことのなかった新たな人間に伝播していくのである。このようにして感染症伝播の最初の状況ができあがる。皮肉なことに，ある権威が指摘したように，「深刻な感染症の伝播の始まりは，われわれの文化遺産へと続く道のりであった。すなわち，メソポタミア，エジプト，そしてインダス川流域での氾濫原での豊富な穀物によって成立可能となった都市国家群であった」。

ここでは，特定の寄生微生物への個人の抵抗性や感受性の複雑な要因について詳細な議論はしない。進化の見返りの例として，鎌形赤血球の形質を持つアフリカ人を考えてみる。この形質は生存のために好都合なものである。それは，彼らの赤血球はマラリアの原因となる寄生虫が容易に感染できないもので，その結果，マラリアに強い抵抗力を持つことになるからである。もちろん，ともに鎌形赤血球の形質を持つ両親の間に生まれた子供は，鎌形赤血球貧血という深刻な病気となる場合もあるが，有史前のある時点ではマラリア抵抗性の長所は貧血のリスクよりもメリットがずっと大きく，これはフェアな賭けであった。人間は短時間に大きな動物を支配するようになったが，寄生微生物との関係は決着がついていない。ある権威はこのように言っている。「人類はかなり短期間で動物に対する支配に成功していたには違いない。しかしながら，極めて小さくて気付くことができないが，非常に力強いために，世紀末までに断然重大な病因や死因となっていた無数の生き物に対して100年以上前には打つ手がなかったであろう」。このすばらしい指摘は本書の礎石の一つである。

社会とその病気

新石器時代に，人間社会は生存のための生活手段を狩猟と採取から農耕と家畜の飼育へと変え始めた。こうして，初めて，人びとはわれわれがよく知っている形の組織を形成していった。生き残っていくための長期的な計画目標を求めて，一つの場所にいる個人が集まってコミュニティーを作った。その過程において，その環境における寄生微生物とのバランスやある種の生態的バランスを安定させた。その生態的バランスは捕食者だけが優位になってしまうと崩れてしまうものである。なぜなら，勝者はすぐに食糧源を食い尽くしてしまうからである。寄生微生物が新たにやって来た人間に新たな栄養源を得る一方，人間は寄生された寄生微生物との共生を学んだ。このバランスについて，ある種の理由をつけて考えることから始めないのが重要である。寄生微生物は彼らの環境に反応することしかできず，人間は寄生微生物がそこにいることさえ知らなかったのだ！

われわれは人間側からしかバランスを見ることができず，これは壊されることなく維持され続けてきたに違いない。感染症による衰弱が日常的となると，死も日常的になってしまっただろう。人間に個体差があるように，寄生微生物間にも個体差があり，ある微生物は他のものより重篤な疾患を引き起こすことがある。また，人間にも他の人より有害な影響を受けやすい人もいて，死はこのバランスが寄生生物側に極端に大きく傾いた時の結果である。寄生微生物と人間集団の間のこの種の恒常的な相互作用はわれわれが風土病と呼ぶ病気となる。それは，集団とともに常に存在し，生活の一部と化した病気である。風土病であることは危険性が低く必要性が高いということではなく，ただ，いつも存在することが予期されているということである。風土病の多くは，間違いなく，その人間集団が定住している場所に固有であり，人間社会の発展に重要な役割を果たしてきた。

しかしながら，他にも人類史において重要で非常に劇的な役割を果たしてきた病気の形態がある。それは，流行病と呼ばれるものであり，突然出現し，人間集団に急速に広がり，多くの人間に被害を与える病気である。今日のわれわれが（今のわれわれは病気について知っているために）症状と呼ぶ状態を見せる人びとをある割合で社会に受け入れることを学んでいたとして，大昔の人間において，その中の多くの人が突然，以前には知られていなかった行動や症状を見せ始めた時の彼らの当惑を想像してみよう。そして，流行病が去った後，数ヵ月後，数年後に，再びそれが戻ってきたとき，最初の時にその病気を免れた人びとの恐怖を想像してみよう。

流行病が風土病と一つになったのは，紀元前5000年頃の西アジアにおいて様々な集団が均衡を保ち始めたことによると推測されている。それは，狩猟と採取に代わって農耕と家畜の飼育が始まり，社会が形作られ始めた時期であった。このコミュニティーにおける新しい暮らし方は，それがギリシア世界に出現した後，ヨーロッパ全土に広まった。ギリシアは大陸間の交差点であり，アジア，北アフリカ，ヨーロッパの中央と西部の掛け橋であった。そのため，文明を普及させるのに良い場所である一方，病気が広がるのに好都合な場所でもあった。

最初の新石器時代のコミュニティーは，おそらく100人内外の人間で構成されていたと思われる。いくつかの規模の大きい「都市」も発見されているが，多くの小集団はお互いに孤立していた。しかし，やがて海上交通が活発になり，それによって様々なコミュニティーの内部の感染症が混ざり合うようになった。

紀元前5000年くらいまでに，生活の厳しさは軽減し，経済は農業ベースから職人や商人が活躍するものへと移行した。そのため，そのような場所では人びとの密度が非常に高くなり，労働力が流入するようになった。流行病の前提条件が揃ったのである。また，この時期，全ヨーロッパの人口は増加していた。紀元前1000年までに1000万人ほどになったと思われるが，それは均等に分布していたわけではない。当時のギリシアの人口密度は北ヨーロッパの3倍以上であったと推定されている。人口と人口密度は増加しつづけ，「アテネの疫病」と呼ばれる，西洋における最初の壊滅的流行病が突発した。その症状や進行状況は細かく記述されているが，歴史的に有利な立場にいる現在のわれわれの視点から見れば，それは当然の成り行きであった。

アテネの疫病に関する記述は歴史家トゥキュディデスによるもので，彼はこの病気を観察していただけではなく，その中の幸運な生存者の一人でもあった。ペロポンネソス戦争は紀元前431年に勃発し，疫病は次の年430年に到来したのだった。

> この年は，その他一般の病気に関しては，とりわけ罹患者の少ない年であったと，おおよその意見は一致している。多少の病人がいたとしても，疫病発生後はみなこの病状に移行したことが指摘された。しかしふつうは，それまで健康体であったものが，とりわけて何の原因もなく病状を呈し，異様な臭気を帯びた息を吐くようになった。これに続いてくさみを催し，咽頭が痛み声がしわがれた。まもなく苦痛は胸部にひろがり，激しいせきをともなった。症状がさらに下って胃にとどまると吐気を催し，医師がその名を知る限りの，ありとあらゆる胆汁嘔吐がつづき，激しい苦悶をともなった。ついに患者の多くは，激しい痙攣とともに，空の吐気に苦しめられたが，これらの症状は人によって胆汁嘔吐のあとで退いていく場合と，さらに後まで長びく場合と，二通りが見られた。皮膚の表面に触れると，さほど熱はないが，蒼白味が失せ，赤味を帯びた鉛色を呈し，こまかい膿疱や腫物が吹きだした。しかし体内からは激しい熱が体をほてらしたために，ごく薄手の外衣や麻布ですら身につけると我慢ができず，裸体になるほかは堪えようがなく，できることなら冷水に身を投げいれれば，どれほど心地よかろうかと思うほどであった。事実，看とる人もいない多数の疫病患者は，間断ない渇きに苦しめられ，貯水池に躍込んで熱と渇きを癒そうとした。しかし幾ら水を飲めども渇きはいっこうに癒されなかった。その間一時も体を安静にしておくことも眠りにつくこともできず，苦しみはつのった。
>
> この疫病の全貌はとうてい筆舌につくしがたく，ことにこれに襲われた個人の難渋は人間として耐えうる限界を越えるほどであった。またとくに次の点で，それまでの一般の病気とは著しい違いを見せた。というのは，人肉を食する鳥獣類は，埋葬もされていない屍体

が累々としていたのに，これに近寄ろうとしないか，さもなくばこれを食したために死んでいった。

久保正彰訳『戦史』より

アテネの疫病は記録上最初の西洋における感染症による大規模災害であったが，中国には中国の疫病に頻繁に襲撃されていた県があることが分かっている。近代の用語では，ペストは黒死病または横げんペストと考えられるが，それらは1348年にヨーロッパに初めて現れたもので，「ペスト」という言葉は本来，破壊的な影響をもたらす流行病をさす一般的な用語であった。ヨーロッパと中国の生活状況，特にその人口密度は，黒死病が流行するような状況作りに大きく貢献していた。ある学者に言わせれば，14世紀までの慢性的な人口過剰は「多くの人びと，多数のヨーロッパ人にとって耐えられないほど厳しいものであった。一歩進めて，黒死病を過剰人口の問題に対する自然の答えとして見たくもなり，マルサス主義者はそれ以前の過剰繁茂への抑制と言うだろう」。

当時の都市の状況を理解するのに，12世紀から14世紀のパリが経験した変遷を見ることは役立つかもしれない。その頃のパリは典型的な北フランスの街であった。長い間，川が街を流れ，濠で囲まれたパリは清潔を保っていた。染物師は街外れの水路で仕事をし，化学物質を水に流していたが，それはかなり希釈されていて魚を殺すことはなかった。毛皮商人と獣の皮なめし業者はそれよりも下流で仕事を行い，染物師が上流で川に流した化学物質（硫化クロムと鉄）を利用していた。街なかでは，糞は家庭菜園の肥料として利用され，豚は家のゴミを消費していた。この「都市エコロジーの黄金時代」は14世紀には戦争と貿易崩壊によって壊滅してしまった。人びとは身を守るために城壁内に移り始め，街の周辺地域はさびれ，濠は淀んだ沼と化した。人と街のバランスは変化した。各区は城壁の外にそれぞれのゴミ捨て場を作り，パリは「その恐ろしい悪臭を生み出し，それをトラップで遮断した，閉じられた世界」となった。職人は産業目的で犬の糞尿を集めなければならず，人間と犬の糞は街の当局によって収集され，硝石（ポタジウムと窒素ナトリウム）作りに使用されていた。下流にあった化学物質が使えなくなったため，新しい染色技術や製紙方法が開発されねばならず，当然，街はこの努力に伴い悪臭を放った。「あらゆる面で，閉じ込められ，圧迫され，侵略され，歪められ，われわれは空気が吸えず，吸えるのは城壁と泥と下水の間の悪臭を放つ空気である」と言及した16世紀の論評者もいた。

街にやって来た病気による死の巨大さは，このように理解しがたい。「大まかで手早い目の子勘定で，人口の3分の1が黒死病で死亡したという推定は過度に誤解を招くものであってはいけない。簡単な見積もりでは，高くて40％，低くて30％というところだろう。考えられるところでは，高くて45％，低くて23％であるかもしれない」。しかし，黒死病だけが脅威だったのではなかった。1485年から1551年，イングランドには「発汗病」と呼ばれる死の病気が訪れた。その最初の波はある地域の3分の1を死亡させた。1506年に再来し，いくつかのコミュニティーで人口の半分を死亡させ，そして，1516年と1529年にも到来した。最後の流行は北ヨーロッパ全土に広がった。今のわれわれが知る限りでは，神秘的な「発汗病」は病原微生物によるものであると考えられる。しかし，その病原体の本態は不明である。

他に，非常に高い感染率だが死亡率の低い流行病もあった。1410年，現在ではインフルエンザと考えられる病気の大災害的流行がパリに起きた。この病気は1510年，1557年，1580年に再発した。チフスは，それまで風土病であったが，1490年に流行病になってしまった。中世末やルネサンスまでのヨーロッパには，衰弱と高い乳児死亡率の原因となる風土病だけが常に存在したのではなく，広がる流行病の恐怖も存在した。遠く離れた現在でも，少なくとも知識として，風土病とともに暮らしていた人びとがどのように彼らの運命を甘受したのかを把握することは難しくない。われわれは皆，痛みが止まるまで痛みに気が付かず，どうして何もしなかったのかと思うことがある。しかし，短期間に人口の4分の1，3分の1，家族や友人，隣人を拭き去るような流行病の出現に対して，われわれのうちの誰が，それに対してどのように反応するか想像できる人がいるだろうか？われわれの中で夏季のポリオの恐怖とともに育った人には，この種の恐怖に対するかすかな手がかりがある。エイズ流行の恐怖を直視することによって，現代の流行病における社会の勇敢と不合理の並置を知ることができる。

信仰，理性と流行病

20世紀に非衛生的な環境を考えたとき，思いつくのは感染症である。なぜならば，そのような非衛生的な環境は病気を引き起こす病原体を育てるからである。しかし，よく忘れがちなことは，感染症の原因は19世紀末まで分かっていなかったということである。原因不明な病気による死亡が世紀末まで常に存在したのだった。遠い祖先（近い祖先までも）の頃は原因不明の病気による死亡は散発的だが避けることが出来ないもので，それには合理的な思考と迷信を持って対応し，流行病を神の天罰と考えたが，それらは驚くべきことだろうか？

病気を堕落や天罰とする考えは人類史の初期から存在するが，infection（感染）という言葉の起源にも見ることができる。興味深いことに，この単語はラテン語のinfectoに由来し，テオドリウス・プリスキアヌスに辿り着く。彼は，紀元前5世紀の医師で，彼の著書では一章が全てinfectoに費やされている。しかし，その章はDe infectionibus capillorumすなわち「髪の毛の染色について」と名付けられていた！　つまり，infectoは，「着色（to stain）」または「染色（to dye）」という意味であったのだ。さて，infincereという動詞の意味は，「何かに漬ける，染める，そして，その何かは染料である。または，何か，特に毒性のものと混ぜる，または，汚れさせる，腐敗させる，堕落させるような意味で何かを汚す。実際，英単語のto stainは，染めるという意味とともに汚すという意味でも使用されることがある。感染とは基本的に汚染であることを思い出そう」感染が不純と同等と考えられていることは，今日われわれが使っている言葉の意味としても，ほとんど疑問はない。そして，宗教の主な役割の一つが不純を追い出すことであることは知られている。『レビ記13』には，らい患者が不潔であるので，どのように追い出し孤立させるかということが記されている。

> 伝染病であるらいの者は，衣服を裂き，髪を剃り，上唇を覆い，「わたしは汚れた者です。汚れた者です」と叫びまわらねばならない。この病気があるかぎり，その人は汚れている。その人は不浄である。その人は独りで宿営の外に住まねばならない。

聖書の中のこの一節や他の節，あるいは古典文学は，昔の人が感染や病気をわれわれと似た形で知っていたことを示しており，これは公衆衛生の種と見ることもできるだろう。しかし，流行病に対する信仰と理性の間のバランスについて考えるときには，われわれが話題にしている人びとが病気を生み出す微生物については何も知らないことを思い出しておかねばならない。このことはとても重要なので言い過ぎるということはない。らい患者が隔離されることは，その人が病気の媒介となる疑いがある場合，理にかなっているだろうし，実際に最近でも見るように流行病が流行している時には広がりを防御するために，検疫が制度化される。しかしながら，人類学者であるメアリー・ダグラスは，公衆衛生的意味をもっていないような「不潔」による隔離の例が多数存在することを雄弁に論じた。彼女の著書『汚穢と禁忌』の重要なテーマは，聖潔と不浄の儀式が宗教の中心課題であり，もちろん，宗教は信仰の表現であるということである。

> ブラーマン階級は不可触賤民の使用人と，家畜小屋の中で同じ場所にいてはならない。両者は，床の上で重なっている藁で繋がった場所に立ってしまう危険があるからである。しかしブラーマンと不可触賤民とが部落の池で同時に沐浴をしても，彼はマディ（清潔）の状態にいたることができる。何故ならば，水は大地に達し，かつ大地は不浄を伝えないからである。
>
> 塚本利明訳『汚穢と禁忌』より

「この規定や同様の規定に入り込むほど，象徴的な体系を調べていることが明らかとなる。われわれの考え方は衛生的であって，彼らの考え方は象徴的なのだろうか？　とんでもない。われわれの不潔という考えもまた象徴的な体系を表している。世界のある場所での不潔な行動と別の場所でのものとの間の違いはほんのささいな部分にしかすぎない」。

らい患者を排除するような聖書の規定は現代の公衆衛生の視点から見て理性にかなっているが，藁に触る方はそうではない。旧約は豚を食べることを禁じたが，それは旋毛虫の伝染のため公衆衛生的意味があるようにも思える。しかし，他にも食事に関する規定があり，それらは公衆衛生的基準を満たすものではなく，ただ宗教的理由のみによる可能性がある。

> 地上のあらゆる動物のうちで，あなたたちの食べてよい生き物は，ひづめがあり，完全に割れており，しかも反芻するものである。従って反芻だけか，あるいは，ひづめがあるだけの生き物は食べてはならない。らくだは反芻するがひづめがないから，汚れたものである。あなぐまは反芻するがひづめがないから，汚れたものである。野兎も反芻するがひづめがないから，汚れたものである。豚はひづめがあり，完全に割れているが反芻しないから，汚れたものである。（『レビ記9』）

私の祖父は，非常に学究的であり，すばらしい生き方をしており，尊敬しているが，私が青年期の宗教的熱情の発作に襲われていた時，こう言って私にショックを与えた。たとえ，私がユダヤ教正統派の食事の規定に従っても，そんなことを神はあまり気にしないだろうということを忘れてはいけない，と。祖父は，その規定は忠実な信者の罪を抑えようとする司祭階級が用いた方便の名残であると断言した。後に，私は社会主義やフロイト熱の発作も経験するが，そのたびに祖父の宗教的政治的洞察力は新たな意味を持って私に返ってきた。メアリー・ダグラスとヨセフ・マゼール（私の祖父）が正しいとすれば，様々な形での，不浄，汚穢，不潔なものに対するわれわれの反応は理性ではなく長年に渡る信仰に基づいていることになる。これについては少し先でまたふれよう。

ルネサンスまでに，ヨーロッパは感染症の流行に荒らされ，人びとは心の底でこれは神の与えた罰に違いないと感じていた。しかし，これと，ペストに包囲された街の人びとが他の街へ出かけた折にペストを持ち込んだという観察をどのように両立させるのだろうか？　人びとは，このペスト発生の気まぐれさに恐怖し，行動や環境を変えることによって予防するか，少なくともその広がりを抑えることを試みたとき，自分たちが神の御心を損なわないよう祈った。

現在，公衆衛生と呼んでいる対策は，イタリアではペストが最初に発生した1348年にとられていた。こうした最初の歩みは，大陸からペストを一掃した成功例として継続し，16世紀半ばには，複雑で洗練された規制制度となった。この制度の基本は特別な行政長官の職の設置であった。それは，人びとの健康に関する全ての事柄において，立法，司法，そして行政上の力を結びつけていた。時が経つにつれて，彼らの担当範囲は伝染病（ペスト）のコントロールだけでなく，死亡と埋葬の記録，食物の売買，下水道や，病院，宿，売春婦監督までも受け持つようになった。以下のアレッサンドロ・ナザリーナの論文から北イタリアでとられていた政策がいかなるものであったのかを知ることができる。著者は1577年にヴィチェンツァで衛生政策を担当していた。

> 最初の死亡は，パドヴァから秘密に持ち込まれた衣類によるものだった。パドヴァではペストが流行していた。その家の家具は焼却され，接触があった人々は全員裸にされ，新しい衣服を与えられ，町の外へ退去させられた。家屋は，薫蒸され，石灰乳で塗られ，浄化された。汚染した衣装と寝藁は全て強い灰汁の処理を受けた。しかしながら，病気は広がり，人口3万人の街はその一年で1,908名がペストのために死亡した。伝染病が確認されるや否や，町は32区域に分けられ，各地区から2人ずつの64人の信頼ある市民によって，毎日，戸別の検査が行われた。病気の全ケースについて4人の公的

> 医師のうちの1人に報告された。
>
> 感染した住居は最初のケースと同じ処理を受け，家具は全てのケースで焼却されたわけではないが，灰汁で洗われる代わりに30日間日光に曝され，換気された。衣類はすべて2日間流れる水に晒された。暴露した，もしくはその可能性のある人はカンポ・ディ・マルテ（Campo de Marte）という城壁の外にある木造の家が建てられている場所へ移った。川が隔離収容所と隔離病院を隔てていた。その病院には病人が収容され，医師や看護婦が付き添っていた。隔離収容所内でペストを発症した疑いのある者は川を渡り隔離病院へ移され，病院の回復期患者は隔離収容所へ送られた。カンポ・ディ・マルテで22日間無事であった者は街の自分の消毒された家へ帰された。流行の最盛期には，街の全ての家は40日間閉じられ，守衛以外は通りに出ることが禁じられた。

エリザベス治世の終わりから，ジェームス治世の初め（1603年）にはペストによってロンドンは荒れ果てており，行政長官によって施行されていたものとよく似た政策がとられていた。ここでも当局は衣服を燃やすことと隔離という，同じような政策を主張した。彼らは，ペストに感染した家の中の一人には食料の買出しを許可したが，他の人が近づかないように3フィートの赤い旗を持たせることや，「病気にかかった豚，犬，猫，飼い鳩，ウサギを飼ってはいけない」ということを定めた。ある学者は，ロンドンの説教者であったヘノック・クラバムが，ペストは神の罰でありこれらの厳しい政策は必要ないと強く説教したために，当局は彼を投獄し黙らせたと主張してきた（クラバムが投獄されたことについてはほとんど疑問がないが，彼が検疫政策に反対だったことが投獄の理由かは明らかではない)。1603年から1613年にかけて，ロンドンにおけるペストの重大さやそれに対する市民の反応は，シェークスピアの劇場であったグローブ座が，実際に開いているより閉まっている方が長かった事実からも見ることができる。例えば，グローブ座は1603年3月から1604年9月までと，1605年の2月，3月と10月から12月まで閉場していた。1606年と1608年の，36ヶ月中のほとんど30ヶ月は閉まっていたわけである！

神の罰かどうかは置くとして，ペストの原因は，悪い空気，汚れ，または超自然的存在と考えられて政策は取られ，そのため，治療策にはいつも清掃と浄化と隔離が含まれていた。これらの多くは現在の基準でも理屈に合っていると思われるが，実際に行われたと分かっていることの多くは役に立たない。15世紀にペストの危険にさらされている人びとに，20世紀に生きているように行動しろというのは不公平である。ペストの原因は彼らの想像の範囲を越えていた。肉眼で見ることができない，ネズミの蚤によって運ばれるものが原因であると考え始めることは難しいだろう。われわれのエイズへの対応の仕方を400年後の小説家が驚きを持って振り返るだろうということは充分に考えられる。

ナザリーナの記述中に，理性の強調が見られる。カルロ・チポラの鋭い小本，「17世紀トスカナ地方の信仰，理性とペスト」には，1630年の孤立したトスカナ地方モンテ・ペロ村にあった行政長官の代理人（理性）と教会（信仰）間の摩擦が見られる。土地の司祭は礼拝を計画した。夜の礼拝で全村民が路上を行列を成して歩き，神の慈悲を願い，神の天罰をもたらすような自分たちの行いすべてに対して懺悔していることを示すというものであった。同時期，代理人の長官のフロレンティーヌは村にやってきて政策を施行しようとした。それは，ナザリーナに記述されたようなもので，ペストを抑える唯一の方法は隔離と浄化しかないという考えに従って，人びとがお互いに離れるようにする計画であった。この信仰と理性の摩擦は納得できるもので，19世紀の終わりの数十年まで通例となっていた。科学が宗教に匹敵する信念体系になりはじめ，「理性」の流儀への信仰が宗教の流儀への信仰にとって代りはじめていた。

ここまで，12,000年前の文明の始まり以降，一般の人びとの生活の中に常に死が存在したこと，最近の19世紀半ばまでそうであったことを見てきた。健康と病気について，なぜ現在のように考えているのかを理解しようとするときには，この健康の捉え方が近年に形成された事実，生活における科学と技術の役割，そして，われわれが健康と科学的権威に期待すべき目標に留意することが必要である。

第2章
長い期間

ギリシア時代から20世紀初めまで，病気，臨終，死亡が至る所に存在していたが，それらの当事者たちや彼らを看ていた人びとの対応はどのようなものだったのであろうか。紀元前15世紀から19世紀末までの間，西洋文明が栄えた長い期間にどうして一般の人びとの健康レベルはさほど変化しなかったのだろうか。新しいパワフルな思考様式や世界の捉え方は科学と呼ばれ，17世紀に開発された。その科学が，世界と世界における自分たちの位置の捉え方を劇的に変えてから約3世紀が経った20世紀初頭，依然として乳児死亡率は25％くらいで，死と衰弱は一般の人にとって日常的に存在していた。パワフルな新しい思考様式である科学が，航海，工業，鉱業，そして福祉においてもたらした変化と同じ種類の変化を，19世紀中頃になるまで，なぜ医学にもたらすことができなかったのだろう？　この本で捜し求める答えは，われわれの病気についての考えがほとんど変わっていなかったために，病気に関してできることがほとんどなかったというものである。健康と病気が再構成され得るところまで科学が発展して，初めて，われわれは健康と病気への対応を変えることができた。しかしながら，驚くことに，この再構成は感染症による死亡が減少し始めた後に実現したのであった。それでも，科学がもたらした健康と病気の再構成は人類史における重要な進歩の一つであり，将来において科学と医学がわれわれに何を提供することができるのかを知りたいのならば，その再構成がどのように生じたのかを理解することは必須である。

ほとんどの人は，健康と病気の捉え方について近代科学的なものしか知らないために，健康と病気を構成している考え方が，ギリシア時代からわれわれの祖父母の時代までのものと，われわれのものとが異なると理解し，そのことを本当に受け入れることは難しい。アナール学派と自称するフランスの歴史家が，戦争と条約のみを研究する伝統的な研究ではなく，この「失ってしまった世界」に生きるとはどういうことかを理解する試みのために，農民の目線で過去を眺めることを始めた。おもしろいことに，歴史の大部分において一人の人間の一生に変化はないことを発見した。そして，長い間，生活状況には相対的に変化が少なかったという考えを喚起するためにla longue durée（長い期間）という言葉を作り出した。そして，何によって健康または病気となるのかという考え方と同じくらい重要なことのために，紀元前500年から紀元後1850年が本当に長い期間であったことを認めなくてはならない。

長いギリシア伝統

最近まで歴史の教科書は，それがどんな現在であっても過去を学ぶことは現在に至る「正しい」道を学ぶことであると言っていた。現代の歴史家は過去に対するこの見方をホイッグ史観と呼び，歴史が目的を持って今日に至るまで進歩しつづけているという考えを取り除こうとした。また，現代人の目，現代風の考え方で過去を見るという落し穴を避けようとする歴史家もいる。彼らは過去をその時代に生きていた人びとの目で眺めようとする。われわれの祖先が，2000年もの間彼らの生命を支配していた病気の原因と，その実体についてどのように考えていたかを振り返る時には，その時代に何が起きていたのかを想像しようとすることが必須である。その時代の人びとと同じように世界を見たり感じたりしようとしなくてはいけない。また，彼らの時代の世界では，見えない生き物が人間に病気を生じさせているというような考えは，哲学者でない圧倒的大多数の病人やそれを看ている人びとにとって全く現実味がないものであった。

事実，1850年くらいまで，ほとんどの人は人間の体が細胞の集合組織だとは考えていなかった。化学には長い歴史があったが，体内で起こっている化学反応によって身体が機能しているとは想像もしていなかった。また，死が常に存在するのに，どうして身体は病気と戦う特別な防御メカニズムを持っていると誰も考えなかったのだろうか。西洋において普遍的に受け入れられている身体の機能や病気の病理はヒポクラテスとガレノス派と呼ばれるギリシア医師たちに流れを汲んでおり，19世紀半ばの科学的医学の革命まで若干の修正のみで受け継がれていた。現代，哲学と科学が明確に分離され（科学者が他と区別する厳格な切り口は「まあ，それは単なる哲学だ」と言う）ているが，ギリシア時代初期はそうではなかった。ギリシアの哲学者や医師は，ソクラテス（紀元前469年から399年）以前においてさえ，同じ疑問を抱いていた。「人とは何か」「何が人を作ったのか」「人は何をするのか」，哲学者も医師も身体の復原性と変化に対する適応力の説明を探求し，双方とも世界の絶え間ない変化という概念を説明と治療に用いた。非常に初期の医師と哲学者は身体と心の健康は元素の適切なバランスであると考えていた。

ギリシアの哲学者や医師（アリストテレスの父親は医師）が物事はバランスで成り立っているというギリシアの世界観を持っていたとするならば，紀元前500年あたりに，健康は身体のバランスに左右されると考える偉大なギリシア治療者が存在したことが理解できる。バランスが保たれているもの，そのものの実体は時とともに変化した。ギリシアの哲学者・医師は骨と血液と肉の違い，または，健康と病気の違いを，体液——黄胆汁，粘液，血液，黒胆汁——あるいは，他のものの集合体として，健康人または病人におけるバランスを保つものの組み合わせによって説明することができた。

自分たちを遠くはなれた世界に置くことがいかに難しいことかを考えると，ルネサンス画家がトスカナやウンブリアの風景に聖書やギリシア神話の場面を描いたことも不思議ではない。われわれは自分たちの世界観に基づいて，宇宙における自分たちの位置や，身体の機能の仕方や，健康と病気の本質を理解する。そして，一世紀後の歴史家はわれわれがどうしてそんな奇妙な考えを持っていたのかを理解するために，世界観の再構成を試みるだろう。哲学者であり，社会批評家であるミシェル・フーコーは現代思想について「正しい」というのではなく，「いままで現れなかった時代」の思想として捉え，おそらく，われわれのホイッグ党的傲慢さを低減させるような穏健ではあるが現実的な方向を示した。西洋の知性はあらゆる類の変化に応じてきた。しかし，実際のところ，その手法は，ギリシア人が健康と病気の理論づけを体内バランスの維持だと強調した後，信じられないほど長い期間ほとんど変わっていなかった。

この世界観はギリシア医師が患者を診ていた方法にどのように影響を与えたのだろうか？　外的および内的な力は体液のバランスを変化させることが可能であり，気候や場所の役割はたいへん重要であった。例えば，熱風に曝される街の人びとは冷風に吹かれる街の人びととは違う種類の病気への感受性が高いということが認められていた。これは「湿気，乾燥，冷気，暖気，にがみ，甘みなどの性質が同等で正しい状態であることによって健康が維持される」からである。この中のどれか一つが優勢になってしまうと，病気が発生するのである。つまり，「過度の熱または冷えが原因であり，栄養の過剰または不足が誘因であり，身体，血液，脊髄，脳が影響を受ける」のである。要因の宿主は，体液をバランスが崩れた状態にすることも可能である。それは，「健康は様々な性質が適切な割合で混合していること」だからである。

ギリシア人はもちろん常識として，熱風と冷風の地帯に住んでいる人は同じ症状は示さないということを知っていた。そして，流行病の際も，アテネの疫病のような災厄の時も，多くの人が助かっていた。彼らの世界観による説明では，外的状況の変化が内的バランスを崩すような状況で病気に罹らなかった人は，外的力に対して何とかして彼らの内的バランスを保っていたということになる。遺伝も大きな役割を果たす。ヒポクラテスによれば「一人の肺病患者は他の患者から生まれる」のである。水症，痛風，癲癇もまた遺伝によるものと考えられていた。いや，より正確には，遺伝が，水症，通風，癲癇と呼ばれる疾患の症状をもたらす体液のアンバランスの素因を決定していると考えられていた。

重要な点は，ヒポクラテス派の医師の観察力は鋭かったということである。観察したものに対する彼らの説明は，現代的なものとは全く異なっている。しかし，われわれと同様に，彼らの説明は彼らの患者と共有された世界観と整合していることを思い起こさなければならない。患者についての彼らの詳細な記述は，いまだに，病人についての注意深い観察のモデルとされている。この紀元前4世紀のケーススタディを見ると，1500年後に書かれたクリュニーの大修道院長のケースと大差がないことに気付く。38ページの記述はこうなっている。

> 7月初旬から8月中旬の猛暑の頃，ポリュクラテスの妻には熱があった。呼吸は困難で，朝はそうでもないが，昼過ぎから悪化し，早くなった。最初から咳とそれに続く化膿性の痰があった。喉と気管はがさついたゼイゼイという音を出し，顔色は良かった。頬は赤く，それは赤黒いのではなく，逆に，明るい色であった。時間が経つと，声は枯れ，体は衰弱し，生殖器にはかさぶたができ，水っぽいわき腹に腸の動きが見えた。70日目。体表面の熱は低かった。こめかみはずきずきと痛まなくなった。しかし，呼吸はどんどん速くなった。この小康状態の後，ひどく息を切らし，そのため患者は死の瞬間まで座ったままであった。気管には，多くの不快音があり，ひどい喉の渇きがあった。最期の時まで，充分に意識が見られた。一度，5日以上にわたって熱が良くなった。最初の数日以後，化膿したものを吐くことが止まることはなかった。

現代の医師・歴史家である，ミルコ・グルメクはこの注目すべきケース・レポートを分析し，それを現代の言い方に置き換えた。「この臨床像は，喀痰中の血液について記述していない点を除いて，実体をよく掴んでいる。喉頭炎を付随した肺病の説明によく一致している。しかし，このレトロスペクティブな診断は確定的なものではないことを了解しなくてはならない。一連の症状はまさに喉頭炎を伴った結核が呈するものであるが，他のいくつかの呼吸器重篤疾患で同様の症状を示すものもある。喉頭，気管，気管支の癌の診断を考える人もいるだろう。それらは，癌性悪液質に伴い，起座呼吸に変わる呼吸困難も，呼吸ぜん鳴も出る。頬の著しい赤みは悪性肺病には見られないものだが，結核感染症には見られるものである」。

グルメクの分析の詳細に触れる必要はない。実際，医学のトレーニングを受けていない者にはあまり理解できない。しかし，2つのことはコメントするに値する。1つは，ギリシア時代と現代科学的医学の時代の間に，患者についての記述は誰にでも簡単に理解できるものから特別な語彙が必要とされるものへと変わったということである。誰でもポリュクラテスの妻（彼女の名前は医師には重要ではなかったようだ）の苦しみに共感できた。それは，全ての人が彼女の感覚を理解できたからである。しかし，普通の人とは何だろうか？　患者であれ，家族であれ，ポリュクラテス婦人の「癌性悪液質に伴い，起座呼吸に変わる呼吸困難」を理解した人はどんな人だろうか？　ポリュクラテス家の人びとは，このフレーズが彼らの言葉で語られていたとして，これを理解したであろうか？　現代の患者や家族は，実に正しく「これはギリシア語であり、彼らはギリシア語を話していた」と言うだろう。現代に至る途中で，われわれはかつて全ての人が理解可能であった患者の苦しみを専門家の技術的な世界に追いやった。後で，この点に戻ってくることになる。

ここでは，これに関連がないわけではないが，もっと重要な点を考えよう。ポリュクラテス婦人の症状を治療するのに適切であるとわれわれが考える科学的医学の現代の基準からみると，ギリシアの医師が大したことができなかったということは驚くことではないだろう。しかし，古代ギリシアの医師は診断することも，予後を予測することも，患者とその家族を慰めることもできた。あまり知られていない事実であるが，20世紀初頭の医師でさえ，肺病と腫瘍の識別診断を行うためのラボでの検査を行うことと慰めること以外は，ほとんど何もできなかった。このことは，本編後半でルイス・トマスと彼の父が20世紀初めに医学校で学んだことの記述にふれる際に明らかとなる。20世紀初めの医師は病気をかなり精確に診断でき，予後をより正確に予測できたが，それでもなお，彼らが患者とその家族に与えることができた最も価値あるものは慰めであった。

そして，19世紀終わりにかけて驚くべきことが起こり，感染症がもはや病気の社会を生じさせることがなく，死が常なる存在でなくなり，医師が効果的に病気の進展を変えることができるような世界に変化した。こうした変化は，われわれが存在の規範と考えるものであり，われわれの社会の大部分における生々しい記憶の中に生まれた。

ギリシア伝統とキリスト教的西洋

ヒポクラテスは紀元前377年に没した（いまだ論争中であるが，もし，彼が本当に存在していたのなら）と考えられているが，古代世界における医学の基礎をなすヒポクラテスの著作は，現代の医学においても基盤となっている。ヘレニズム世界が崩壊するにつれて，ヒポクラテスの学説と考えられるものについて多くの学派が形成され，師の教えのエッセンスは断片化されていった。しかし，それはガレノスの登場によって変化した。彼は，ギリシア人でローマに住み，働いていた。彼は断片を集大成し，原型の豊かな内容を再提示した。ガレノスは紀元後150年あたりに，ペルガモンという小アジアの，医術の神のアスクレピオスの聖地として有名な都市に生まれた。学校卒業後，彼はアレクサンドリア（ヒポクラテスの著作の書庫）へ行った。そして，帰郷し，剣闘士の学校の医師を短期間務めた後，再びローマへ戻り，すぐに医学界に大きな影響力を持つようになった。疲れを知らない旅人であり，作家であり，話し手である（彼は，「歯を見せて笑い，話上手でめったに黙っていない」人物であると書かれている）ガレノスはしばしば医科学の創始者と考えられている。動物を解剖し（人間ではない，念のため），身体は皮膚，軟骨，筋肉，骨などからできていることを観察した。今日，われわれが組織と呼ぶものである。これらの身体の部分が病気で損なわれるので，病気を理解するためには部分を理解することが重要であると考えた。ガレノスは生きている動物でも実験し，腎臓から膀胱へと通じる管を縛ると尿の流れが止まることを示し，異なる場所で脊髄を折ると異なる種類の機能障害を生ずることを示した。解剖学的，生理学的観察を行った上でのバランスの重要性についてのヒポクラテスの説を，ガレノスの才能は集大成することができたのである。

しかし，この初期研究と現代の知識を混同するのはやめよう。アリストテレスに賛同し，ガレノスは4つの元素（火，気，地，水）と，4つの性質（熱，冷，乾，湿）を信じていた。人，動物，そして，彼らが食べている食物は，他のあらゆるのものと同様に，これらの元素と性質で構成されている。彼は，食べた物と飲んだ物は消化の過程で身体の体液に変わると信じていた。火，気，地，水がわれわれの体内に存在しないのは明らかであるが，それらが体液（血液，粘液，黄胆汁，黒胆汁）となって，身体の固体部分を形成しているというものである。そのため，この中の1つまたは複数の体液が過剰や不足した状態，アンバランスな状態は病気を生ずるということはガレノスにとって当然であった。病気ではない範囲で体液が変動する可能性は大きくあり，良い習慣で健康を維持することは大切であるが，体液のバランスが病気を生ずるのに十分なほど変化してしまった場合には，食事を変えることによって正しい状態にすることができると，ガレノスは教えた。ガレノスにとって，健康は個人に責任があり，病気の多くは正しい生活からの逸脱によるものであった。人びとがコントロールできない環境や出来事は，しばしば体液のアンバランスをひき起こす。医師の役割は，適切なバランスを回復させることであった（火，水，黒胆汁，黄胆汁を除いては，まさに「新たな時代」のようだ。Le plus ça change（最も多くの変化））。

ガレノスはキリスト紀元の初頭に生き，活躍した。大いなる力がある医学の神にも成し得る限界があることを知っても，彼の「祖先神」アスクレピオスへの信仰を捨てることは決してなかった。非常に病弱で「アスクレピオス自身に診させても，60歳には達せない」人がいると，彼は記述している。この世界観においては，神々は，人びとの事象に関係はしていても，それを支配することはできなかった。それは，その後ヨーロッパを圧倒する，全てを支配する全能の神に対するユダヤ・キリスト教信仰とは大きく異なる信仰であった。

4世紀末には，キリスト教はローマ帝国の国教となり，人びとの世界観に根本的な変化をもたらした。そして，病気は，他の多くの悪魔が人間の生活に影響を与えるように，人類の堕落の結果と考えられるようになった。病気は神が与えたもので，魂の回復が身体の治癒に先行しなくてはならないのである。聖アウグスティヌスは，薬による身体の治療は非常に痛いものであり，人は病気による痛みを治療による痛みに取り換えるだけであるが，魂の治療は永遠の痛みからの解放であると言った。彼は忠実な信者たちに，奇跡的治癒は宗教的専心を通して可能となると語った。世俗的な治療よりも信仰の方が上であるということをきちんと証明できるのだろうか？

もちろん，教会は世俗的な治療に反対しているのではない。特に，多くの人がそれを使うようになってからは，修道院はしばしば宗教的治療と世俗的治療との両方の治療の場となった。変化したのは，宗教的なものと世俗的なものとの関係であった。結局，聖アウグスティヌスも，教会の創設者である彼自身は（主に）魂，そして（副次的に）肉体の治療者である真の医師であると言わなかっただろうか？ヒポクラテスとガレノスの主な著作と教えは東イスラム国に保存されていたが，荒涼たるキリスト教中世ヨーロッパ世界で行われていた世俗的医学はやはりギリシアの医学であった。

暗黒時代と呼ばれていた時期に人口は増加し，貧しく，学のない，田舎の人びとは，経済成長の結果として徐々に都会化され，働き手は仕事をするために識字できることが一層求められるようになった。医学は修道院を離れ出し，1100年には，マラリアで有名な地域に住んでいる仲間の僧侶たちに世俗的な医師へと戻らないように訴えるのは，聖ベルナールただ一人となった。「私は，あなた方が不健康な地域に住み，あなた方の多くが病気であることを非常に理解しております。肉体的な医療を求めること，医師を探し求め，その妙薬を服用することは，あなた方の職と合致せず，非信仰的であります」と言い続けた。

修道院は治療に用いるハーブの栽培に成功し，その時期に用いられた数々の薬草に関するわれわれの持つ情報の多くは，修道院の庭に関連した知識によるものである。また，修道院は病人や社会に見捨てられた人びとの避難所となり，瀉血，催吐，加熱と冷却 —— すべては体液のバランスを回復させるために考案されたものである —— は，世俗的な医師，もしくは，医者（medicus），そして，村の治療者の商売道具となっていた。ヒポクラテス・ガレノス派の医師にとって，個人は本来，健康的な生活を営む責任があり，体液バランスは個人が維持しなくてはならないものであった。そうであるなら，神の意志と天罰の原理は疑問にぶつかる。体液のバランスを保つことは重要であるが，魂も満たされねばならず，それは教会の役割であった。

12世紀には，中世が終焉を迎え，ルネサンスが興り，ギリシア医師の知識はキリスト教ヨーロッパへ広がり，世俗的医療は広く行われるようになった。幸運なことに，クリュニーのピーター師とバルトロマイという名の医者との1150年から51年の冬の往復書簡が残っていた。ナンシー・シライシは，彼女の著書，『中世とルネサンス初期の医学』の中で，そこで用いられていた療法を例示している。症例の生き生きとした記述によって健康と病気を構成するものについての考えが，ヒポクラテスから1000年もの間ほとんど変化していなかったことが示されている。修道院の仕事が忙しいために，大修道院長はしばらくの間，定期的となった隔月の瀉血を延期したようであった。その間に，大修道院長は「カタル」

を発病し，瀉血をもっと先に延ばさざるを得なくなった。それは，彼の医者がカタルの発作中の瀉血は声を失う可能性があり，礼拝と説教を行わなくてはならない人物にとって大きな障害をもたらす恐れがあると告げたからである。しかし，ピーター師はカタルが改善されなかったので，過剰な血液と粘液が原因であるという結論を下し，ついに，4ヵ月後，3週間で2回，多量の血液採取を行った。カタルは治らず，警告されていたように，彼の声に影響し始めた。また，胸は重くなり，咳をして痰を吐き出しつづけた。土地の医者（medici）は，カタルが長引いている理由は，瀉血のために熱を失い，そのために体が冷えていて，「滞った粘液が静脈や気管のような重要な管を通って放散されている」（そのために声が出ない）のだと言った。医者たちは，熱を摂ること，食物と薬を湿らすことを提言したが，ピーター師はガレノスの研究を知っていたので，教育を受けた者の多くがそのように考えるのにも関わらず，冷たい，湿った病気なので，熱と湿ではなく，熱と乾の療法によって手当てすべきであると反論した。しかし，その医者たち（medicus）は，熱と湿の療法は一般的に正しく，喉は湿ったもので通るようになるので，乾いたもので刺激をするべきではないと言った。ピーター師がこの長い不快な病気の間に服用した薬はヒソップ，クミン，リコラス，無花果のワイン漬け，トラガントコムのシロップ，バター，生姜で作られていた。ピーター師が死去したのは1156年なので，この病気からは回復したと考えるべきだろう。

この話は，ヒポクラテス以後1500年，ガレノスの後950年間，健康と病気の概念とヨーロッパの医療はほとんど変わっていないことを，ドラマチックに示している。しかしながら，科学がわれわれの世界とその世界における自分の位置の捉え方について，全てを変えようとしていたのだった。しかし，現実の人びとにとって大事なこと，すなわち，どのように病気を捉え，対処するかということはとり残されていた。

現代科学の始まり

われわれは科学の時代に生きており，この時代に続く道を，無学であることが根絶されるような類の教訓劇や，世界が大勝利した「正しい」道として考えがちである。自分の前に立つ邪魔な狭量な小人物を征服しながら偉大な発見を成した偉人を尊ぶように教えられてきた。実際，知ってのとおり，科学はわれわれの世界観とは全く違うところから現れた。しかし，この世界観こそが人びとのために，長い間，役立ってくれたものだったことを忘れないようにしたい。科学的社会を認め，理解するために，科学が何に取って代わったのか，そして，人びとが進んで変化を受け入れた理由をいくらかでも理解することは重要なことである。

科学の起源についての本見解（この問題についての最終的なものでも，石に彫刻したようなはっきりしたものでもなく，ただ，出来事の可能な一つの解釈であることを強調したい）を，意外なことに，詩人ペトラルカから始めることになる。誰でも学校で，風変わりな人物，ソネットの発案者，ある日教会で見かけたラウラという女性に何年もの時間を費やして愛の詩を捧げた人物として，彼のことを学んだだろう。これは，知的歴史上の不滅の重要な人物を不当に漫画化したものである。彼の時代（1304年生まれで1374年に死去）の前，学者は主に聖職者であり，世界の歴史を大きく「古代」と「現代」の2つに分けていた。もちろん，彼らは聖職者であったので，あらゆるものを教会を通して見ており，「現代」というのはキリスト教の時代を意味していた。ペトラルカは1341年にローマで桂冠詩人となった時，ローマ帝国の壮麗さの遺物を見て畏怖の念を抱いた。「石と大理石でできた記念碑は人間の高潔さと文化的政治的功績の荘厳さの両方の普及の証拠として立っていた」。これは，彼に深い影響を与え，古代の荘厳さとそれに続く暗黒の時代（eta teuebrae）を対比させた歴史を書くことを誓わせた。この仕事がどんなに驚くべきものであったかを考えてみよう。コンスタンティヌスの改宗（314年）から彼の時代までの期間を表すのに暗黒時代という言葉を使い，前キリスト教時代は暗闇であったという一般的な見解に完全に傾いてしまったのだ！　彼は実際に教会の初期を暗黒時代と呼んでいた。真の近代は西洋文明の偉大さと人間の精神の威厳を再び意識することから始まると彼は主張した。人間が堕落し，人間の精神が地に落ちた時代に人間の行うべきことは，救済が成されるために神の栄光を讃えることであった。信心深いキリスト教信者で，人間の高潔さとその文化的功績をほめたたえる崇高な詩人がここにいた。

ペトラルカに従えば，ルネサンス人文主義は，彼らの時代を人間の尊厳と学問の再生（la rinàscitaルネサンス）として捉え，その前の不毛な暗黒時代と区別した。この再生において，目的を新たにし，古代文明人，特に，アリストテレス，プラトン，ウェルギリウス，キケロ，そして，オヴィディウスの作品や学説に傾倒し，方向転換を図った。それは単に表現の美しさのためではなく，政治や個人の行為についての知識のためでもあった。この仕事の過程で，人間は合理的な存在であり，人は自分自身と世界を調和させることができる，という見識を発見した。これは，教会の教義と大きく対照的であった。教会の教義では，人間はその罪深き性質のためにエデンの園から追放された時に合理性を失い，正しく生きるために神が必要であった。しかし，教会を新たな見識に対抗する一枚岩のようなものと考えるのは間違いである。例えば，トマス・アクィナス（1225-74年）は彼の『神学大全』の中で，明らかにアリストテレス哲学である原理を支持し，トマス説は中世スコラ哲学の大きな基礎となった。また，ルネサンス人文主義者も反教会行動などは行わなかった。ルネサンス時代に生きる全ての人の生活と同じように，ルネサンス人文主義者の生活にも宗教が浸透していた。「生まれてから死ぬまでの人間の全ての行動は常に宗教に支配されている。仕事，余暇，食事も，そして，どのように生きるのかということの小さな詳細も決められている。教会の鐘が鳴って，人や仕事場に祈りの時間を知らせるように，宗教は人間の生活のリズムを規定している」。

ルネサンス期に変化し始めたのはこの教会の中心性であり，この変化なしに科学革命を考えることは難しい。ルネサンスによってもたらされた論証可能な重要な変化は，進歩という思想である。人間がもたらした文明の偉大さに注意を向けることによって，そして，世界を変える力を持っていると考え始めることによって，人びとは目的をもつ変化の思想を構想するようになったのである。

ルネサンス期に進んだ世俗化は，14世紀の2つの偉大な宗教的な作品，ダンテの『神曲』（1307年）とボッカッチョの『デカメロン』（およそ1350年）の違いに見られる。ダンテは魂の救済の追求や神との合体に焦点を当てた。一方，ボッカッチョの「人間喜劇」は神の計画と構想がもはや明らかではなく，人間は世界の意味と目的を見つけるために何の援助もなく残されたという世界を描いている。興味深いことに，ボッカッチョの登場人物たちに登場の理由を与えたのは彼の世界を破壊したペストであった。それは，新しい時代の出現に道を開けるための古い時代の崩壊をほのめかしているようであった。

200年後，マキアヴェリは『君主論』（1532年）において世俗化の同様のテーマを追求した。多くの人がマキアヴェリについて知っていることは，彼が策謀家であり，個人の目的を達成するために冷酷で不道徳な行動を推進した人物であることのみだが，これも誇張である。彼は，『君主論』の中で，天帝ではなく運と必要性が人間が生きる状況を決めるということを，賢明な統治者は認識しなくてはいけないと論じている。教会で説かれる流行遅れの徳という観念が妨げにならないような指導者がいた時代のみ，政治的秩序が復興し維持されたのだと。言い換えると，実は，君主論は，人間の営為の世俗化が進んでしまうことに対する訴えであった。マキアヴェリは世俗における救済や神の役割についてほとんど語っていない。宗教は人びとに国へ仕える気持ちを起こさせ，そして，君主が政治的秩序を保つための助けとなる時にのみ重要であるということである。この200年間に，世界に対する神の計画についての理解の渦から，神によって創られた世界を人間が支配しなくてはならないという思想までの動きを見ることになったのである。

ルネサンス人文主義者たちは古典の中に見つけた自然の体系と分類に夢中になっていた。しかし，彼らが自然そのものに注意を向けた時，分類の大部分が不適当であることが徐々に分かってきた。アリストテレスは人びとがどのように統治されるべきかを定義するには申し分なかったかもしれないが，自然を理解するためには殆ど役立たなかった。

さて，自然を，古代人に記述されたようにではなく，自分の目で見ることが重要になり始めた。1532年，『ガルガンチュア物語』の中で，ラブレーは自分の師であるポノクラテスに自然科学や幾何学，そして世界についての全領域において教授を受ける。その教育は，書物の中に書かれた世界のようなものではなく，あるがままの世界であった。「牧草地や草深い場所を歩きながら，木や植物をディオスコリデス，マリウヌス，プリニウス，ニカンドロス，マセール，そして，ガレノスなどの古代人によって書かれた書物の中の記述と比べながら観察した。そして，一掴みを持ち帰った」。自然を調査することによって学んだことが，自然を変化させることに使えるという考えは，これまでわれわれが話してきた知的変化の論理的拡張であることは明らかである。限界を理解し，科学の始まりを見出したのは，世界について得ている知識と世界を変えるための手段とのこの融合においてであった。

現代のわれわれの思想で，科学と技術を区別することはめったにない。マスメディアは，ロケットの打ち上げと遺伝物質の実体の発見を同等の科学的功績として扱うが，実際には片方は技術の勝利であった。事実，技術の進歩の多くは，科学の進歩に基礎を置いており，科学の進歩の多くは技術の進歩に依存している。そして，現代社会における技術の適切な使用について，この2つの複雑な関係を認めない社会分析はそもそものところから誤りを犯しているのである。。

科学は世界を調べるのに有力な方法であり，観察者がそれに取り組むには偏見がないことと，探究心をもっていることが必要とされる。サイエンス（Science）という言葉は，ラテン語のscientiaに由来し，それは，「知識」を意味する。真実は聖書または古典に書かれているという考えが存在し，われわれが科学と呼ぶものは，実践に用いる思考様式である。科学は観察された現象を説明するために実験と厳密な論理を用いるのである。

世界は知りつくすことができるという考えに，科学は明らかに基づいている。そして，技術は意図的変化をもたらすことができるという考えに基づいている。それに利用されるのが知識である。「技術（アート：art)」は，ギリシア語のtechneに由来し，言葉の起源でさえ科学とは異なる。

現在，われわれが知っている科学は1600年あたりに興ったが，これまで見てきたように，その素地は，応用に用いる有力な基礎としての，この種の厳格で系統的な知の方法に向かって出来上がっていた。科学は技術の基礎となる知識と理解を得る方法となった。つまり，この2つは関連しているが別個の独立した活動なのである。

「1600年頃，英国知識人の中身は中世が半分以上を占めていたが，1660年頃には近代が半分以上となった」。近代科学の形式化は，フランシス・ベーコンに始まり，ニュートンに終わる，この変化を背景にしていたのである。英国はエリザベス女王（1558-1603年）の統治の下，農業社会から産業社会へと変化し，1575年以降，60年たたないうちに鉱業や重工業においてヨーロッパ第一の国となった。1550年から100年間に英国が商業のために使う重量船の数は10倍になり，石炭の産出量は10,000倍となった！　英国羊毛は常にフランドルへ送られ服となり，町や村の至るところで織工を見かけるようになった。その服は商人によってヨーロッパ中に売られた。アメリカ大陸において最初の植民地が作られ，商船隊に加えて英国海賊船が国に富を持ち帰った。このような社会は，人びとの運命を支配する力に好都合な宗教が必要となり，当時の宗教テキストが言っているように，「神がわれわれとわれわれの活動を保護する行為であり，労働は修身であるとともに力の自然な目標である」。英国の宗教はヘンリー8世の下で改革され，娘のエリザベスに指導され，技術と商業の繁栄のための完璧な背景を設定した。これが世俗化した英国であり，そこでフランシス・ベーコン（1561-1626年）の思想は形成された。彼は科学的発見こそしなかったが，社会の経済的必要性とそれを満たすための組織化した共同科学研究の重要性を知らしめるのに重要な役割を果たした。ベーコンはscientiaとtechneの合体の必要性を見抜き，彼の著作はその合体を完成させる根拠を与え，商業の大きな発展と戦争を導いていった。

この合体は現実のものとなり，完璧に教育された人間であるためには流行の熟練工の仕事を学ばなくてはならないという考えが，16世紀から17世紀にかけて広まった。紳士や学者の威信にかかわると考えられていた仕事は，知の進歩のために必要な仕事として見られるようになった。商人の階級の上昇に伴い，「熟練工は下品ではないか」という考えと「底辺で卑しい者は一般に職工と呼ばれる」という考えは廃れ，「衒学者」と書物学問は実用に結びつかないために価値がないとされるようになった。scientiaはそれ自体のために知識を収集すると考えていた衒学的な学問は，世俗的社会に移っていった人びととその知識を産業と商業の拡張に利用したいと思う人びとの両方から二重の攻撃を受けた。この時期に，職工技術に関する知識への貢献を賞賛する多数の論文が出されたことは偶然ではない。

新世界は文字通り新たに発見され，産業は発明のための新たな機会を開いた。アリストテレス哲学に取って代わった進歩という哲学は，古典的見方の単なる再調整物ではなかった。それは正真正銘，新しいものであった。ベーコンの『ノウム・オルガヌム（新機関)』，ケプラーの『新天文学』，ガリレオの『新科学講話』のタイトルは額面どおりである。これらは，自然科学世界を眺めるための意識的に新しい方法であった。「アリストテレスは，彼の論理で自然哲学を堕落させた。物事の本質に無数の他の恣意的な制限を課した。常に疑問に答えを与え，物事の内なる真実についてよりも，論争上否定しがたいことを断言しようとした」とベーコンは書いた。「新哲学者」は自然の本質は直接読まれるために存在していると信じていた。

ベーコンと彼の仲間たちは思想におけるこの変化を新哲学と呼んだ。われわれの歴史の時代区分ではこの変化の実現を科学革命と呼び，歴史家ハーバート・バターフィールドはこれを古代以降に起こった最も重要な出来事だと考えた。

> それは物理的宇宙の図式と人間生活そのものの構成を一新するとともに，形而上学の領域においても，思考習慣の性格を一変させた。こうして，この革命は近代世界と近代精神の真の生みの親として大きく浮かび上がってきたため，ヨーロッパ史における従来の時代区分は時代錯誤となり，邪魔物となってしまった。
>
> 渡辺正雄訳『近代科学の誕生』より

事実，科学の「新哲学者」はわれわれ自身の捉え方と世界の捉え方を変えた。しかし，同じくらい重要なことは，人びとが非常に科学に興味を持っているのは，それが理由ではないということである。もし，世界は固定しているという概念が消え始めなかったら，新たな思考様式によって，新たな理解で，世界を変えることができると考えることはできなかったであろう。科学は，ほとんどの人の生活には関わらない別の哲学学校に取り残されたと考えられ，一般大衆は，アリストテレスやミシェル・フーコーに興味を持たないのと同様に，科学に興味を持たないことになるだろう。つまり，科学とは，その応用である技術を通して成した世界変化の中心的な力であったのである。

1662年，チャールズ2世は，その2年前に知識人のグループによって「実験哲学を推進する」ため設立された団体に勅許状を交付した。これは，王立協会と呼ばれるようになり，定期的に会合を開き，新しい考え方の第一主義，すなわち，慎重な調査と実験の工夫を実践した。物理学者ロバート・ボイルは，空気ポンプを用いた実験により，同心の知識人に道を開いたが，抵抗がなかったわけではなかった。英国と大陸の多くの哲学者は，伝統的な「自然哲学」を世界の捉え方として保持し，新哲学や物質的な知識を産み出す方法である実験に対して非常に批判的であった。実験主義者の世界観は，多くの方面で，王政復古時代の大多数の直観に反していたが，新たに復位した君主の保護と奨励は抵抗勢力に勝っていた。

王立協会設立後の数年について多くのことが残されているために，近代科学の初期についてはかなりのことがわかっている。偉大な日記作者のサミュエル・ピープスは王立協会のメンバーであり，彼の日記は，科学の初期に対する多くの洞察も，王政復古ロンドンのそれ以外の部分についての多くの洞察も与えてくれる。ピープスの日記（彼は1660年1月から1669年5月まで記していた）の期間は，王立協会の最初の10年間とほぼ一致していた。もちろん，ピープスは科学者ではなかったが，紳士であり，街について詳しく，海軍省の書記官でもあった。つまり，彼はロンドンのあらゆる人，ロンドンのあらゆる出来事を知っていた。科学に対する考え方が王立協会設立の初期からどのように変化したかを理解するために，ピープスが，ケンブリッジ大学（セント・ポール）モードリン・カレッジへ行っていたことからわかるように，その時代の高度な知識人であったことを認識しなくてはいけない。彼の学歴はジョン・ミルトンのものとあまり違わない。ミルトンはセント・ポールを25年早く卒業しており，その教育は文法，論理，修辞（いわゆる三科）に非常に重点を置いたものであった。しかし，ピープスは，豊かな教養があり社会的影響力のある人びとと同じく，単純な計算もできなかった。それは，依然として，計算は技術屋の勉強であって紳士の威信にかかわると考えられていたためである。彼は海軍の文官であった時，王が造船家に欺かれ大金を取られていると気付き，国王の財産を守るために，家庭教師を雇い，足し算，引き算，掛け算，割り算を修得しなくてはならなかったのだ。

初期の多くの知識人のように，ピープスは収集家であり，ロンドンのゴシップだけでなく，書籍，絵画，バラッド，科学器具も収集した。これは，新哲学信望者の情熱の一部であり，皮肉をこめて，美術愛好家と呼ばれた。彼らは，可能な限り，系統立て，分類し，そして理解を試みた。ピープスは，多くの美術愛好家と同様に，ボイルの実験の概念も，ニュートンの数学も理解できなかったが，系統立て，組み立てて考えるという基本的な方法は理解した。そして，医学は美術愛好家を非常に魅了したものの1つであった。

医学と医師や治療者が実際に病人に施した療法に，この「新哲学者」たちが，どのように影響を及ぼしたかということは興味深い。総括すれば，長い期間にはほとんど影響はなかったということである。多くの概括と同様に，この答えは複雑で難解なところが曖昧になってはいるが，われわれが納得してしまうような大部分の学者の合意点によく似ている。長い年月の間に意味が変化してしまった言葉に新たな定義を与えがちな性質がこの複雑さの原因である。Physician（医師）という言葉はmedicine（医療）を行う者を意味するものとして使い，どちらの言葉の意味も分かっている。しかし，これまで論じてきた時代には，これらの言葉は異なった意味を持っていた。医学（medicine）はラテン語の動詞medicoに由来し，それは「薬を混ぜる」，「染める」（感染という言葉の起源を思い出そう！）という意味であり，一方，physician（医師）はギリシア語の動詞phusisに由来し，これは「自然」を意味し，近代初期には実施という意味にかなり近いものとなった。当時，「医術（physic）」の目的は健康を保ち生命を長くすることであったので，医師は自然哲学を学んでいた。つまり，治療は彼らの仕事の僅かな部分でしかなかった。オックスフォード大学やケンブリッジ大学での医師教育には臨床訓練は全くなく，重要なことは，「哲学をきっちり学ぶことであり，それは人間の知であり，医学で最重要な科目である」のだった。医学博士の学位を取得するということは，ラテン語，少々のギリシア語と，多くの道徳学はもちろん，多くの自然哲学を学んだ学識者であることを意味した。そのため，「新哲学」によって学問的なアドバイスよりも治癒や治療が強調されるようになることを，多くの医師が真に恐れたことは驚くことではない。そして，もちろん，scientiaとtechneの関係が変化したように，科学と自然哲学という言葉も変化していることを忘れてはならない。

16世紀の哲学者，神秘主義者，錬金術者，薬剤師，医師であり，医学の体制の悩みの種であったパラケルススは，体制に対する民衆の反乱としか考えられないことを引き起こした。その影響は，17世紀になって衰え始めるまで強く残った。パラケルススは1490年代，スイスに，テオフラストス・ボンバストゥス・フォン・ホーエンハイムとして生まれた。ガレノス派医術の原理に強く反抗し，治療者は特定の病気に特定の療法を用いるべきであると主張した。ここに，特異性に基づく現代医学のルーツを見たような印象を受ける。パラケルススは，科学者が数世紀後に到達するのと同様の結論の多くに到達するが，しかし，彼の到達の仕方は違っていた。

彼の思想がガレノス派医術に取って代わることがなかった理由は，複雑で，はっきりせず，われわれが見ている範囲を超えている。彼の思想は，ラテン語でなくドイツ語で書かれて講義されたことにもよると思われるが，長い間，多くの人びとに引き継がれ，現代科学の初期にも医学が無視されなかったことを教えてくれる。シェークスピアの『終わりよければすべてよし』は医学理論とパラケルススの治療との論争であり，彼は熱心に研究を行った初期の医師，錬金術師，哲学者の中の一人であったと唱える学者がいる。

世俗化にともない，医師は人間を解剖するようになり，アリストテレスの解剖学的推察はかなり空想的なものであったこと，ガレノスの解剖学（動物の解剖による）はしばしば間違っていたことがわかった。1543年は，コペルニクスが宇宙におけるわれわれの位置についての見解を転換する門を開いただけでなく，偉大な解剖学者アンドレアス・ベサリウスがすばらしい人体解剖学書を出版した年でもある。

しかし，それまでの思想が一瞬にして消えることはなく，それでも，解剖学者はアリストテレスから受け継がれた生物学説を調和させようと懸命になっていた。その説は，男性と女性の違いは，程度の違いであって種類の違いではないというものであった。男性と女性の外見が異なっていることは実に誰でも気付くことだが，ベサリウスと他の解剖学者が注意深く内側を見たとき，何が起こっただろうか？　彼らは，古典の説の「証明」を見た。「新しい解剖学は多くのレベルにおいて，前例のない迫力で，本当に膣はペニスであり，子宮は陰嚢である事実を示した」。歴史家トーマス・ラケルが言うように，解剖学者にとって「信じることは見ることである」，そして，女性は男性の外側が内側に入っただけであったのだった。

新しい知識による古い理論への似たような誤りは，血液循環のウィリアム・ハーヴィの例でも見られる。彼は1628年に，医学で行われた実験の中で最も科学的精密さと簡潔さを備えた重要な化学実験を行い，その結果を出版した。彼はしばしば近代科学的医学の祖と呼ばれる。現在，われわれが「科学的」と認識できる実験方法によって，生きている羊を使って心臓から押し出される全血液量は体内の全血液量にほぼ等しいことを示した。動物が信じられない速さで血液を造り出しているか，または，存在している血液が常に心臓と血管を循環しているという結論を出した。これは非常に科学的であったが，体液が体内に行き渡る仕組みを説明していたので，それはガレノスの体液説ともうまく一致していた。そのため，新しい科学者は自分たちが見たものを信じた時でも，彼らがそれを観察したフレームワークによって，現在のわれわれとは全く異なる解釈をしてしまったのであった。

王立協会は医学に大きな関心を寄せ，多くの時間を費やしたが，医学の中でこれらの初期の科学者を魅了したものは現在において科学的医学と考えられているものからは程遠いものであった。その時代の実験主義の第一人者であるロバート・ボイルが，近代科学の初期にどのように健康と病気にアプローチしたのかということを少々説明しておこう。17世紀半ば，アミュレット（お守り）は幅広く様々な病気の貴重な療法であった。典型的なお守りは，「適切な月相のときに作られ，首にかけられたり，手首に巻かれたりした。潰したヒキガエルと若い処女の最初の月経血を特定量と，白砒，石黄，ハナハッカの根，真珠，珊瑚，エメラルド」でできていた。そのようなお守りは，自然なもので，自然な物質で作られていて，占星学的に良い条件の下で用意され，体内から毒素を取り除き，乱れた精神を回復させるので，効果があると考えられていた。

ロバート・ボイルは，自身のことを線が細く，虚弱な体質だと述べており，お守りで熱を治していたと公言していた。この偉大な最初の実験主義者はその療法の効力について疑問を抱いていなかったが，どのように効くのかということを説明するという難題を背負い込んでしまった。ボイルはお守りの物質が皮膚に近い毛細管から血流に入ると確信するに至った。ハーヴィが血液循環について発見する以前の哲学者がお守りについて疑いを持つのは当然だと考えたが，ハーヴィの発見によって他の同時代人が同じようにお守りに疑いを持つことは擁護できないと考えていた。

ボイルの同時代人の一人で，ペストを治すと人気のヒキガエルお守りの処方は複雑すぎるとした人物が，王立協会の「優秀な特別会員」に簡潔版の実験をするように求めた。すると，「ヒキガエルの尿はたいへん熱いので，燃えた石炭と同じように，手袋に落ちた所は焦げる」という優れた発見をしたと言い，ヒキガエルの尿と糞は，ペストに対して望ましい治癒と予防を産み出すほど強力であると報告した。この奇怪な例で，「オックスフォードで学んだ聖職者と英国田舎紳士」は偉大なロバート・ボイルよりも科学的であったことがわかる。

科学者がどのように世界をその成立過程という観点から眺めるのか，というこれらの例は，今日でさえ科学進歩の本質の理解をする上での中核であり，後でわれわれが科学的医学に合理的に期待するべきものを考える時に，この点に戻ってくるだろう。

ボイルや物理学者が「新哲学」を実験による物理学世界の探求のために用いたように，オランダで，アントン・ファン・レーフェンフークという名の裕福な商人が，目に見えない生物学の世界について顕微鏡を発明して同じことを行った。レンズを磨き，日常のものを調べると，小さな動く物体がどこにでも観察できた。これらの普通の状態では目に見えない「もの」は生きていると考えるしかなかった。もし，これが正しければ，驚くべきことである。1670年のデルフトに暮らしていると想像してみよう。世の中に哲学的変化が起こりつつあるのを知っている（ロンドンの王立協会と定期的に連絡を取ってはいる）が，新哲学の先導者たちと同様に，あなたはキリスト教信者である。あなたの世界は聖書と受け入れた世俗的思考によって規定されている。あなたは喜んで実験を行い，「自然についての本」を熱心に読むが，あなたと他の「科学者」は神の御手の所業を見るために働くだけである。たとえ一瞬でも，あなたが見た小さなものが生きていると信じさせるものは何であろう？　しかし，驚くことに，少し後にはレーフェンフークは彼の顕微鏡の発見物は本当に生きているかもしれないと考え始め，それらを顕微鏡虫と呼んだ。自分が見ていたものが，知性の創造的な飛躍だと賞賛されるまで，見ているものの意味を理解しないで顕微鏡を覗いた人がいただろうか。

レーフェンフークは，真に「新哲学」の人であった。「様々な試行錯誤の後，時折，胡椒が舌にもたらす刺激やヒリヒリ感の発見の可能性へ向う。3分の1オンスの胡椒を新たに水に漬ける。そこに，大きな驚きとともに，信じがたいことに，様々な種類の多数の小さな極微動物を見た。あるものは，他のものの，3，4倍長く大きい。それらの全体の厚みは，私の判断では，シラミの体毛の細い1本より厚いものはない。人間の口内の歯のかすには，王国全体の人間よりも多くの生物が存在している」。医師の友人から梅毒患者の精液サンプルをもらい，そこに見たものは彼を正常な精液の研究に駆り立てた。彼は，王立協会に手紙を書いた。

> 病気でなく，長いあいだ保存されて駄目になっておらず，しばらくの後にも液化していない，健康な男性からの同じもの（人間の精液）を幾度か調べたが，射精直後から6脈拍の間に，そこに多数の生物を見た。時々は，一粒の砂サイズの中に1000以上の生物が動き回っていた。
> 私が調査するものは，自分を罪で汚すことなく，婚姻上の性交後の残余として残っているものである。もし，あなた様，閣下がこれらの観察はうんざりするもので，学問を汚すものとであるとお考えになられるのなら，これらを私的なものと見なしてくださいますよう真にお願い申し上げます。出版するか破棄するかは，閣下のお考えのとおりにお願いいたします。

犠牲者から見た世界

しかし，再び，これは繰り返さなくてはならない。国家，政治，商業，芸術，文学，そして科学の世界に起きたこれらの大きな変化は，生活状況においては何も変化をもたらしていなかった。汚物と悪臭は人びとの生活と死と病気に浸透していた。そして，常に困窮していた。よい家柄の人間は新哲学を修得し，新しい枠組みと精神で世界を研究するが，彼らの子どもの多くは若くして亡くなっていた。この病気の全犠牲者の立場から見た世界はどんなものであろう（患者という語のラテン語源は「犠牲を被る者」に由来する）。血液が循環すること，目に見えない，うようよするほど無数の，生きているかもしれないものの世界があることを知ることは，自分達の健康と病気を捉える方法に，そして，もっと大事である自分たちの病気の扱い方にどんな影響を与えたのだろう？

歴史家チャールズ・ローゼンバーグは，病気は歴史を通してどのように形成されたのかという疑問を投げかけ，ロイ・ポーターは，昔の時代の病気と医療を考えるとき，われわれの多くが本当に関心を持っていることを問いかける。「1660年あるいは1700年に病気になったとき，人々は何をしたのだろう？」どのように病気は形成され，どのように扱われたのかは，同じ疑問の2つの側面である。なぜならば，病人に施されることは，何が，彼や彼女にとって悪いのかという概念によって決まるからである。

裕福な人は医師にかかることができた。医師は，大学教育を受け，紳士的にふるまう人間で，診断をし，アドバイスを与え，定期的に往診を行っていた。彼らは患者と同じ社会階級の人間であった。患者の不定愁訴を聞き，苦しめているものについて質問をした。意見を聞くことや，どのように治療すべきかを患者に尋ねることもあった。しかし，おできの切開や，傷口の洗浄，骨の固定は，外科医（しばしば，「貧乏人の医者」と呼ばれる）の仕事であった。外科医と床屋はどちらも刃物の技術に熟達しており，1540年から分裂する1745年まで（おそらく，かつらがファッションとなり床屋の仕事が減ったからだろう）同じギルド（ロンドン床屋外科医組合）に属していた。そして，終に，医師の下にある薬種屋，医師が処方したものを投薬する者が現れた。しかし，強調はしないが，医師は過去1000年間に処方されてきたものを処方することしかできなかった。それは，薬草，催吐薬，利尿薬，瀉血，そして，恐らく見るに耐えないような物であった。生きることそれ自体が治療や病気と同じくらい厳しかったので，治療が病気と同じくらい厳しくても人びとが驚かないでいたことは納得できる。

田舎や至る所の貧しい人びとの間では，治療技術を修得した人に診てもらうということは，外科医か薬種屋に行くということであった。しかし，費用や信念のために，多くの人はトレーニングを受けた治療者にかかることはなかった。フランスにおいて，18世紀末でさえ，人びとは多くの自己治療を行っていた。また，にせ医者，接骨師，助産婦にかかり，巡回やぶ医者に相談し，村の魔術治療者によって処方された治療法に従った。トレーニングを受けた治療者が治療を施していたとして，「にせ医者」と医師を普通の人はどうやって見分けることができたのかという疑問が湧いてくるだろう。にせ医者（quack）は，『オックスフォード英語辞典』によると，ほら吹き（quack-salver）という言葉に由来し，彼の膏薬の治癒力について「ほらを吹く」，または，自慢するということである。医師は紳士であり，もちろん，紳士は決して自慢しない！　英国の多くの人は医療で収入を補っていた。食料品雑貨商人や行商人は薬を売り，鍛冶屋や蹄鉄工は抜歯や接骨を行い，善意の人々も善意のないにせ医者も地方を旅して「薬」と鮮やかな色の不老不死の霊薬（ドニゼッティの『愛の妙薬』を思い出そう）を投薬した。

多くの人は親切心，家族，宗教，そして，単なる自己治療のために，この種の医療を行っていた。どの村にも，薬草治療に精通している産婆や看護婦がいた。紳士階級は彼らの賃借人を治療することで自らを誇り，しばしば必要性の低い時にまで治療を施し，妻達は「婦人慈善家」を演じていた。医師とその厳しい治療に対する恐れも存在していた。1464年，マーガレット・パストンは「お願いだから，ロンドンの医師の医療には気を付けて」と，夫に警告した。自分の，そして他人の病に余念がないサミュエル・ピープスは，パストン婦人の医師に対する病的な恐れが理解できなかったが，彼は大事を取って医師の往診を自己治療で補っていた。俳優のデビッド・ギャリック（1717–79年）は定期的に医師を利用したが，自己治療と友人へのアドバイスは当然なことであった。

> 熱性疾患と痔核を患っているそうで，お見舞い申し上げます。しばらくの間，節制し，毎夜，大さじ一杯の硫黄華（夜と朝）を蜂蜜と糖蜜で混ぜて服用すれば，良くなりましょう。痔核については幸運です。もし，痔核がなかったら，痛風か結石，もしくは悪いことに両方を患ったかもしれません。私が痔核を患っていた時，他の病気はなく，今，それはなくなりましたが，他の多くの不調を被っています。

人びとは現在よりも高い頻度で病気を患っていたが，われわれが普通と感じるような「医学専門家との関係だけに閉じる」ことをしなかったのは明らかである。貧しいものは医師にかかる余裕はなく，裕福な人が医師を利用したが，彼らの医療に関する知識はしばしば医師のものと同等であり，自分たちで治療しがちであった。『ジェントルマンズ・マガジン』のような18世紀の広く読まれた刊行物は，定期的に，医療や治療に関する記事を載せており，富裕者は彼らの医師が持っている知識の神秘性を取り除くのに十分なほど知識をもっていた。

医学史家は，患者の立場から見た医療への新たな発見に注目して，長期にわたり医療がこのように行われてきた社会的状況をベッドサイドの医学と呼んだ。医師は，上流階層を診ていたので，患者のベッドサイドへ来て，患者と会話をし，様子を見，触診し，臭いを嗅いだ。そして，彼らの体液バランスを回復させる最良の方法を決定した。貧しい人はそれほど熱心な往診を受けなかったが，地方は都市部ほど悪くはなかった。暗愚に使用された療法を横柄に振り返ると，このように尋ねたくなる。人びとは当時の恐ろしい治療にどのように従っていたのか？ われわれが，自分自身とわれわれの科学的医学を祝うのは誠に結構なことだが，これをもって，ヒポクラテスやガレノスからの人びとの知識の品位を汚す権利があるだろうか？　当時の医療は，現代の医療がわれわれに効果的なのと同じように彼らに効いたのである。医療に対する期待が異なることを認めなくてはならない。まだ，技術と科学は治療者と患者の関係に押し入ることはなく，人間と人間の間，人間レベルでの相互作用では限界があり，人間の間違いも許されただろう。

医師は五感で「摂取と流出」を計ることしかできなかった。そのため，発汗，排尿，月経，排便，食欲，熱，そして脈拍は，病気と治療の療法を決める手がかりであった。事実，1800年より以前の2000年間，治療学に大きな変化はなく，患者の家族は一般的にこれらの手がかりの重要性に同意していた。温度を上げたり下げたりすること，排便をさせたり止めたりすること，瀉血，ヒルの応用は体液を適切に調整する療法であることに大きな疑問はあっただろうか？　時々は，厳しい療法を用いることが必要だった。それは，研究家によれば，全関係者――患者，医師，家族――にとって，療法の効果を見ることが必要であったからである。血液が薄まっていくというのは間違いではないかもしれない。それは，最終的に，自分の目でそこに見ることができたのだ。医師が熱心に堂々とバランスを回復させる試みを行い，その結果，健康になったということを知ることは全員にとって必須である。病気が特異的ではなかったので療法は特異的ではなかった。事実，「特異的な病気の特異的な薬という主張を，標準医はいかさま治療のしるしと考えていた」のである。

科学に基づく現代療法の多くを時間をかけて厳しく吟味したら，今から500年前の人びとがわれわれの「進歩した」薬をどのように考えるかということに，賭けをするのは良い思いつきではないかもしれない。化学療法を受けている最愛の人の最期の時までじっとしていられる人は，失敗した療法を「治療」と呼び，その治療を行う医師とそれを発見した科学者に感謝する哲学的体系を信奉しているに違いない。同じことは医学が科学化する以前に治療を受けた人びとにもあてはまる。

ベッドサイドの医学の時代に，「身体のどの部分も他のどこかの部分と，必然的に相互に関係している。乱れた精神は胃を駄目にし，消化不良の胃は精神を動揺させることもある。局所的な障害は血液中の栄養バランスが悪いことによって現れ，全身の病気は電撃的に発症する局所の障害によるかもしれない。経験的観察は特定の病気の存在に向きがちであり，医師は彼らが慣れ親しんだ療法を維持しようとしていた。医師の強力な武器は，分泌物の調整技術であった。血液を抜くこと，発汗，排尿，排便させることは，通常の均衡を体に取り戻させるのに役立つことを示していた」。正常な状況下の体は常にこの均衡を「げっぷや摂取と吸入によって」再調整していることが誰にでもわかる。そのため，療法の効力は，目に見える結果で計ることができのである。医師の役割は，どのように良く均衡の再調整を行うかを決めることであり，下剤や吐剤，アヘンが効かなかった場合，神の究極の力が存在することを示すことであった。子供の死を甘受することになった19世紀半ばの敬虔なアメリカ人医師の言葉がある。

> ティーテーブルにぶつかるまでは，子供は完全に健康に見えた。ゆっくりではあったが，治療は良く効いた。しかし，死を避けるほどの威力はなかった。神の命令に従わないことはできない。人間は死を免れることはできないし，治療は命を救うために，時折，迅速に，そして，適切に効いていた。しかし，しばしば納得が行かないような事態となった！「私の心臓を賢者に捧げるまでの日数の数え方を教えてくれ！」

全ての実質的な目的のために，ガレノスと18世紀のロンドンとパリの紳士的医師たちは，事実上，同じ方法で患者を扱った。科学の思想と長い期間の医師たちの学理上の論争は現実の人びとが犠牲となった病気の量，または，治療者たちがその病気を扱った方法のどちらにも，(もしあったとしても）ほとんど影響を与えなかった。ベッドサイドの医学の時代は事実上終わりを迎えたが，それは啓蒙運動とフランス革命によるもので，18世紀末のことであった。

第3章
変化の種

われわれは科学と技術を世俗的な信仰のレベルまで引き上げた世紀に生きており，直観は，この信仰の種は歴史の中に容易に見ることができると告げている。しかし，これまで見てきたように，2000年以上にわたって，人間に関することで最も根源的なもの——健康と身体的に良い状態——においては，ほとんど変化はなかった。変化が起きた時に，それをもたらしたのは，しばしば，思いもよらないことであった。

私のように科学でトレーニングを受けた人間の直観に反して，フランス革命はどの科学的発見よりも医療の変化に大きな役割を果たした。すべての科学者と同じく，私は科学が「価値にとらわれない」ものであり，それが社会に変化を起こすのだと教えられてきた。科学的真実として体内の血液循環という説を受け入れても，患者の扱い方は変わらなかったということをわれわれは見てきた。事実，体液が身体の固い部分に到達する方法が存在しなくてはならないという「直感的真実」を，「科学的真実」は裏打ちしただけであった。科学という新しい哲学の時代には，医師が瀉血に対する科学的根拠を必要であるなら，それが手に入ったのである！医師と患者が社会的に同等であるために，実質上の療法は同じであり，そして，血液が循環するという事実は，彼らの療法の概念を変えることは全くなかった。なぜならば，医師はこの新しい事実が新しい療法につながると考えたとしても，患者たちをモルモットにすることで，金を支払ってくれる客との関係や，社会的に対等な立場を敢えて危うくしたくなかったのである。この関係を変えるには科学という新しい概念以上のものが必要であった。

啓蒙運動，革命，そして「病院医療」

フランス人は18世紀を啓蒙時代，「光の世紀」と呼ぶ。それは，人間の理性と知性が知識と進歩への道を照らすという思想が開花したからである。ドイツの形而上学者インマヌエル・カントは，1785年に「啓発された時代」に生きていると信じているかどうかを尋ねられた。彼は「いや，啓蒙している時代に生きている」と答え，この言葉によってこの時代は知られるようになった。実際のところ，啓蒙運動を形成した思想家は，世俗主義と，その時代にもっとも浸透していた仮説にさえ疑問を抱く自由の主張という2点でのみ一致している特権者たちのゆるい連合にすぎなかった。科学という100年前に到来した新しい哲学は，新しい世界の捉え方を切り開き，大昔から受け継がれていて一般に容認された知識に頼らず，考えをテストすることを主張した。そして，啓蒙運動の活動家の中には数人の科学者しかいなかったが，彼らは，純粋科学から社会に関するあらゆる事について探求し，テストを行いたいという欲求によって動かされていた。彼らにとって，社会秩序は物理学的秩序と同様に新しい哲学を用いて検討するのにふさわしい対象であった。彼らは自分たちをフィロゾフ（啓蒙哲学者）と呼んだ。英語での同義語はないので「哲学者」としか表現することができないが，彼らは本当に自らを「啓蒙者」と考えていた。

そのフィロゾフは，容認されていた先入観や慣例，そして，権威を踏みつけた。「全てのものは，例外なく，躊躇なしに，大改革されねばならない」とディドロは言った。彼は，1751年から1772年に出版された『百科全書』の編集責任者であった。教会や国によって認められた知識を受け入れるよりも，むしろ結論を出すために用いる情報を探求し記録することを確立したことは，後に啓蒙運動の大きな遺産となった。17世紀からの科学という新しい哲学を踏まえた上で，18世紀のフィロゾフは真の知識と人間の進歩の基礎として経験と実験を据えた。

啓蒙運動の社会計画には固定概念はなく，全てを理解することによって人びとは自らの環境を変えることができるという信念に基づいており，それは，画期的な『百科全書』において頂点を極めた。知識を収集し，説明するという目的は，「われわれの後続者へ継承し，そして，過去数世紀の努力がこの先の数世紀の間失われないようにする」ことであった。ここに初めて，罪から純潔までの教育や従うべき人生における報いのような，この世の人生の行路についてのキリスト教黙示録的な見方とは別の社会進歩という考えが，西洋において有力な人びとに支配力を持ったのである。巡礼者の進歩がフィロゾフのものより直接的であったとしても，フィロゾフは困難な世俗的な道が可能であるということを示そうとしていた。彼らは常に人間の精神の能力以外については全てのことに疑問をもっていたので，空想的な進歩は期待しなかった。――バランスとトレードオフ，すなわち，『百科全書』の共同編者であるダランベールが「人間の状態の悲惨」と呼ぶ補償作用の法則があるのだろう。ヴォルテールは人生を「難破」，世界を「つまらない土の塊」，歴史を「憂鬱な物語」と呼んだが，一方で，哲学の確かな勝利から根源的で利益をもたらす大勝利を予言した！

われわれは啓蒙運動をフランス的現象だと考えがちである。なぜならば，1789年のフランス革命とフィロゾフが関係していたからであるが，実は，その運動はヨーロッパ的現象だったのである。科学，社会，そして，患者の世界観や医師の医療における変化の相互作用についてのストーリーのために，パリに焦点を絞っていこう。そこでは，医学における大きな改革が起こり，18世紀後半にはフィロゾフの多くが医師となった。啓蒙運動がフランス革命の原因であるとするのは，もちろん，あまりに単純化しているが，「旧体制へのイデオロギー的忠誠が，確実に，かつ，ほとんど全面的に腐食してしまった状況を作り出すことを確実に助長した」。旧かったのは，政治体制だけでなく社会体制や医療体制も同じであった。革命に続く恐怖時代の多くの人が啓蒙運動の影を見たが，ここで見ていくように，それは革命後のフランスに起きた医療における革命の中にも見られ，4半世紀後，再び，英国の衛生における革命にも見られた。どちらも健康に根源的な影響を与える変化であった。記憶しておく点は，どのように健康と病気に枠組みを与えるかということや医学に期待するものを改変する根源的な変化は，社会における変化がもたらしたということである。その後に，医学は科学的になったのであった。19世紀初頭，社会発展は，われわれが自動的に科学的医学と結びつけてしまう医療における変化であり，一般的な健康改善を進めるエンジンであった。フランス革命の目的の一つは医療ケアを全ての市民に与えることであり，それは，病院が社会から追放された者の収容所から一般人が治療を受けることができる場所に変わらなければならないということだった。歴史家はフランス革命を「病院の医学」と呼ばれるものの始まりと見る。それは，「ベッドサイドの医学」に取って代わる医療の形であった。

病院は人類の文明の中で長い歴史を持っており，時代を通して人びととその病気をどのように見るかということについて多くを語る。例えば，医術の神アスクレピオスの聖地であり，ガレノスの出生地であるペルガモンに存在した紀元前5世紀の病院に相当するものの設計図は現存している。それにより，学者は，その時，その場所での，病人の扱われ方について多くを推理することができた。主な特徴は，細長い部屋で，長い壁のうちの一つは太陽を向いて開いており，柱の間から患者が神殿を見られるようになっていた。この主「処置室」は担当の神官が患者の夢を治療的養生法に変える場所であった。実際に，生贄を捧げる儀式，べッドでの休養，水浴び，運動，そして，おそらく患者の食事に関する処置も行われたが，ここは主として神の治療の言葉を患者の夢によって解釈する場所であった。もし，病気が重過ぎて自分でそこへ行かれない患者は，自分のために自分の夢を見てくれる代理人を送ることができた。

ローマ人は，病気や傷ついた兵士のための病院を帝国中に建てた。それらの病院の部屋には中庭があって光が多く，風通しが良く，配管も整っており，驚くほどプライバシーが守られていて，裕福なローマ人でさえ持っていないような日用品が揃っていた。この待遇は，兵士がローマ（ガレノスの最初の職は剣闘士のための医師であったことを思い出そう。剣闘士も大切な財産であった）にとって貴重であったことを示している。これらの施設において，どんな種類の治療が与えられていたのかは本当には分かっていないが，当時認められていたヒポクラテスとガレノスの医学に何らかの宗教が混ざったものであったと想像できる。

「病院」という言葉は，ラテン語のhospesに由来し，それは「客」とか「主人」を意味し，われわれの知る病院は聖書，特にキリスト教の「慈悲行為」に端を発する。すなわち，「あなたがたは，わたしが飢えていたときに食べさせ，渇いていたときに飲ませ，旅をしていたときに宿を貸し，裸のときに着せ，病気のときに見舞い，牢屋にいたときに訪ねてくれたからである」（マタイ伝25：35-36）。初期のキリスト教病院はこれらの慈善行為を行うことができる場所であり，あらゆる種類の社会救済が，老人，弱者，死にかけている人，病人，負傷者，盲人，肢体不自由者，精神異常者に対して行われていた。孤児，貧困者，放浪者，巡礼者は同じ建物で待遇され，悲惨な人ほど手厚く慈善が施された。初期の病院の多くは巡礼者の通る道に沿って建てられた。巡礼者は，当然，ほとんど病気で懺悔の形として長い旅を続けていおり，粗末な懺悔服を着て，時折，靴に小石を入れて見知らぬ土地を抜けて原始の道を旅し，新しい病気を運んでいた。

中世を通して，修道院は診療所の役割を果たし，治療の中心となっていた。そして，その庭は薬草の源となり，修道士は医学知識とケアの重要な供給源となっていた。間もなく人口増加と都市化が進み，病院は都市の世俗的な世界へと移ったが，それでも，そこは様々な哀れな人びとに場所を与えていた。貧しく哀れな人の魂を救済することは，その肉体を治療することより重要であることが多く，宗教の場所としての特徴を保っていたが，一方で，感染症の温床となり，死の落とし穴となり始めた。

しかしながら，われわれが現在の病院について知っている特徴がゆっくりと現れ出した。例えば，18世紀の英国において，ますます多くの病院が国によって運営されるようになり，「援助に値する貧困者」，つまり，労働者階級の人びとで上流階級から善良な人柄と経済的苦境を証明する手紙をもらうことができた者を保護した。ほとんどは若者で，生命を脅かすほどではない病気に罹っていた。彼らにとって，病院に入ることは，汚れた衣類，みすぼらしい住居，不十分な食事という自分の家での生活から離れられる有り難い救済であった。フランスのパリ病院の伝統は中世の病人と見捨てられた人が収容された中世の施設に始まったが，そこでは不治の病人や性病者は排除された。革命時（1794年）のフランスの病院の状況はひどいものであった。

> オテル・ディユ（パリ病院）の基本方針（スペース不足からきた方針）は，一つの部屋にできるだけ多数のベッドを入れ，一つのベッドに4人ないしは5人，6人を寝かすことである。われわれはそこで，生きている人にまじって死んだ人がいるのを見たことがある。われわれは，部屋が非常に狭いために空気はよどんで動かないし，光はほとんど入らず，湿っているのを見た。回復期の人が病人や死にかけの人あるいは死人と一緒にいるのを見たし，新鮮な空気が欲しい時彼らが夏でも冬でも，はだしで橋の所まで行かされているのを見た。
>
> 館野之男訳『パリ病院：1794-1848』より

パリ病院の状況は読むにも恐ろしいものであったが，ここから，フランス革命直前のヨーロッパの生活が悲惨であったことが分かる。普通の人の生活はそれまでと同様に惨めなものだった。革命について本を読むと，ロベスピエール，マラー，サドについて書かれており，小説からしか普通の人びとの苦労についての洞察を得ることができない。革命を真に起こしたわけではない啓蒙運動のフィロゾフが進歩について大げさなことを書き連ねている時に，パリ病院のこれらの哀れな人びとについて考えられることはなかっただろう。しかし，恐怖時代の後，最終的に，革命の主人公である普通の人びとは，少なくともヘルスケアと病院についての発言権を持つことになった。

1776年の英国植民地における革命や1794年のフランス革命は，普通の人にとって，国と自分たちとの関係の捉え方における変化の前兆となった。しかし，その変化は血をともなった。「パリの一角ではバラの土手が芳香を放っている。一方，他の外れでは，水溜りに血が流れていた」。1794年，革命広場から移動されていたサン・アントワーヌ通りの断頭台は多忙であり，そこでは，6月の暑さで腐った死体の「悪臭」について地域住民から苦情が出ていた。7月28日，圧制者ロベスピエールは，「サンソンによって厚板へ押し付けられ，彼のコートは血で塗られ，ナンキン木綿のズボンの腿を汚した。断頭台の刃を滑らかに落とすために，執行者は顎を抑えていた（前夜，自殺に失敗した）紙包帯を解いた。動物のような苦痛の叫びが消えると，落ちる刃によって静寂が戻った」。

恐怖時代は終わったが，それを導いた熱気の中で，特権と圧制の憎むべき砦をすべて廃止するという計画の一部として，国民公会はすべての法人と団体を廃止した。これには医師団体と病院も含まれていた！テルミドールの大混乱へと社会を動かしていった社会的変化の一つは，万人へのヘルスケアという要求であり，これは悪い時代には起こらなかった行動であった。流血の暴徒と化した普通の人びとは，医療の貧困者への分配のされ方を変えることを求めた。もはや市立病院のような恐ろしい部屋を我慢できなくなっていただろう。しかし，彼らは何かを望んでいたが，それは漠然としていた。体制は覆され，明らかに，再建されなければならなかった。再建の過程において，ヘルスケア供給システムも医師訓練のシステムも改正され，その変化は，どのように医療が実施されるのかというところまで影響を及ぼしていた。

パリの病院に起きた最初の重大な変化は，一つのベッドに一人の患者しか寝かさないことであった。もちろん，これは，既存の空間に小さいベッドをたくさん入れるということを意味するが，しかし，健康と福祉の便益が貧困者へも及ぶようになったという社会的変化の始まりであった。この賞賛すべき目的が，医師と患者の関係を変える上では，あまり明確な影響を与えなかったことも興味深い。これまで見てきたように，医師と患者は同じような社会階級であり，医学知識は秘密のものではなかったので，裕福な人びとは自分の治療に積極的に参加していた。これが本当のパトロン制度であり，医師ではなく患者が医療の施される状態を決定していたのである。新しい計画の下では，病院で治療を受けるのは社会から見捨てられた人や社会の無用者ではなく，働く普通の人びとに対して国が医療サービスを提供するようになったということである。この新しい病院医療システムでは患者がパトロンとなることはなかった。

不幸なことに病院の状況はほんのわずか改善されただけで，1836年になっても，フローレンス・ナイチンゲールが病人を害さないようにするための最低限の条件さえ病院は満たしていないと訴えた。新しい病院の患者は，医師の支援者であったような裕福な人びとと同じような生活環境に慣れていなかった。これらの普通の人びとは，彼らが詰め込められた病院と同じく混みあった，悪臭のする自宅からやって来ていた。彼らは，他人が排尿，排便，性交するのを見るのに慣れていて，われわれが適切な衛生状況と考えるものを求めることには無縁だった。それは19世紀初めまでほとんどの社会で同様であった。貧困者は病院で医師に治療されるようになったが，1843年のパリの病院を観察した英国人によれば，患者は自分達の社会的地位を忘れることは許されていなかった。「常に，従順で丁寧に行動するように求められた。彼らは病院を，躊躇なく（医師の）アドバイスに服従し，医療職員の指示を待たなくてはいけない場所であると認識していた。少しでも何か問題があったら，すぐに退院させられた」のであった。

革命によってもたらされた2番目に重大な変化は医師トレーニングに生じた。第3月14日（1794日12月4日）の法において，3つの健康（医学ではない）「学校」（学部ではない）が設立された。学生と学部教授陣のようなものは公開試験によって選抜され，学生は都市部だけでなくフランス全土から集まり，そのため，医師はフランス社会をうまく代表する断面となった。いや本当に重大な変化は，医師と外科医――初めは「貧乏人の医師」であった――の訓練が一つにされたことであった。小さな理論上での大学改革のように見えるが，そうではなかった。外科医は低い社会的地位（しばしば医師よりも多く稼いでいたにせよ）であり，それまで，職業的に共通なところを殆ど持っていない人びとである。彼らは医師たちと同等の関係であるという名声を得たいと願っていた。外科医は，せいぜい，おでき，膿瘍，対応できる腫瘍のような身体の局所的な障害を扱っていた。医師は社会的名声が高かったが，カネになるのなら，名声の低い外科医と組み，仕事の一部を喜んで受け持った。外科医が行っていたことは，医師にとっては専門的にかけ離れたことであった。なぜならば，医師は病気を全身的な現象として扱っていたからである。すなわち体液は全身を巡り，医師の仕事はそのバランスを回復することであった。社会の革命は両者を一緒にしてしまった。この些細に思われる変化は，外科的病理学，すなわち患者の症状と解剖の際の組織病変の相互関係が隆盛するためには決定的なものであった。パリの病院は，多くの患者の症状が多くの医師によって診られ，病気を生じさせている身体的病変が死後に調べられる，最初の場所となった。新しい人体「地図」が現われ，それは医師にも外科医にも理解できるものであった。

この状況こそが，医学が科学的となることを可能にした。これまで，身体における体液と固体部分の役割についての解剖学者による議論はどれも実用的な重要

JCLS 88002-471

性をもたなかった。なぜなら，パトロン制度は患者の受ける治療に対して基本的に拒否権を与えていたからである。さらに，一人の医師はほんの数人の患者しか診なかったので，彼の診断や治療と診ている患者の身体的病変を相関させることができなかった。今や，病院は従順な患者で満たされ，医師と外科医は「病気の全体図」という考えで結びつきはじめ，その間，科学の価値に対するほとんど宗教的なまでの信仰は広まっていったのである。

その過程に起きた悪いことは，普通の人が病気を患っている患者ではなく病気を持った対象となったことである。パリの科学志向の医師のグループは，多くの患者が一つの場所で治療を受けていることを利用して，病院の患者の症状と死後解剖の結果を系統的に記録し始めた。裕福な自己負担の患者は観察されてきた。しかし，貧しい病院患者は，生前も死後も調べられた。そして，対象（「病人」のこと）はモノとなった。ベッドサイド医学では，患者は個々の症状を持った個人であった。新しい病院の医学では，患者は，あれこれの傾向の症状をもった多くの中の一人，病気の一例にすぎなかった。

臨終と解剖台の近さ（そして，病院内の死亡率の高さを思い出そう）は，生きている患者の症状と死後の組織病変をより接近させた。19世紀，統計は大流行し，即座に用いられ，国も援助した。パリの病院では，病院内で死亡した人をきちんと埋葬することは管理委員会が担当していたが，24時間以内に，その遺体と国が埋葬に対して支払う60フランを親類縁者が要求しなかった場合，死体は行政のものとなり，すぐに，解剖室へ運ばれた。1840年になるまで，医師たちは自分の患者について解剖を行う権利があり，同じ人が，症状と病変の相関をきちんと見ることができた。

この社会的変化は一体どんな影響を医療に与えたのだろう？身体の固体部分は死後解剖され，病変は生前の症状や治療と関連づけられたが，現実には，治療法や成果はほとんど変わっていなかった。病気は，まだ，体液のアンバランスと考えられていた。アンバランスが肝臓，肺，腎臓に変化をもたらしたかもしれないが，治療の戦略は体液バランスの回復であった。1833年，もう「病院の医学」には入っていたが，瀉血のために4000万匹以上のヒルがフランスに輸入され，乳児死亡率はほとんど変わらず，平均的な医療従事者の状態は大きくは改善されていなかった。医療ケア提供体制の組織や医療専門家の職業組織は変わったが，病人の治療法はほとんど変わらなかった。そして，やはり，死はいつも存在した。

これから見ていくように，人びとの生命に本当に影響を与える変化は，科学の成長，医学の専門職化，病院医療の成長からではなかった。本当の変化は産業化と住宅，食事，そして何よりも衛生の改善に起きた社会的変化によってもたらされたのだった。

エドウィン・チャドウィックと衛生運動

フランス革命と恐怖時代は，フランスの特徴と社会構造を永遠に変えてしまった。英国の特徴と社会構造は，およそ17世紀半ばから19世紀半ばまで続いた産業革命の間に完全に変化した。工場製品が生産手段として，伝統的な手仕事に取って代わった。水と蒸気が人力に取って代わり，結果として，世界史上，生産における人間の労働の役割にもっとも大きな変化をもたらした。100年少しの間に，英国は農耕社会から都市的産業社会となった。それは，都市の工場が労働力を引きつけたからである。英国の人口は，1680年から1830年の間（歴史家が長い18世紀と呼ぶ期間）に，490万人から1330万人へと2倍以上になった。この人口増加は乳児死亡の低下や寿命の伸びによるものではなく，驚くことに，出生力，すなわち，一人の母親が生む子供の数の増加であった。平均死亡年齢は32.4歳から38.7歳に延びただけで，歴史家と人口学者は出生率の上昇原因について未だに合意に達していない。ある学者にエイブラブ（Abelove）と名付けられた魅力的な理論は，産業化の間に起きた労働生産性における変化が，性交渉における生産性に変化をもたらした，というものであった。社会が仕事における生産と効率（仕事時間あたりの生産量）に適合すると，性交渉も子供の生産（性交渉回数あたりの子供数）に適応するようになるというものであった。この考えは興味をそそるが，全世界の人口が同時に増加し始めたことの説明にはなっていない。

人びとが都市に引きつけられて生じた人口増加と都市の過密化の組み合わせは感染症の蔓延に好都合であった。地方は常に都市よりも健康的であったことは周知であり，大きな人口増加は英国の地方にあったことは驚くことではない。そして，その増加した人口の多くが都市へ行って死亡したのであった。「かくも汚い環境の中で密集していたので，居住者はだれも日々の生活で感染症に暴露することを避けられなかった。全歴史を通じて，時おり都市の人口が地方から補填されるのは不思議ではなく，自分たちの再生産によって人口を保てた都市はほとんどなかった。人口密度が低いために健康的だった地方から野心家を絶え間なく流入させるほど，群居性の生活は十分に魅力的であった」。1851年，英国の人口の半分は都市にいたが，その都市生活は想像を絶する地獄のような状態だった。

労働貧困者の健康は経済問題であるとともに社会問題であるという認識が英国内に広まりつつあった。啓蒙運動の遺産として，ヴィクトリア時代の英国の上流階級のメンバーが社会改革に携わっていた。それは，万人の社会的平等を信じていたからではなく，社会的地位のおかげで生まれが良い者は，社会制度を変えて，貧しい者の生活を向上させる義務があると信じていたからであった。社会の平等が社会の目標であるという思想は，裕福な者であれ貧しい者であれ大多数の人びとには想像できないものであった。急激に産業化している都市では，貧困者の工場労働の必要性が高まっていたので，その問題はより緊急なものとなった。ある社会改革グループが，労働者階級の驚くほど高い死亡率を下げる手段として，貧しい人びとの衛生環境を変えることに関心を寄せた。平均寿命は，紳士階級で43歳，商人で30歳，労働者でたった22歳（この数字は1340年ではなく1840年のものである！）であり，これは，階級の上の人びとは下の人びとより遺伝的に健康である——彼らにとっては矛盾しない考えであった——か，社会環境のために紳士階級が労働貧困者の2倍長く生きるようになっていることを示している。その改革グループの人びとは，啓蒙思想家のジェレミー・ベンサムとロバート・マルサスの知的影響を受けており，貧困者が若くして死亡するのは暮らしている環境——汚い家，汚い通り，汚い地区——によるもので，汚さを取り除けば病気はなくなるだろうと推断した。それは，「死亡は社会的病気である」，したがって，予防可能であるという考えであり，これが，衛生運動と呼ばれるようになるものの根本原理であった。

現在のわれわれから見ると，ヴィクトリア時代の英国社会の人々はだれも，非衛生的環境に生きていた。19世紀の半ばには，建築の事典や手引き書には換気についての言及はなく，ベルグレーヴィアの大邸宅は壊れた配水管から発散物とともに悪臭を放っていた。おそらく，中流階級住宅地の一区画全体で風呂がある家は1軒もなかっただろう。汚水処理については，われわれは汚物を水で流すことを考えるが，圧のかかった水が常に確保されていることはまだなかった。下水溝は排泄物が田舎で肥料として使われるために収集して運搬されるまで貯めておくだけの場所であった。バッキンガム宮殿の下水溝はすさまじく，政府は報告書を敢えて発表しないようにした。しかし，「中流，上流階級が申し分なく不潔な所に住んでいるなら，下層階級は，自分たちの排泄物で囲まれ，毒される危険にさらされていたと考えられる」。

ロンドンなど産業化した街では，たいてい一部屋が労働者の家族全体の唯一の生活の場であった。それは「彼らの寝室であり，台所であり，洗濯場であり，居間であり，食堂であった。また，屋外での仕事に就いていない場合は，仕事場であり，店であることもあった。この一部屋で，他の同居人がいる中で生まれ，暮らし，眠り，死んでいった」。衛生運動の信奉者は衛生改善家と呼ばれたが，彼らはどのようにして，排泄物が病気をもたらすと考えるようになったのだろうか。寄生微生物は1840年でさえ未知であったことを思い出して欲しい。われわれの考えに近い伝染という考えは，歴史の中で，ときおり姿を現したが，一般の感覚に反していたので普通の人は受け入れなかった。大部分の人は汚物と病気の相関を常識とし，この相関を因果関係と同値と考えていた。もちろん，病気は体液のアンバランスであり，そのため，体液をアンバランスにするものこそが原因であった。衛生改善家は病気の再構成をするのでなく，人びとが2000年以上にわたって保持した枠組みの中で病気を予防しようとしたのだった。

衛生改善家は，病気は空気中にある，よく分からない「何か」によって起きるという仮定のもとで活動した。この「何か」は，淀んだ下水，墓所，または，屠畜場のような場所の動植物性物質の腐敗ガスと反応する可能性があり，そのため，適当な「伝染性の感化力」があれば，腸チフスやコレラが発生する可能性があった。汚物と病気の関連についての彼らの信念は，1858年の大悪臭（Great Stink）に直面してさえ，損なわれずにいた。その年，テムズ川を汚した悪臭はあまりにひどく，王立裁判所は閉鎖しなければならなかった。衛生改善家はこれらの「悪臭を放つ蒸気」は前代未聞の病気の大発生をもたらすだろうと予言した。しかし，その年はいつもよりも少ない数の人が倒れただけであったが，基本となっている仮説に疑問を持つ人はほとんどいなかった。

どのように啓蒙運動がヴィクトリア時代の英国の貧困者を理解し，扱ったかということ，そして，いかに，この思想によって衛生改善家が優勢になったかということを見るのに最も良い方法は，エドウィン・チャドウィックという人物を通して見ることである。英国衛生運動の主たる人物で，かつ，指導力であるチャドウィックは，英国啓蒙思想家の最後の人物の一人と考えられており，われわれが良いとも悪いとも考えるようになる啓蒙思想家の特性をすべて体現している人物であった。エドウィン・チャドウィックは人に好かれる人間ではなかった。彼の伝記を書いたR.A.ルイスは，彼は単にうんざりするような人間ではなく，「種が繁栄している時代のうんざりする人の中の真に傑出した見本」と表現した。1831

年，啓蒙政治哲学者のジェレミー・ベンサムの秘書となり，その人生を通して，ベンサムとベンサム哲学に関わっていた。この政治哲学は，国には個人の利益を確保する「無限の伸展」力があり，そして，個人の幸福を最大にしながら，最大多数の人の幸福を増進しなければならないというものであった。

ベンサムの最後の偉大な仕事であった『憲法典』に，チャドウィックや衛生改善家が従うことになる行動の基盤が築かれていた。「工場労働をする子供と鉄道労働者を保護する。有能貧民に法的最低限の救済を，病人，孤児，老人に施設ケアを与える。水の供給と死体の埋葬を公的規制下におくこと。教会区，腐敗した自治区，縁者びいきやひいきを行う中央官庁を浄化すること。現行の制度を壊し，改良し，功利の原理が指し示すような制度・・・新しい，保健省，教育省，司法省，貧困救済省，内務省をつくる」という国に対する指針であった。ベンサムの門人として，チャドウィックはこれら全てを疲れ知らずに遂行した。けれども，その働きの中で，彼は英国において最も嫌われる人間の一人となった。それは，貧困者の生活レベルを上げる際に，彼が行った全ての良い事にもかかわらず，そのために取ったやり方がいつも思い出されるからである。「貧困者」たちは若干ましになったが，それでも，「貧困者」であった。憎たらしい新救貧法のために，今なお，エドウィン・チャドウィックは多大な責任を負わされている。

現代の基準からすれば，19 世紀の英国社会の多くが貧しかった。非常に明確な階級が存在する社会においては富の格差は非常に大きく，平均的な労働者や熟練工は経済の動向に左右され，苦しい時には，子供や友人の収入や土地の商人からの信用貸しに頼らなくてはならなかった。上流階級は，労働者階級の「怠惰と放蕩」の影響を非常に恐れながらも，この状況を正しく適切なものと感じていた。それは，労働貧困者を働く気にさせるからである。エリザベス朝時代（1533 – 1603 年）から，英国社会は手の込んだ救貧制度を設立し，救貧法の枠組みで貧困者を管理した。これらの法の目的は，誰も飢えたりホームレスでないようにすることであり，各教会区は援助を提供する責任があり，貧困者や孤児，自活できない者のために働くことさえあった。しかしながら，長い間に，これらの法の運用は複雑になり，多くの人がエリザベス朝の救貧法は解決策というよりは問題となっていると感じていた。19 世紀初め，貧困者は，救済に費やす費用よりも急速に増大しつづけた。その問題が実際にどんなにひどいものであったかは知る由もない。それは，当時，両方の側が誇張していたかったからだが，法改正に対する新興中流階級からの強い運動が起こったことに疑う余地はない。1832 年には，この方向での重大な一歩が踏み出され，救貧法改定のために王立委員会が発足した。

救貧諮問委員会の設立は，ジェレミー・ベンサムの政治哲学の最初の偉大な公的勝利と考えることができるだろう。既に，ベンサムのあらゆる方面における政治規制の考えを一瞥したが，ここで，ベンサムと同世代の人，ロバート・マルサスにも触れておかねばならない。それは，この二人の考えが委員会の仕事の核心部分であったからである。マルサスは啓蒙政治経済学者であり，人口成長は全ての人に最大の幸福を与えるために政府が管理しなくてはならない要因であると推断し，貧困者に対する救済を保証することに反対していた。もし，貧困が取り除かれる，もしくは，緩和されたら，貧困層の人口が増加するだろう。なぜならば，彼らは先を考えない結婚をし，扶養することを考えずに子供をもち，その結果，より多くの救済が必要となり，そして，もっと多くの子供が生まれ，等々，だからである。さらに，国のますますの産業化が労働力の需要を生む。救済を与えることによって，貧困者は新しい工場での仕事探しをする意欲がなくなる。

貧困者以外のすべての人びとは，救貧法の徹底的な改定が必要であるということに賛同しているようだった。そして，有名なベンサムの門人のエドウィン・チャドウィックはまず委員会の補佐に任命され，その後，委員になった。すぐに，最も影響力があり，目立つ，恐れられるメンバーになった。彼は，有能貧民に対する救済を完全に廃止することは，政治的に不可能であることを知っていた。解決策は救済の選択が働くことの選択より悪いものにすることであった。この考えを行動に移すために，「劣等処遇の原則」と呼ばれるプランを考案した。劣等処遇の原則下で与えられる救済は，その人が「最下階級の自立した労働者」以上の生活をすることが許されてはいけなかった。そのため，たとえ貧しい労働者の生活が恐ろしくひどいものであっても，救済を受けている人は，必然的に，もっと悪い生活をしなくてはならなかった。

しかし，どのように，これらの原則が実行されたのだろうか？　国家管轄の感化院で提供される以外の有能貧民やその家族への救済は非合法であるという無茶な方法であった。救貧法の下で行われてきたような有能貧民を助ける地域の教会区の代わりに，いまや，仕事を見つけるか，労役場へ行くしかなくなったのである。労役場は，チャールズ・ディケンズの小説で世界中に知られた，英国ヴィクトリア朝の恐怖と労働者階級の象徴となった場所である。衛生改革で多くの偉業を成したにもかかわらず，エドウィン・チャドウィックの名前がいつも結び付けられるのは，この労役場であった。

もし，労役場の環境が非常に悪く，貧困者にとって最後の唯一の頼みであったなら，もう一方の「自立した最下階級の労働者」の状況はどうであったのだろうか？　計画的なのか，そうでないのか，以前の救貧法の枠から外された貧困者は，いまや，産業都市のどこかにある工場で仕事を見つけなければならなくなった。産業化の本質である「進歩」のために，労働力源は常に必要であった。産業都市の人口は既に増加し始めていて，新しい労働者の流入は密集状態をさらに増すだけであった。マンチェスターは産業革命の悪い部分を象徴した都市となり，「数百もの5，6階建ての工場があり，どの工場にも煙突が高くそびえていて，石炭の黒煙を吐き出しているのが見られる」都市であった。産業都市の成長とともに動力の形に変化が起こり，これらの新産業都市において病気がうち続き，産業化は社会組織に新石器時代と同じくらい根源的な変化をもたらした。

政府と産業資本家にとって，労働者は産業過程において重要な必需品であり，ちょうど工場の機械が常に稼動させられているように，いつも働いていなければならなかった。しかしながら，労働者が平均22歳で死ぬのならば，この商品は効率よく用いられていないことになる。1838年，チャドウィックの下の救貧諮問委員会は，3人の医療視察官がロンドンの病気について調査を行うために雇用されたことを内務大臣に報告した。そのうち2人は，チャドウィックのようにベンサムの門人であった。1840年，市街地の健康についてのこの特別委員会は，「多くの同胞のための人道と公正の要求として，また，貧困者の福祉と同様に富裕者の財産の保護と安全のために必要な要求として，緊急に対策が必要である」と報告した。1843年，ロバート・ピール男爵は全国土の健康状態を調査するための王立委員会に任命された。チャドウィックは自分がその委員会の委員でないことに落胆したが，すぐにその事業を引き受け，指揮を取った。彼の衛生同盟者と大きな政治能力によって，下水，水，住居，仕事場，それ以外の汚物が存在するあらゆる場所についての厳しい政策を提案するように，王立委員会を導いた。貧困者の生活環境，とくに，至るところにある汚物が貧困者を病気にさせ短命にしていることは衛生改善家にとって疑う余地がなく，それは，労働することが貧しい者の運命であり，彼らを生かし働きつづけるようにすることが「裕福な人」の責任であることと全く同じであった。衛生改善の制度によって，病気の原因や早死はなくなり，貧困者は工場で働きつづけることができ，購入できる人びとのために物を生産しつづけ，その結果，所有者や投資家に利益を与えることができるようになった。

もちろん政治的戦いは，これらの考えが道理にかなうと議会に納得させることであった。善意の人でさえ，衛生への大きな投資が本当に労働者の健康状態を向上させるのかという当然な疑問を抱いた。1845年，王立委員会は法律制定のための多くの提言を盛り込んだ2つの大きな報告書を議会に提出した。議会の議員たちは，書かれていた事実にショックを受けたが，費用の面でその計画に抵抗を示した。しかしながら，議会の審議において数回の挫折があった後，公衆衛生法が1848年に通過した。それは，チャドウィックが望んでいたような法案ではなかったが（その一つとして，彼はその条項の執行について個人的な支配権は持っていなかった），それでも最初の公衆衛生法であった。それにより，衛生のどんな側面でも改善を始めようとする都市には，衛生行政機関を導入することができる中央保健部を設置できるようになった。そして，その中央部局は支部にアドバイスを与え，実際に衛生改善が行われるように支部を補助するように他の中央行政機能を遂行した。これは過激なベンサム哲学ではなかったが，重要な折衷案であり，生活状況を変え始めるものであった。

具体的にはどんななことができるようになったのだろうか？　排水溝を取り付けること，水道設備を買ってでも水の供給を確保すること，下水の改造を進めること，道路を舗装すること，汚物処理の規則を作ること，公共のレクリエーション場所を提供することなどを家主に強制することができた。振り返ってみると，もちろん，改革を行うことを選択した地域にこの法案は現在の文明社会と関係する生活環境を与えたということがわかる。しかし，われわれの進んだ時代においても，毎年の何千もの死亡の原因であるタバコへの政府補助金があり，車や工場からの有毒なガスが排気されていることを考えると，下水溝の取り付けや汚物の除去が投資に値すると信じようとせず，法が提供した改善を自分たちの地域に役立てることを選ばなかった，近視眼的な人びとを気の毒に思ってしまうだろう。

1853年，法案が通ってからほんの5年後，284の町が介入を申し込み，つまり，全体で210万人がその法の下に置かれたと中央部局は報告できた。これらの町では，労働者階級の年死亡率はすでに1000あたり30から13に低下した！　社会的計算は単純である。もし，この率が英国中に当てはめられたなら，一年に170,000人が救われたことになり，平均死亡年齢は29歳から40歳になるだろう。ロンドンだけでも，一年に25,000人が救われたことになるだろう。

19世紀には共通のテーマが英国と同様にフランスとドイツに現れ始めた。すなわち，貧困者の生活水準を上げて社会不穏を煽動しないように，または，富裕者の中に病気を発生させないようにすることが必要になった。しかし，これらの国では，それぞれ同じ問題——莫大な費用——を抱えていた。巨額な現金の支出が本当に，貧困者のなかの社会正義に対する不安な動きを静め，工場で働くのに十分なほど彼らを健康に保つということを，産業と政府の指導者はどのようにして信じることができたのであろうか？

1842年，ハンブルクの人びとにとっては簡単に解決した。5月5日，午前1時に火の手が上がり，5月8日の午前8時まで火は燃えつづけた。これに続いて，非常に多くの略奪や暴動が起こり，街の商人は早く社会秩序を取り戻さねばならないと考えた。しかし，衛生設備の費用は彼らにとっては高すぎるものであった。4年前の1838年，これらの有力な商人とハンブルクの評議員は，英国と同じくらい衛生への支出について懐疑的であったが，ハンブルクとベルゲドルフ間の鉄道の利益については全く疑いを持たず，ウィリアム・リンドレーという英国技術者を引き入れてその仕事の指揮を取らせたことがあった。若い頃，しばらくの間ハンブルクで過ごし，流暢にドイツ語を話すリンドレーは，火災の後，街の再建を手伝うために再び呼ばれた。たまたま，リンドレーはチャドウィックの門人であり，当然のように街の再建における衛生の問題に話を向けた。衛生対策に対する彼の主張は，「清潔でなくなると，コレラ，天然痘，発熱などの悲惨な流行病に罹りやすくなる。また，それらの病気が風土病になったり，再来するようになる。経験的に，これらの流行病がある程度の深刻さに達すると，裕福な人にも被害が及ぶようになる」という，富裕者の自己利益につながるものだった。それだけでなく，「福祉が不足すると，ある状況下では（例えば，大火災など），富裕者の財産に嫌悪をいだくような破壊への病的な欲求が起きる」。リンドレーは大規模な下水システムを建設しようとしたが，市の行政や商業的関心が費用に対して尻込みした。結局，約50kmの下水管を建設することで合意し，それは1850年代の終わりに設置された。その後，結核とチフス（発疹チフス・腸チフス）による死亡率が，ハンブルクでは低下し始めた。この低下が下水の改善によるものであることを証明することはできないが，もちろん，改善が害となることはなかった。ドイツのその他の場所の下水処理については，別の歴史がある。ベルリンが地下管による広範囲の下水システムを導入したのは1870年であった。それまで人間の排泄物は，水で川に流しだす蓋のない側溝に流されていた。

フランスの歴史は，少し違っている。ここでは衛生運動は政治経済の一分野と考えられていた。英国衛生改善家と同じように，ルネ・ビレルメに指導を受けたフランスの衛生改善家が貧困者の生活と死亡の状況について統計を収集し，貧困者において死亡が非常に多く，彼らの生活環境はひどいものであるという結論を出した。しかし，国が住居環境を改善し，汚物を除去する義務があると唱えたチャドウィックや英国の人びととは違って，フランスの衛生改善家は，この問題は社会問題の一つであり，社会，特に経済が適切に機能していないことが原因であると論じた。「しっかりした法律と保護制度によって，教育，仕事，自由を享受すれば，産業，富，健全な行動が奨励され，第二の摂理がこの世にやって来るように，随時に効果的な行政によって美徳と幸福と彼ら自身をもたらされる」。

フランスは，国に工事計画を課すよりも，健康な国家はまず活発な経済を建設せねばならず，その次に下水について考えるべきであると信じていた。経済が成長すれば，「文明」は進むだろう。貧困者に死亡が多い理由である貧困が取り除かれれば，早死もなくなるだろう。「死は社会的病気」なので，社会的方法で治すことができるだろうと。

19世紀終わりには，産業化した世界では乳児死亡率は下がり始め，平均死亡年齢は上昇し始めた。今日，産業化への嫌悪に焦点を当てることが多いけれども，それによって，貧困が減りはじめ，普通の労働者が以前より衣食住が楽になったことも強調されるべきであろう。衛生改善が行われたところでは，改善はしばしば劇的であった。これらはどれも衛生運動の成功話となったであろう。さて，今日，何人がチャドウィックのことを聞いたことがあるだろうか？　飲み水を汚染しないように汚物を下水に流すことは，とても当たり前すぎて，それについて改めて考えてみることもない。家を換気することは法律によって定められている。死体は，感情を損なわず健康を害さないような方法で埋葬される。これらはどれも衛生運動が主張した改善であったのに，どうしてそれは知られず，賞賛されないのだろうか。

われわれの多くは，以上のような変化をもたらしたのは科学であると教えられてきたが，しかし，これまで見てきたように，科学革命はまだ医学を変えてはいない。啓蒙思想家は衛生に関する社会改善の隠れた推進力であった。病気の再構成はまだ始まっていなかった。依然として，病気は体液のアンバランスの結果としての状態であり，そのため，治療法も変わっていなかった。死亡と病気が常なるものというわけではなくなってきたが，科学の大勝利のおかげではなかった。たしかに，科学と技術が結び付いて，産業化，便利な輸送機関，良い食料事情をもたらしてくれた。科学が人びとの生活環境や健康の根源的な変化において何も役割を果たさなかったというのは間違っているだろう。しかし，これらの変化を，科学が医学にもたらした変化によるものだと主張するのは同じく間違いである。その変化は社会構造の変革の後に始まることになり，衛生改善はまだ進行中であった。

第４章
「パスツール」と科学の権威

「新哲学」である科学は，常にある死にも，人びとの病気に対する考え方にも大きな影響を与えることはなかったが，19 世紀初頭には，ほとんど全ての人の思考に浸透し始めた。二人の啓蒙時代の人物は，一人は現在はそれほど良く知られていないが「理性の時代」の初期に現れた人で，もう一人はよく知られた人物であり，フランス革命の直前に生き，18 世紀の科学の向上の一例となっている。

その世紀の初め，ジュリアン・ラ・メトリー（1709 − 1751 年）は医師であり，かつ，医師たちが受け入れているガレノス医学における理論的トレーニングに対して毒づくフィロゾフであった。メトリーにとって，医師の卓越は無用であるだけでなく，全く有害なものであった。外科医は人びとに遥かに役に立っていると主張し，科学という新しい哲学を医学に応用することを求めた。彼は若くして死去し，彼の名前は今日あまり知られていないが，彼の考えは幾度もフィロゾフの医学思想の中に登場した。「医学は働く哲学である。哲学は個人と社会の医療である」。しかし，この過激な発言にもかかわらず，メトリーは病気が再構成されることを唱えてはいなかった。やはり，彼の著書，『人間機械論』の中で，脾臓の障害は勇敢な男が臆病者となる本質的要素である，と指摘していた。人間の身体は，「自分のぜんまいを自分で巻く機械」であり，それは自分で体液バランスを保つということを意味していた。

次の人物は，その世紀の終わりに現れ，もっと目立ち，ずっと大きな影響を及ぼしている。フランツ・アントン・メスマー（1734 − 1815 年）が 1778 年にパリに到着した頃，科学が生活の一部となっていたフィロゾフの目標は，めまいがするほど大きなものになっていた。科学はどこにでもあった。ただ問題は，何が「科学」を構成するのかを定める明確な基本原則がなかったことだった。パリの人びとはメスマーに群がった。それは，彼が万物を囲み，浸透する非常に細かい流体を発見したと主張したからであった。体内でこの流体の流れが妨げられると病気になり，それは身体の磁極が（しばしば痙攣の形態で）「クリーゼ」を引き起こすよう「マッサージ」することによって治療され得るのだった。治療の中で人は自然との調和を回復する。この考えは，至るところで語られているニュートンの重力やフランクリンの電気と同じくらいパリ人にとっては自然なものであった。アントニー・ローラン・ラボアジエは，酸素の発見者の一人として，そして，現代化学の創設者として今日も賞賛されている。彼は驚くべき力を持った見えない気体を発見した。パリ人は，そのように科学が目に見えない力を記述すると考えていたので，メスマーの見えない流体がそれほど特別なものとは思わなかった。科学について話すことが広く一般に行きわたっており，一人の女主人は彼女の恋人に軽妙でユーモラスな詩を彼女に贈らないように頼んだ。「私，物理学か形而上学で少々彩られた詩しか好きじゃないわ」。

加えて，これら全ては科学が全能であることの根本的な証明のようであった。科学の新しい不思議な気体を用いて，1783年にモンゴルフィエ兄弟は最初の気球を上昇させた。地球上を超音波の速さで旅行し，月に着陸したわれわれにとって，気球がゆっくりと堂々と空中に上昇するのを見た人びとの感動を理解するのは難しい。「女性は涙ぐみ，多くの人は空に向って黙って手を挙げた。乗客は身を乗り出して，観衆に手を振り，喜びの叫びをあげた。・・・彼らを目で追い，自分の声が届くかのように彼らに叫び，恐れの感情は驚きの感情に取って代わられた。誰も，『神よ，なんと美しいのでしょう！』としか言わなかった。軍の音楽が演奏され始め，爆竹が鳴らされ栄光が称えられた」。啓蒙時代末と革命前のフランスが科学について感じていたことは，半世紀後に人びとが考えていた科学と大きく異なっていた。しかし，それならば，20世紀末の科学が，21世紀半ばの科学とは大きく異なることは間違いない。われわれが，自分たちが考える科学をそれだけが科学であると信じるほど愚かでないのならば，昔の彼らもまた然りである。大事なことは，昔の人が科学をどのようなものであると信じてきたかを振り返るときには，彼らと同じコンテクストで世界を見るように努力しなければならないということである。なぜ，ヒポクラテスやガレノスの体液バランスが1000年間信じられてきたのに，メスマーの電気流やバランスを安定させるために彼が発明した治療法を受け入れようとしない人がいたのだろうか。なぜ，重力のような目に見えない力が地上に物を落下させることや，それによって潮汐を起きていることを信じ，有害臭や悪臭のある蒸気が流行病を引き起こすことを信じるべきではないのだろうか。

神の罰という指ですくんでいる忠実な信者を指し示す教会の手は，19世紀の初期には，病気を人びとの責任とした権力の大部分を失ったが，何がそれに取って代わったのだろうか。ヒポクラテスは，気候の変化や季節の特徴は流行病の盛衰の決定要因であると強調し，その考えは1600年代初期にヨーロッパで再浮上した。17世紀半ばにも，英国では有名な医師であり英国のヒポクラテスと呼ばれていたトーマス・シデナム（1624－1689年）が，ペスト，天然痘，赤痢のような流行病は大気の変化によって生じ，しょう紅熱，胸膜炎，リウマチは個人の何らかの先天的な感受性によるものだと主張していた。「流行病のもと（constitute）」を導く大気の変化が何であるのかは厳密には分かっていなかったが，大地から昇るミアスマ*（瘴気）のようなものだと信じていた。17世紀の科学的精神の広がりのなかで，シデナムはニュートンを含む当時の他の人びとのように病気の占星術的な起源をまじめに考えていた。

感染に基づくもう一つの見解は，ドイツのパラケルスス（1490－1541年）によって最初に，そして，1546年に感染，感染症，その治療という3巻の論文を書いたイタリア人のジロラモ・フラカストロによって提唱された。フラカストロは，流行病が自己増殖と人びとの間での伝播が可能な微小な感染性の病原体によって引き起こされるという，当時としては奇想天外な考えを持っていた。しかも，これらは病気の種子（seminaria）と名づけられ，個々の病気に特異的であると考えていた。また，拡張して，この種子は人間から人間への直接的な接触だけでなく，服などの媒介物を通して，また，空気を伝っても伝播され得ると主張した。大気の異常，または，占星術的状況の時には，空気にこの種子が混入し，恐ろしい流行病が結果として起きる。フラカストロの著作の中に，バクテリアについての現代的理解の起源や病気の媒菌説を発見したい誘惑に駆られるが，彼の考えはシデナムのものとつながっているのであって，現代の科学的な考え方と関連しているのではない。現代の考えに一致する彼の考え（種子）を喜んで受け入れて，かつ，そうでない部分（占星術）も受け入れる人はいったい何人いるだろうか。過去から考えを拾い，選び，進歩の容赦ない歩みを示そうとすることはなかなかに難しい仕事である。

自らが流行病の危険にあることを知っている大衆にとって，また，彼らの安全と公衆秩序について責任のある人びとにとって，病気の蔓延を止めるために何かを行うことは理論よりも遥かに重要であった。悪臭のある蒸気，汚物，瘴気は病気の原因かもしれないが，ペスト患者を隔離すること，彼らの衣服を燃やすこと，劇場を閉鎖することは別に悪影響にはならなかっただろう。1850年には，英国

---

*オックスフォード英語辞典によれば，1665年にニーダムが「The Miasma or Malign Inquination of blood and humors」と使用したのが最初である。

公衆衛生法の結果として従来よりも良い下水溝と浄水ができ，その結果，腐敗した動物の死骸や人間の汚物，その他の直視するのがおぞましいものが路上からなくなると，患者の総数が実際に減少するという経験的証拠を与えた。そして，1800年代半ばに科学がすべてのものに浸透しはじめた時にも，いかに病気が生じ，広がるのかについての二大仮説の選択にはほとんど寄与していなかった。しかし，ルイ・パスツールの業績と公的な姿によってこれらの全ては変化する。

科学の権威：ルイ・パスツールと「ルイ・パスツール」

19世紀初めまで，科学は数人の哲学者と好奇心が強く空想に耽ることができる裕福な人びとの領域であった。大部分の素人がニュートンの重力と万物に浸透するメスマーの力の違いが分からなくても，自然科学（化学，物理学，天文学）は，あらゆる産業社会が依存している技術進歩の一部となり始めた。対照的に，産業社会を前進させる責任のある人びとは，異なる科学的主張間の判別のための良い方法を持っていた。それは，科学的「事実」を利用できるなら，良い科学であるというものであった。メスメリズムは多くの人の心を奪い，何人かの過激な政治的野心を満たしたかもしれないが，結局，有用な面があることを証明せず，次第に消えていった。革命は1794年にラボアジエを「共和国に化学者はいらない」という宣言とともにギロチン台に送ったが，フランス革命戦争の責任者は，すぐに自分たちの損失に気づき，戦争に役立てるためにフランス化学を再建した。ジェームス・ワットは科学者ではなかったが，旧式な蒸気機関を改良した。これが，ジュール，ケルビン，ヘルムホルツのような物理学者に熱と力の間の関係についての理論的情報を導くための経験的な論拠を与え，蒸気の力を動力化して輸送と産業の効率を上げることを可能にした。電流が磁石の周りで曲がることが発見された時，電流と磁石の相互作用はアンペール，ファラデーやその他の物理学者に，この現象が電信や電気モーターを創るのに用いることができるということを示した。英国の化学者ハンフリー・デーヴィーは12の化学元素を発見した科学者として有名であるが，当時は，炭鉱夫の安全ランプや，炭鉱の爆発を防ぐ装置の発明者として有名であった。炭鉱夫が働くのに安全な場所を作り，産業化の工場の燃料である石炭の供給を確保したのだった。科学の役割は，フランスが英国と戦争をしていた1807年には，非常に重要であった。ナポレオンは，デーヴィーにメダルを贈り，後の1813年には，オーヴェルニュの火山を訪れることを許可した。19世紀まで，今日「硬い（ハード）」科学と呼ばれるものは，社会への有用性があまりに明白であり，偉大な権威を獲得していた。
しかし，痛ましいほど明らかに，医学や生物学についてはそうではなかった。科学が医学に入ってくるのが遅かった理由の一つは，生物学と医学の基本仮説が生気論の思想に深く根差していたことである。これは，ある種の神秘的な「活動力」が生物と非生物を分けると信じるものである。生物体の機能が化学反応とその作用の集合体として考えられるようになるまで変化することがなかった本質的に魅力のある思想であった。生物体の化合反応は，まさに，生命と関連のない化学反応やプロセスと同じものであり，生命を独特にしているのは反応の特定の組み合わせである。生命の独特さ，動物と人間の類似，植物の成長サイクルの神秘に対して，ある特定の社会が宗教的な説明を持っている場合，それはしっかりと定着した思想となった。したがって，自然淘汰を通した進化が人間の進化，動物の「最高点」に向かっていると大部分の人が信じるのは人間の特徴であろう。哲学者，科学者，そして，一般の人が，機械としての人間が本当は蒸気機関と変わらないという思想に長い間抵抗したのは至極当然である。

最初に生物に直接影響を与えるプロセスを研究した化学者の一人は，ユスティス・フォン・リービッヒ（1803－1873年）であった。彼の研究所が建っていたドイツの田舎の農業を改善するために，土地の肥沃度の科学的原理を作り上げ，その結果，肥料はより合理的に使われるようになった。1830年代には世界の先駆的な化学者であり，たしかに生物体を研究してはいたが，彼にとって「活動力」の概念を引き合いに出すのは化学者として考えられないことであった。化学者は厳密に量的な用語で反応を記述できるので，化学の基本的部分や生物に関して「活動力」のような漠然として哲学的に聞こえる何かによって説明する必要はなかった。例えば，大昔から，誰でも，ワインやビールの発酵やパンの膨張には酵母が関係していることを知っていた。科学の新時代においては，これを特に不思議なこととは考えなかった。なぜなら，このワインやビールの発酵やパンの膨張は単なる砂糖の転化によるアルコールと二酸化炭素の生産であったからである。化学者は化学的転化が生じるには酵母が必要であることを知っており，化学において酵母は何らかの役割を果たすと考えていたが，それが生物であると考えることは全くなかった。
リービッヒと当時の偉大な化学者たちの目標の一つは，化学反応を説明することに加えて，古い生気論を打ち崩すことであった。しかし，1839年，2人のフランス人と1人のドイツ人は，酵母が生物であり，単純に化学的なものではないことを示すとされる実験結果を別々に発表した。化学界の偉大な調停者，スウェーデンの化学者であるヨン・ヤコブ・ベルセリウスはこれらの報告書を信じ難いものとし，侮蔑した。それに応じて，フランス学士院は会員の一人にその発見（結局，フランスの栄光が賭けられた）を再現するように依頼し，その人物は再現することができた。しかし，彼らの仮説を再考することよりも，リービッヒと，リービッヒと同じくらい有名な化学者仲間のフリードリッヒ・ウェーラーは，酵母は生きていて砂糖をアルコールに発酵させるという考えの入念で残酷なパロディを発表し共に嘲笑した。もっとも信望のある化学雑誌の一つに，砂糖を食物として摂取しアルコールを排出して，化学者がよく使う見慣れた蒸留器具のような形の微小な動物へと進化する，卵に似ている酵母の漫画が掲載された。これは，化学者が生気論を考慮するという考えを擁護したい人びとを脅して追い払うのに十分であったにちがいない。

しかし，現代の読者は疑問に思うだろう。なぜ，信望ある化学アカデミーからの要請で再現された，誠実な化学者の結果がどうして嘲笑されるのだろうか？彼らには十分な権威がなかったのだった！化学者にとって，ぶどうジュースの中の砂糖がワインのアルコールにどのように変化するのかという疑問は，既に片付いてしまっていた。ラボアジエは，首を失う前に，量的化学の方法を用いてその問題を「解決して」しまっていた。彼は非常に厳密に結論に達していたので，当時の化学者にとっては，その現象の本質は解明されていたのだった。実を言えばラボアジエの反応式には，過程の中に現れることが分かっている酵母については何もなかったが，実際に反応の中に入ることなく化学反応を促進させる非生物の「触媒」の存在を仮定することによって説明することができた。化学者の世界の見方からすれば，生気論や生物が化学反応の一部である余地はなく，そのため，穏健で再現性のある実験でさえ，当時屈指の化学者によって拒絶され，嘲られたのだった。リービッヒが進んで受け入れた譲歩は，もし，酵母が生きているなら，発酵に寄与するのは死ぬときにおいてのみであるというものだった。なぜならば，化学者なら誰でも知っているように発酵は物を解体する過程であるからである。

奇妙に思えるかもしれないが，これが，われわれが病気に枠組みを与える方法における変化の始まりの背景であった。病気に枠組みを与え，治療される方法を変えることができない限り，工場労働者や，農場の農民，工場からの商品を売る商人にとっては，生気論，神のひと触れ，あるいは，——教授，聖職者，または，神学者が論ずるあらゆる説明——が，当面，信じるものであった。それには，生気論の命を奪い，医療の新しい時代の案内役となるルイ・パスツールという名のフランス人が必要であった。

パスツールは1822年に生まれ1895年に亡くなったが，それは彼がさまざまなことを具体化した世紀であった。彼の業績と個性的な影響力は，われわれの通常の生命過程の本質に関する理解を形成し，病気の概念の再構成を可能にした。著名な科学社会学者であるブルーノ・ラトゥールは，最近，『フランスのパスツール化（The Pasteurization of France）』というタイトルの本を書いた。彼は，この本で，衛生改善家が感染症を取り除くために行ったはずのあらゆることについて，なぜ，大衆の間でパスツールが賞賛されたのか驚いている。フランスの各村にはパスツールにちなんだ名前の道があるが，英国にチャドウィックにちなんだものがそれほど多くあるだろうか。科学が大衆や科学者の心の中で「大勝利」である理由，そして，フランスにおいてルイ・パスツールの周囲に神話が作られた理由は，病気の再構成におけるパスツールの役割を見れば明らかとなる。彼が化学という「硬い」科学を医学に持ち込んで，初めて科学の希望と期待がいかに医学に応用できるのかを見ることができたのであった。生気論に最後の一吹きをし，感染症の原因としての瘴気（ミアスマ）に対する思潮を変えたのは，ルイ・パスツールであった。パスツールが発酵を行う酵母が生物であることを示し，レーウェンフックによって最初に開かれた顕微鏡世界の中の生物が病気の原因である可能性があることを示した時に，再構成は始まった。異端に見える自分の意見のために戦おうと，科学の確立した権力構造に立ち向かう精力を持った科学者はほとんど見られなかったが，パスツールはそういう一人であった。パスツールのように将来の普通の人びとの世界の見方を本当に変えるような科学者はほとんどいない。そして，科学者パスツールは科学の象徴としての「パスツール」となった。パスツールの業績の偉大さを理解するには，読者は自分たちが「正しい」答え，すなわち，特定の微生物が特定の病気の原因であることを知っていることを脇に置く必要がある。その考えは，19世紀初めには思いもつかなかったものであり，それを変えることによって，パスツールは「パスツール」となったのであった。

パスツールと病気の再構成

フランス東部に生まれ，アルボアで育ち，小さな革なめし業を営むナポレオン軍の元下士官の息子であるルイ・パスツールは，普通の熱心な田舎の若者で，後の偉大さの兆しは全くなかった。賞賛する伝記作者（最近になって科学を解体することが流行るまでは，パスツールを賞賛する伝記作者しかいなかった）は，パリの高等師範学校へ入学するためにやって来た時，肖像画を描くことに熱中していたことだけが普通のよくできる学生と違っていたと指摘している。化学において博士号を取得した後，パスツールは 1848 年から 1854 年までストラスブール大学で化学を教えていた。そこで，分子には 2 つの結晶形が同定，分離できるという素晴らしい化学的発見をし，若くして名声を上げた。33 歳でレジオンドヌール勲位を受け，新しく設立されたリール大学の理学部において化学の教授と学部長となった。パスツールの最初の仕事は彼を化学者として確立させ，名声を与えた。これは，従うべき権威への科学政治的努力にあっては重要な点であるが，敬意を払われる体制のメンバー以外の何かになる兆候はほとんど見られなかった。

1854 年にリールに来て間もなく，甜菜糖がアルコールに発酵してしまうという問題を抱えていた甜菜蒸留所の所有者がパスツールに解決を頼みに訪れた。ぶどうや甜菜のジュースを大桶の中に入れると，われわれが発酵（その後，アルコール発酵と呼ばれた）と呼ぶアルコールの生産に至る性質の変化を生じ始める。牛乳を暖かい場所に静かに放置すると酸っぱくなり，どろどろしたもの，すなわち，ヨーグルトになり，その過程は，乳酸を生産するので乳酸発酵と呼ばれる。アルコールは酢に転化され，その過程は酢酸発酵と呼ばれる。このことから，19 世紀半ばには，これらの過程での生産物を同定できるほど化学は十分に発達した学問となっていたことが分かる。そして，最初の材料と最終生産物は実に単純な化学物質なので，化学者はそれらがどのように生産されるかを説明することができると確信をもっていた。化学者なら誰でも発酵が転化を起こす発酵体と呼ばれる化学的作用因による化学的過程であることを知っていた。そのように，後ろに「硬い」科学の権威が控えていたので，ウェーラーとリービッヒは酵母が生きていると主張した生物学者を暗愚な「生気論者」として嘲ったのだった。彼らの発酵の化学は非生物触媒として働く酵母によってうまく説明されていた。

もちろん，これが，甜菜蒸留所の所有者が生物学の教授ではなく化学の教授のパスツールを訪ねた理由であった。蒸留所主の問題は，アルコールが蒸留されアミルアルコールとして売られる前に，酢酸（すなわち，酢）に転化してしまうということであった。アミルアルコールは飲用よりは工業目的で使用されたが，同じ種類の問題はワインやビール産業に常に起こっていた。パスツールは，その商業的重要性のために，その問題に惹かれたが，すぐに，甜菜工場の問題は基本的な科学的重要性もあることに気が付いた。

科学者でない人も，パスツールがなぜ通常の化学者とは異なる針路を取ったのかを理解することによって，いかに科学的論争が生ずるのかについて洞察を得ることができる。彼とリービッヒが二人とも化学者であるにしても，以前にそれぞれが行った化学的仕事の種類が異なるために，化学の基本的な技術において一致していなかったのである。二人とも，糖の発酵の生産物であるアミルアルコールが2つの形を取ることには合意していた。この2つの形は，ある実験器具の中で光の屈折が異なっている（同じ分子の右手版と左手版のように）。リービッヒは，最終生産物の2つの形（右旋性と左旋性のアミルアルコール）は発酵過程の最初に存在する糖の2つの形を反映しているので，最終的に存在していても驚くことではないと考えた。光学上異なる分子についてのパスツールの経験（この種の仕事で名声を得ていた）は全く違っていた。彼の経験では，最初の分子の光学活性はアルコールに転化される時点で糖に生じるある種の化学変化を分子が受けるとすぐに消えるのだった。この経験から，最終生産物におけるアミルアルコールの光学活性は，最初の糖の光学活性に由来したはずはなく，その途中で獲得されたものであるに違いないと考えた。彼は，生きている微小体が化学変化を生じることが可能であると疑い始めており，最初の段階で同じ糖の分子から生じるアミルアルコールの2つの光学異性体をもたらすと考えられるメカニズムだけが，生きている過程を含むものであった。2人の有名な化学者にとって，意見が一致しないことは「いつもの科学」だった。1人が全く新しい方法で違いを説明することは，すばらしいか，または，ばかげていた。パスツールが新しい化学的説明を提出することは珍しいことではなかったが，今回は生物学的なものを提起することを選んだ。それは当然のように，リービッヒや彼の仲間にとって，考えられない，ばかげた説明であった。

媒菌説と呼ばれるようになるものの最初の兆候は，酵母がアルコール発酵を起こしているという発見に対して，パスツールがどのように枠組みを与えたかの中に見てとれる。彼は，アルコールの酢への転化をアルコール発酵の「病気」と考えた。「病気」は明らかに，良性の化学反応以上に重大であり，パスツールは発酵過程に「病気」が存在するケースにおいては，大桶からの物質を顕微鏡で調べた際に，酵母以外の何かを見たことに気が付いていた。この何かが発酵過程に「感染した」バクテリアであり，酢酸発酵を行っているのだということを証明するために研究を続けた。アルコールを酢に転化したのは感染だった！

発酵を行っているのが生きた作用因であるという考えを拒絶したリービッヒや他の化学者にとって，このことは，病気を引き起こすというのは言うに及ばず，忌忌しきことであった。パスツールは酵母がアルコール発酵を行うと主張するだけでなく，他の微生物が酢酸発酵を行っていると主張するのである。リービッヒは明確な言葉で嘲弄を表し，どんな種の発酵であろうと「顕微鏡的な極微動物が原因であると説明することは，子どもたちが，ライン河の流れが速いのは，マインツにある数多くの水車が激しく回っているからだと説明するのと同じようなものだ」と言い張った。

しかし，パスツールは化学の殿堂の会員よりも巧みであった。ゆっくりと，数年にわたる白熱した議論を重ね，化学者たちは微小な生きている有機体は特定の化学反応を行うことができるという彼の視座に集まって来た。パスツールはさらに，タンパク質物質の有害な腐敗も生きている作用因による発酵のひとつの形であることを示した。特定の微小有機体が特定の種類の発酵を引き起こすというこの考えは，特定の微小有機体が特定の病気を引き起こすという考えを導く道を開いた。

リービッヒとの闘いは，科学の境界を超えて個人的なものになりつつあったが，リービッヒの死の少し前の1872年に，「発酵に関する私の最後の研究を，もしパスツール氏がけなすならば，私はとても苦痛にたえられないでしょう。私は，30年も前に私が展開し，そしてパスツール氏が攻撃した学説を，事実をもって支持しようとつとめてきたことを，彼は忘れてしまっているように見えます。私の学説を弁護することは，正しかったと信じます。パスツール氏ほどに，私が尊敬している人はありません。彼も多分，私が彼の名声を傷つけようとは夢にも思っていなかったことを，よく知ってくれていましょう。彼の名声はあまりにも大きく，まさに，それは当然のことなのです。私は，化学現象を，科学的原因に帰そうとしてきましたし，これが私の試みたすべてなのです」（竹田美文 訳 『ルイ・パストゥール』）という手紙を書いている。

微小な生物が発酵過程を行うということを示すことと，これらの生物がどこから来たのかを調べることは別のことである。ダーウィンは『種の起源』を1859年に発表した。進化論から学ぶ重要な内容は，種は一定ではないということと，存在する種の間には変化による連続性があるということであった。微生物の生命が例外であるべきではなく，先駆的な微生物学者としてのパスツールはこの疑問に関わるようになっていった。1861年には，『自然発生説の検討』と呼ばれる論文を発表し，現在では自然発生に弔いの鐘を鳴らしたと一般に認識されている実験をその中に記述した。自然発生とは，生物が非生物から生ずるという考えである。もし，レーウェンフックの「顕微鏡虫」が生物であるなら，それらはどこからかやって来なくてはならず，ネズミが古いぼろきれの堆積に自然に発生したり，蛆が自然に肉に現れると，堅物が考えた頃から数世紀経ったが，微視形の生命の起源は明らかではなかった。ついに，パスツール自身が，ぶどうジュースがワインとなる糖の発酵が特定の酵母によって引き起こされ，ワインが酢になる発酵が特定の細菌によることを示した。酢酸発酵を起こす細菌は，他の場所から来たのだろうか，それとも，ワインの大桶の中に自然発生したのだろうか？パスツールのもっとも独創的な実験は，ワインに「感染した」微生物が空気中に存在することを示すために行われた。自然発生的に現れたように見えるどのような場合にも，何らかのはっきりと確認可能な源から入っていたことを彼は示した。全ての生命は生命から生じ，われわれの周りの空気は微視形の生命で満ちており，その微視形の生命体の大部分は無害であるが，有用なものも，非常に有害なものもある。

1866 年から 1870 年の間，パスツールは，フランスの絹産業に被害をもたらしていた蚕の病気の原因が細菌感染であることを立証した。要するに，微生物が病気の原因である可能性とそれらの微生物が自然発生しないことを納得のゆくように立証したのだった。それらは，空中に，水中に，いたるところに存在すると。イギリスでは，ジョセフ・リスターという若い外科医がパスツールの実験証明の医学的実用性に非常に感激した。1840 年頃の麻酔の導入に伴い，手術を急いで行う必要はなくなり，外科医は長い時間をかけて複雑な処置を行うことができるようになった。しかし，手術部位を長時間開いたままの処置では，以前から存在した専門的に敗血症と呼ばれている傷の感染の問題が悪化するようになった。パスツールの考えによって，敗血症は傷の部位で成長する細菌が腐敗の原因であり，細菌は空中から，手術用具から，外科医の手から移ったことが明白となった。これに基づいて，リスターは，微生物を殺傷するような強い溶剤で手を洗い，用具を殺菌し，手術痕に微生物がつかないようにすれば，長い時間の手術でも敗血症の数が減少すると考えた。彼は，殺菌消毒薬に浸けた衣服を使用し始め，殺菌消毒剤の噴霧の下で手術を行い始めた。即座に，手術中の敗血症の発生を劇的に減少させることができた。この方法は，短期間のうちに広く採用されるようになり，外科手術を医学のもっとも有力な道具の一つにし，ジョセフ・リスターをヒーローにした。

リスターが外科において遂げた前進は，パスツールの発見がいかに遠くまで及ぶ重要性を含んでいるのかを劇的に示していた。そして，ワインや蚕の病気や外科手術の敗血症を起こすような空中の微生物が存在するのであれば，コレラや結核や他の感染症を起こす微生物がいるに違いないという考えが育った。もはや，瘴気や悪臭のある蒸気や「媒菌の育つ」要因について曖昧に語る必要はなくなった。科学の影響力は，着実に医学にも及んでいた。それは，科学が本当に重大な事——病気に枠組みを与える方法とできること——に転化できるからである。その後，病気は特定の生きている原因，媒菌説と呼ばれる理論によって枠組みを与えられるようになっていった。

ロベルト・コッホと「微生物の狩人」

ロベルト・コッホは，ドイツの田舎で開業し，自然研究に耽ることが人生の望みというような謙虚な人物であった。ところが，パスツールの発見により，コッホが彼の自然研究に使用していた顕微鏡を，その地方で発生した羊や畜牛の病気で人間にも感染の可能性がある病気の炭疽を研究するために用いた時に，それが一転してしまった。1874年4月，コッホは，炭疽になった羊の血中にはじめて細菌を観察し，新しい媒菌説に従って，それらが病気の原因であろうと考えた。1875年12月には，炭疽を起こすことができる特定種の細菌が存在することを証明するために必要な仕事を全て終えて，彼の人生は永遠に変わってしまった。自然研究に興味を持つ謙虚な田舎開業医から，世界的に有名な微生物学者，そして病気の狩人となり，しばらくの間，偉大なパスツールと世界中の注目を分有した。コッホは今日でも広く有名であり尊敬されているが，決して「コッホ」となることはなかった。

田舎での開業という隔離された環境で，コッホは，まず，病気にかかった羊の血中に見た細菌を培養する方法を考えねばならなかった。病気の羊には多くの異なる種類の細菌がいることを顕微鏡で観察したが，もし，媒菌説が正しいのならば，たった一つの特定な種類がその病気を引き起こしているのであり，その他は無害と考えられた。パスツールは細菌を液体培地で培養していたが，その方法ではコッホは傍観者から犯人を分離することができなかった。そのため，違いを区別できるように固形培地で細菌を培養する方法を考案する必要があった。ひとたびそれが可能となると，異なる種類の細菌を分離する完全な手順を実行し，病気の原因となっているものを見つけることができた。初期の科学的業績から，彼が天性の科学的思考の持ち主であることは明らかであったが，科学的思考の自己懐疑について厳格な訓練を受けていなかったために，後に痛手を負うことになる。

彼が用いた方法は，炭疽が特定種の細菌によって起こることを示し，後に，「コッホの仮説」として定式化された。それは，科学が本当に論理的で，しばしば，非常に常識的な問題の解き方（大半の答えは，常識だけを用いて見つけ出したものではないが）であることの，有益で，従いやすい規範であった。病気の羊の血中に彼が見た微生物が本当に炭疽の原因であるならば，ウサギも殺すかもしれないと推論し，感染した羊の血液をウサギに注射することから着手した。ウサギが病気になり，24時間後に死亡すると，様々な臓器を取り出して，病気の羊の血中に見たものと似ている細菌を固形培地で培養できるかどうかを調べた。これらの細菌の中の一種類は，他のウサギに注射したところ，最初のウサギと同じ種類の病気に罹り，これが病気の原因となる細菌であることを強く示唆していた。もちろん，この実験を完成させるために，コッホは健康な羊に細菌を注射し，それらが炭疽に罹ることを示さなくてはならなかった。コッホはこの部分の実験を行わなかったが，後に，それが行われた時，羊が本当に炭疽に罹ったことは知られている。実験が明快であったことは，誰にとっても明白であった。これは，人間の病気の原因と疑われた細菌が本当に犯人であったことを証明するモデルとなった。

明らかに第一級の科学であるこの例において，もっともすばらしい点は彼がこれを完全に科学から離れた所で行ったという事実である。パスツールとリービッヒは本流にいて科学の舞台の上で戦い，それを世界に見せたが，ここにいるのは科学的大成功を成したボルシュタインの田舎医師であった。アーサー・コナン・ドイルは彼自身も医師であるが，1890年に書いたコッホの性格描写の中で，「科学的研究には向かない――貧しく，身分が低く，無名の，同情も届かない，研究者にとって必要な道具である科学的器具からも離れた――場所に，自分がいると決して考えたことがない。彼は，とても強い性格で，自分自身がいる場所によって，常道を踏み外すこと，または，本質に最も適した仕事の道筋から離れることを許すことができなかった」。

コッホは，自分の研究を発表する機会が到来した時に，孤立している現実に衝撃を受けた。思い起こすと，パスツールは，既にレジョンドヌール勲位を受けていて，発酵についての研究を発表し，教授と学部長になった。そのため，コッホは自分が大失敗をしたのではないかという当然の恐れに襲われた。ようやく，彼は勇気を奮い起こし，ブレスラウ大学の植物生理学研究所の所長フェルディナンド・コーンに自分の研究の評価を頼むことにした。そこは彼の家から汽車でたった数時間の場所であった。コッホはコーンに申し入れるための勇気を容易に集めることができただろうと考えられる。なぜなら，コーンは世界的に有名な植物学者であり，微小な生命形の専門家であったけれども，ドイツ化学協会に少々無視されている人物であったからである。才気があると広く認識されブレスラウ出身であるのに，コーンは科学的訓練を終了するためにベルリンに行かされた。それは，ユダヤ人がブレスラウで博士課程を学ぶことは許されていなかったからである。彼は，ブレスラウに戻り最終的に教授に任命されたが，大学が彼の肩書きに相応しい実験設備を彼に与える機会が来るには20年かかった。ついに，1866年，古い学生寮の2階にいくつかの部屋からなる「研究所」が与えられた。

コッホのコーンへの謙虚な手紙は，私は炭疽の細菌性の原因を発見したと思います，と始まり，「私の研究を発表する前に，細菌について最高の専門家であり，名誉ある教授であられる貴殿に，私の結果を検討し，その妥当性についての貴殿の判断をお聞かせくださいますようお願いしたいと思っております」と頼んだ。コッホは，ブレスラウへ出掛け，コーンに自分の研究を見せた。コーンはその科学に感動し，その仕事は医学的重要性がきわめて高いことを理解し，すぐに，その地方で非常に重要である病理学研究所に声をかけた。運が向いているようで，病理学研究所の所長であるユリウス・コーンハイムは，仲間であり友人であるフェルディナンド・コーンに認められているらしい田舎医師に会いに来てくれた。コーンハイムは世界的な先駆的病理学者の一人で，医学の科学化における中心的人物の一人と一緒に研究を行っていた。それは，ルドルフ・ウィルヒョウであり，このあと間もなく登場する。ドイツ－デンマーク戦争の間のキリスト教への改宗によって，コーンハイムは若くして教授の地位と研究所での場所を手に入れることができた。彼は，ロベルト・コッホが非常に重要な発見をしたという話を広めるのに適任であった。「彼は，独力ですべてを完璧に行った。これ以上行うことはない。私は，これを病理学の分野での最大の発見と考えており，コッホはこれからも，再びわれわれを驚かし，自分たちを面目ないと思わせる発見をなすであろう」。

炭疽論文は，1876年の12月に発表され，1880年の4月には，もはや，コッホは田舎医師ではなくなった。彼は帝国衛生院の所員となってベルリンへ移り，翌年の8月，自分の技術をパスツールとリスターに実演して披露した。その会合において，当時，名声と権力の頂点にあったパスツールがコッホに敬意を表した。「君，これは大いなる前進だよ」。しかし，この会合の数ヵ月後，コッホは，他のドイツ人細菌学者といっしょに，パスツールの炭疽に関する仕事（やがて，見ることになる）を攻撃した。パスツールは決してコッホや彼の仕事に非難の言葉を投げたことはなかった。実際，彼は原論文を「すばらしい」と評した。いまや，かつての謙虚な田舎医師は，にわかに上がってきた自分の評判を背景にして，パ

JCLS 88002-471

スツールの炭疽に関する仕事について「新しい知見はほとんどなく，新しい部分は間違っている」と評した。

コッホの謙虚で謙遜な態度は一転したが，コッホがより大きな貢献をするだろうというコーンハイムの予見は現実となった。1882年初め，コッホは結核の原因である細菌の分離に成功したと発表し，世界を震撼させた。そして，1884年にコレラの原因菌の分離を目的としたドイツ派遣団の団長としてエジプトへ出掛け，その翌年，ベルリンの衛生研究所の教授と所長に任命された。パスツールの指揮下のフランス人「微生物の狩人」とコッホに率いられたドイツ人たちは，事実上あらゆる重要な感染症の原因となる細菌の分離と同定を行っていた。コッホはパスツールの炭疽に関する仕事を軽蔑していたかもしれないが，病気の原因として瘴気説を媒菌説におき換えた重要人物の一人であった。本書は後に再び，パスツールとコッホに戻ることになるが，これがコッホの経歴の頂点であった。

科学が人びとの生活を変えるだろうという期待とともに，19世紀は幕を開け，それが達成されて19世紀は幕を閉じた。世界は，まだ，病気から解放されたわけではないが，間違いなく，常なる死は消えゆき，科学はより多くの病気の撲滅を期待されていた。人びとの間では，「パスツール」は変化への推進力であった。いうまでもなく，変化をもたらしたのは，公衆衛生，衛生，栄養と良い住居であったが，1971年にエドワード・カスが感染症学会において述べたように，名声は科学のものとなってしまったことを見た。これは，たいへん重要な点である。名声を得たことそれ自体が重要なのではなく，われわれが過去を間違って理解していると，将来に誤った期待をする可能性が高いことが肝要なのである。

第5章
歴史を書き直す：科学の勝利

19世紀には，科学は構想中であるだけでなく，2つの大きな現代思想——進歩思想と世界を変える人間の力への信頼——の象徴となっていた。病気の媒菌説は，病気に枠組みを与える急進的な新しい方法であり，科学の力への信頼が叶えられたことを示している。そして，衛生，住居，栄養が良くなり，生活環境は実際に改善され，科学は信望を得た。ところで，公衆衛生における科学の大勝利は現時点で吟味すべき重要な事柄である。なぜならば，自分たちが21世紀に科学から得たいものを目標に据えるというのはこの誤解に基づいているからである。実に奇妙なことに，文明と社会正義，科学と医学という思想がそれぞれ結びついたのは，2つの新しい流行病，コレラとポリオの出現によってであった。これらの新しい思想への，公衆衛生運動は，一意専心に媒菌説を採用し，その過程で科学は権威を得ていったが，そうする間に，病気の撲滅に対する信望は「パスツール」に募っていった。

今日，思考にしっかりと定着した媒菌説に基づいて，コレラがビブリオ属コレラ菌と呼ばれる細菌による病気であることが分かっている。しかし，現在では，基本的で当然だと思われていることが，媒菌説を受け入れる前はそうではなかった。このメッセージが正しいということは，媒菌説が受け入れられるようになる直前直後のコレラについて調べると，ドラマチックに理解できる。

コレラは19世紀の古典的流行病であった。それは，深い感情レベルでの衝撃があったが，ペストや天然痘とは異なるものであった。昏睡と死へ続く激しい胃症状に襲われ，それに罹った人の約半分が数日中に死亡する。最初の発生は1826年のインドであった。そこから，1829年にペルシア，1830年にロシア，そして，ポーランドを抜けて西へ，ハンガリー，プロイセン，ドイツ，オーストリア，1831年に英国に拡がっていった。1832年には，パリに到達し，そこで，住人1,000人あたり25人（人口785,000人で死亡者18,000人）を死亡させた。1860年には，その原因と治療法は，われわれが今日，現代の用語で理解しているようなものと同様に考えられていた。そして，1883年にはコレラを降伏させ，それは科学の偉大な大勝利の一つとなった。19世紀の半ばの50年間に起こったコレラに対する概念の変化によって，原因，疾病管理，科学の役割についての概念の変化を見ることができる。

ヒポクラテス・ガレノス派では，患者に何が起こっているのかを理解するには，一年の季節，風，飲用水，立地，高度，土地，気候，占星学的兆候と食事の作用を知っていることが必要であった。コレラがインドからロシア，ポーランド，ドイツを抜けて西方に広がっていくにつれて，ガレノス以後の医学が殆ど変化していなかったことが明らかとなった。各国は流行病の進行状況を報告するために医療委員会を設置し，沈静化するための提案書を作成したが，流行病は容赦なくヨーロッパを横断していった。これらの報告書と対応を少し見ただけでも，この病気がどのように，社会的，宗教的，経済的な言葉で枠組みを与えられ，その言葉がどのように，歴史において，どの時代でもわれわれが取る科学的立場を反映し，形成するのかが分かる。

例えば，流行病がフランスに近づいた時，ある専門家は，「小アジアのある場所の悪臭を放つ湿地帯」から発生したこの病気が，「文明」が「高度に完成した」フランスに達する可能性はないと市民に語った。専門家は，啓蒙衛生対策が国中に施行されているので，コレラが港町の経路でフランスに入る可能性は少ないと考えていた。とにかく，それが国に入ったとしても，「即座に，港に封じ込められ，フランスのすべての医師が知っている合理的で成功している医学で処理されるだろう。それ故，それが国内に広がることを恐れる必要はない・・・」。しかし，数ヵ月後，フランス全土がその病気にすっかり支配された時に，別の専門家は，「パリの人びとはアジアのコレラの餌食や痛みと恐怖の奴隷となるために造られたのではない。全ての病院，医師，科学と行政は何をしてるのだろうか。文明は，法，制度，誤謬，不正を通して成した害に対して，人類に償うことはできないのだろうか」と言った。フランス衛生改善家は死を「社会的病気」と考えており，これが問題であった。それまでどおり，大量の汚物，多数の貧困者，多数の病人と，多くの人間の貪欲さが溢れていた。これらが変わるまで，コレラやその他の病気による死亡は，フランスの高度な「文明」を煩わせ続けるのである。

現代生理学の父の一人で，フランスで最も有名な医師の一人でもある，フランソワ・マジャンディ（1783－1855年）はコレラを研究していた。1831年，コレラが輸入されたものでも接触感染でもなく「汚物」に原因があり，凄まじい住居環境，換気や明かりの不足，そして，湿度がコレラの要因であり，検疫は役に立たないとフランス学士院に報告した。これに続く10年間，パリ病院では医療に大革命を起こしている大多数の医師が，コレラの接触感染だけではなく，らい病，黄熱病，腸チフス，ペストの接触感染に対して，様々な主張や報告を発表した。彼らは，コレラの原因については一致していなかったが，原因でないものについては完全に一致していた。それは，独自の生命体によって起きる病気ではないということだった。

ドイツでは，流行病が出現したことによって，病気は人または人びとの罪に対する神の罰であるという古い道徳熱が再燃した。「恐れてはいけない」とハンブルクの市民は諫められた。行うべきことは，「節度を守り，謹直でいる」ことであった。牧師と医師は，コレラに倒れた人びとは体質を虚弱にし，そのために疾患に罹りやすくなっていたという意見で一致していた。飲酒，過食，過度の性交渉など，全てが生命力を浪費し，コレラの原因となる大気中のどんな力にも感受性が高い状態である可能性があるのだ。しかし，全員一致というわけではなかった。当時のあるドイツの権威者は，コレラは瘴気でも，接触感染でもなく，道徳的浪費のせいでもないと主張した。もし，コレラが瘴気や人の罪によって起きるなら，どうして以前に発生しなかったのだろうか？　環境には目に見える変化もなく，人びとが以前より堕落したわけでもない。否，彼は主張した。コレラは未知の「宇宙と地球の間の繰り返された影響」であり，それによって，神経系が過度に興奮した熱っぽい状態になるのである。それは，その病気に罹患するという犠牲を見ることによって観察者にも生じる恐怖であった。「接触感染は心理的なものだけである」。ある権威者は，「悲哀と恐怖」によってコレラに倒れると言い，また，ある権威者は，「コレラが間違った食事や落ちこんだ気分によって罹りやすくなった人だけを襲うという説は全く根拠がない」と言い，それよりも，「極性」の問題であると主張した。コレラは，身体の「同感」と「反感」のバランスが変化することによって人びとに影響を与えるということであった。

病気が，瘴気，大気の影響，接触感染の種，その他の原因によって生ずるという諸説を，医師が判別するために拠りどころとなる医学的な事柄に関する権威を科学がまだ確立していなかったのと同じように，宗教は権力を失ってしまっていて，コレラという新しく到来した病気に民衆がどのように対応すべきであるかという道徳観を主張できなかった。どの考えもひとつとして権威となっていなかった時，あらゆる考えが考慮に値するものであった。

1831年に英国でコレラの大発生があった時期，18歳のニューカッスルの外科医実習生が，この病気の犠牲者を救う手伝いのためにキリングワース炭坑付近に送られた。ジョン・スノウは農家の息子であり，14歳で徒弟となり，やがてロンドンで試験を受ける準備が整い，王立外科学会の一員となった。数年後，一流の麻酔医（ヴィクトリア女王の出産の時に，クロロホルム投与を行った）となり，ロンドンのもっとも尊敬される外科医の一人となった。スノウは道徳心の強い人物で，長年にわたる積極的な菜食主義者で，終生にわたる禁酒運動の唱道者であった。

若者としてのコレラ経験は，スノウを生涯この病気の研究者にし，コレラは「人間の通商の通った跡をたどり，人びとより先に行くことは決してなく，たいてい，もっとゆっくりと進む。新しい島や大陸へと広がる時は，常にまずは港に現れる。コレラのない国から，それが流行している国へ行く船の乗組員は，港に入るまで，もしくは，陸上と通商を行うまで決して罹らない。街から街へのその正確な進行状況は常に追跡できるわけではない。しかし，人間の通商によって伝播する十分な機会のないところには，この病気は決して出現しない」。と結論した。これまで見てきたように，一般の考えと全く逆のものであった。

病気が汚物や貧困と関連していたとしても，人口過剰の住宅でコレラに罹る人も罹らない人もいることは一般的に知られていた。「瘴気」は，個人差，道徳心，その他のこれを説明するものを問題とするが，スノウの説明は違っており，当時の考えとしては妙であった。「われわれが正しい知識を持っている伝染病はそれぞれ異なる広がり方をする。皮癬やある種の皮膚病はある方法で，梅毒はまた違う方法で，腸に寄生する虫は第三の方法で伝播する」。コレラは腸の病気であるので，感染の作用因は腸管からの排泄物にあらねばならず，この作用因が汚染した食物や水を摂取した人はコレラに罹り，そうでない人は病気に罹らないでいるはずであると，彼は断定した。再び記しておくが，スノウは一般に受け入れられている説明の対極にいた。彼以外の人は病気を非特異的なものと見ていたが，彼はある時点において特異的なものと見ていたのだった。

1853年にコレラが再びロンドンへ戻って来た時，スノウは病気の分布とロンドンの水道会社による水の供給について調査を行い，すぐれた研究を行った。ロンドンの水の歴史は非常に興味深いが，今われわれが知らなくてはならないのは1849年から1853年の間だけである。ロンドンがコレラから免れていた時，水道会社のうちの一つであるランベス社は水源をハンガーフォード・マーケットからテムズ・ディットンへ移した。それは，もとの水源が目に見えて，ひどく汚染されていて，人びとが臭気と色に苦情をつけ始めたからであった。ロンドンの大部分では，どの会社が水を供給しているかがすぐに分かるが，他の地域ではランベス社とサウスウォーク・ヴォクスホール社の管が同じ通りの下を通っており，ある家ではこの会社から，違う家では他方からというようになっていた。水源を移したことで，ランベス社は1853年の流行時に，コレラ患者の減少に貢献したが，両方の会社から供給されていた地域ではこれを調べることが難しいとスノウは気付いていた。スノウの言葉では，「水供給の混合の結果，皮相的な観察者にとっては，他でも同じだったかもしれないというほど，コレラの進行に対するランベス社の改善の影響は明確ではなかった」。ランベス社だけが水を供給していた地域ではコレラはほとんどなく，サウスウォーク・ヴォクスホール社だけが供給している地域では多くの患者が発生したことは明らかであった。問題は，管が並んで通っている地域での水供給会社の影響をどのように確認するのかということであった。そのような地域で，スノウはどの家がどちらの会社から水を入れているのかを慎重に調べ，その結果，ランベス社によって水を供給されていた家にはコレラがほとんどない，もしくは全くないことが分かった。この混合した地域のコレラのほとんどは，サウスウォーク・ヴォクスホール社の水によるものであった。コレラは水中の何かによって伝播されるというスノウの主張は，この「試み」によって論証された。

ジョン・スノウは現代の公衆衛生専門家の間では一種の英雄となっている。水の分布とコレラの広がりについての彼の研究は，現代の科学的な公衆衛生の先駆者であり，媒菌説がこの分野に起源があることの鮮明な証拠となっている。この考えは大変支持され，伝説となっているブロード通りの水栓ポンプの話で人びとを惹きつけている。1854年のロンドンのゴールデン・スクエア地域で，8月19日から9月30日の6週間に616人がコレラによる致命的な発病を生じ，そのうち369人が8月30日から9月4日の4日間に集中していた。ゴールデン・スクエア地域はロンドンの貧困地域の一つで，流行による被害が大きいことがわかっていた。そこは，病気の原因が汚物，貧困，過密であるという考えと一致した場所であった。しかし，スノウは水に基づく原因を追求し，「登記所で，ゴールデン・スクエア，バーウィック通り，セント・アン，ソーホーの小区域で，9月2日に終わる週に登録されたコレラで死亡した人のリストを入手する」許可を請求した。以前の発生の時にサウスウォーク・ヴォクスホール社の水が関係していることを示したのと同じ方法で，地域の地図のその期間に死亡した各人の住居に黒い印をつけた。死亡者が250ヤードの半径で塊となっていることが地図上で一目瞭然であり，その円の中心は公衆水栓ポンプがあり，それが悪名高いブロード通りの水栓ポンプである。

しかし，水栓ポンプの近くでない家であっても死者は出た。このため，その犠牲者がブロード通りの水栓ポンプから水を飲んでいたかどうかを家族に聞き取ることにした。数ブロック離れたところのある家庭は，その近くにある水栓ポンプの水の味よりもブロード通りの水栓ポンプの水の味を気に入っていた。ロンドン郊外の小さな街のコレラの患者は，ブロード通りの水栓ポンプに遡ることができた。若い女性は，コレラで死亡した親戚を訪ねてブロード通りへ来て，運命の水栓ポンプから水を飲んだのであった。その水栓ポンプがゴールデン・スクエアの流行病の発生源であることが分かり，スノウはその水栓ポンプから把手を取り去る許可を取り，それ以降，患者は発生しなかったと伝えられているが，そうではなかった。ハンドルを取り去った時には，コレラの新規患者数はすでに減少し始めていた。「水の利用を禁止する前に，発生はかなり減少していたので，水栓ポンプがまだ有毒な状態のコレラで汚染されているのかどうかということを決定することはできない」のであった。

この実話の医学的探偵話から，科学的純粋さや簡潔さが勝利を収めたように聞こえるが，これが出来事の全貌ではない。ジョン・スノウは，今日，科学的と認められる方法を用いたが，本編は少々休息を取って，参考のために，スノウの地域地図をもう一度見てみることにしたい。その時代に自分を置いてみよう。それは1854年，パスツールが発酵の病気について研究を開始した年である。科学は「構想中である」が，コレラが汚物や貧困，道徳心の薄さ，悪臭のする蒸気や瘴気によるという考えに対して反論するものは何もなかった。もし，ジョン・スノウがゴールデン・スクエアの大発生の原因として水源を探さなかったら，彼は水栓ポンプの周りに患者が塊となって発生しているのに気が付いただろうか？リトル・マールボロ通り，マールボロ・ミューズ，ワーウィック通り，ブライドル通りの付近にも水栓ポンプはあるのに，どうしてブロード通りの水栓ポンプと気付いたのだろうか？ゴールデン・スクエアの付近に醸造所があり，そこは他の水栓ポンプからは近くなかった。どうして，コレラの原因がビール生産だと考えなかったのだろうか？

この後すぐに，水栓ポンプが掘り出された時，付近の民家の下水が混入していたことが発見されたが，これは後から顧みて分かったことで，われわれは他の水栓ポンプが汚染されていなかったことを確かめることはできない。教訓とすべきことは，科学は常にその時代の一部分であるということである。科学者が仲間たちと異なった見方で世界を見ること，革新的な新しい見方を仲間に納得させることは非常に稀である。

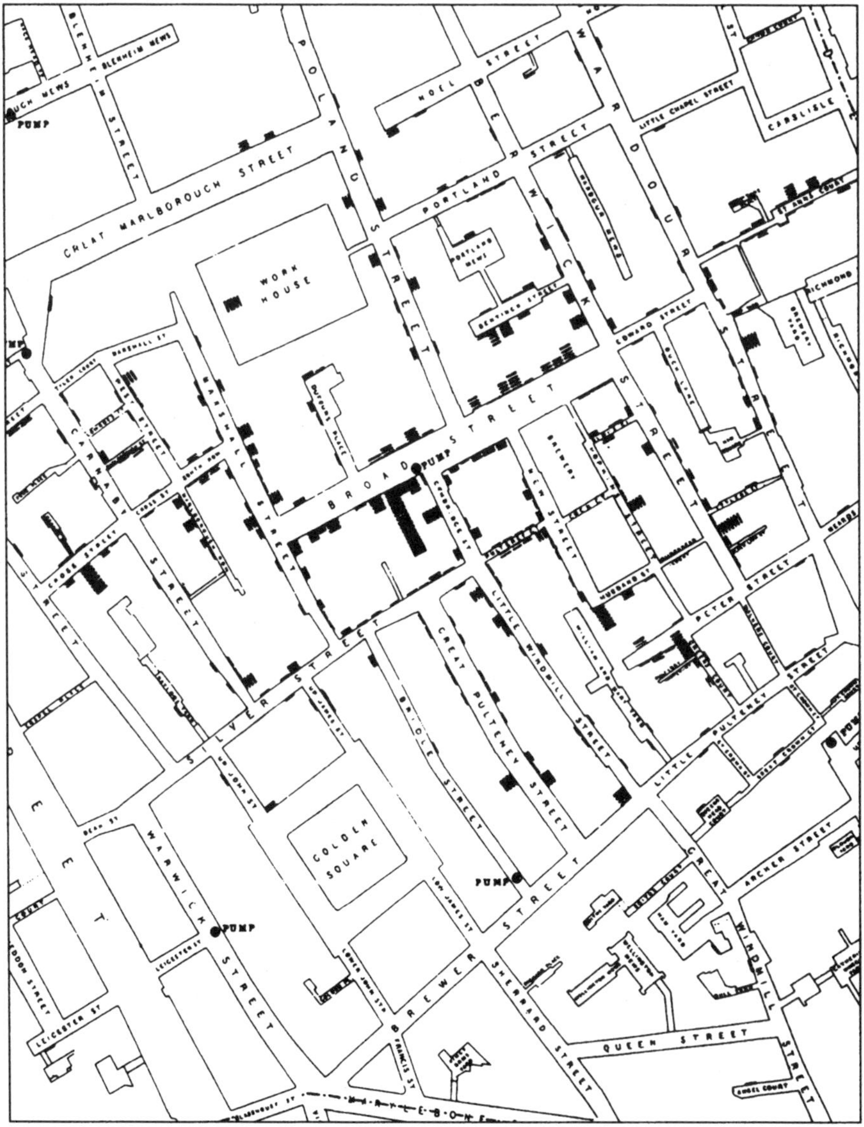

ロンドンのコレラ源であったブロード通りの水道ポンプ
図はジョン・スノウの Snow on Cholera からの抜粋

だれがジョン・スノウを英雄にしたのか？

最大の強敵でさえ抵抗できない方法で，感染の説明をしたジョン・スノウが公衆衛生の英雄であるのは当然のように思える。事実，ジョン・スノウとブロード通りを取り巻く神話では，ロンドンの街，事実上の全世界が，コレラは水中の何かによって伝播される伝染性の病気であることを直ちに知ったということになる。スノウの輝かしい探偵仕事を仮定すると，コレラが瘴気や悪臭のする蒸気によるという説を，もはや受け入れることができなくなる。しかし，スノウの報告書に対する世間の反応について深く考察を行った研究者は，当時，スノウは英雄ではなく，それどころか，全く逆であったと推断している。もし，人びとが実際にスノウの研究に注意を払っていたら，彼は「暗い16世紀のフラカストロの感染理論に戻るような常軌を逸した見識の持ち主」と思われたかもしれない。それゆえに，研究者は「いったい誰がスノウを英雄にしたのか？」という疑問を抱く。

1850年代に，医学や科学界の人びとの間では病気が伝染性であるという考えがほとんど支持されていなかったことは明らかである。4半世紀にわたってコレラの原因と予防の議論の中心はジョン・スノウではなく，ドイツのマックス・ペッテンコーファー（1818-1901年）であった。ペッテンコーファーは英雄スノウに対する道化役を振られてきたが，1855年から1880年代は，何が感染症の原因であり，それがどのように伝播するのかという考えの発展に決定的な時期であり，ペッテンコーファーは最も大きな力であった。

ペッテンコーファーの考えは，地下水レベルで起きた一連の変化のために「コレラ瘴気」が立ち上ったというものである。コレラがその地域に生じるのかどうかを決めるのは，地下水面であった。地下水面が突然上昇すると，地面に含まれる水分は増加する。地下水面が乾季に入ると，含有水分も減り，コレラが「発生する」ことができる地下水面の上に土の層が現れるということである。特定の細菌がコレラのような特定の病気の原因であるという考えが受け入れられ始めると，そのような微小有機体は適当な大気の状態下で存在する時にだけ病気発生に寄与するのだと，ペッテンコーファーは主張した。そのような状況で，適当な「瘴気」は作り出され，発生のプロセスによって汚染された大気を通して病気は伝播され得るのだ。媒菌説と少々似ているように見えるが，しかし，ペッテンッコーファーはこの時代に反伝染病説支持者の中でもっとも声の大きい者の一人であった。

ペッテンコーファーの背景を考えると，彼が，勢力を増す潮流に抵抗し，自分の考えを保持することは想像に難くない。地下水理論は，おそらく，1843年にミュンヘン大学で医学学位を取得した後に，あのユースティス・リービッヒ自身と有機化学を研究したことに遡るのだろう。リービッヒは当時，腐敗物質は「発酵を起こす物質」，有機物の分解を起こす化学物質を含有するという考えを擁護しており，生物が特定の発酵を行うというパスツールの考えに声を上げて反論していた。リービッヒは，腐敗物質中のこれらの発酵を起こす物質によって地域が風土病を受け入れるかどうかが決まるという考えを提唱し始め，ペッテンコーファーは，化学と同様に医学のトレーニングも受けていて，リービッヒの考えをより明確に医学的枠組みに組み込んだのだった。

当時の出来事を理解するために，ペッテンコーファーという人物像を描いてみよう。彼は医師や有機化学者であるだけでなく，最終的に固形スープとなる肉抽出物を作る方法の開発に部分的に関わっていた。歯の詰め物の銅混合物を考案した。「良いドイツセメント」の新種を作った。ミュンヘンの劇場や主な鉄道駅を明るくするために使われた木ガスを生産する実際的な方法を発明した。金，銀，プラチナの試金を改良することによって硬貨鋳造のバイエルン方を改善した。ミュンヘン美術館の絵画のひびが入ったワニスを修復する方法を考案した。これら以外にも非常に多くのことを行った。これは無視しがたい精神であり，エネルギーであり，特に，これら発明のすべてが余暇時間に行われていたことを考えると並はずれていることが分かる。ペッテンコーファーの真の興味と主な仕事は公衆環境衛生だった。公衆環境衛生とコレラが議論されていた時，彼の声は聞き入れられたが，疫学に着手した英国外科医のものとは異なっていた。1854年，スノウがブロード通りの水栓ポンプが関係しているとした同じ年，ペッテンコーファーはコレラについての報告書の中で「水を飲んで，きっぱりと，因果関係を片付けた」と書いた。

しかし，そのような声明は，ジョン・スノウの証拠の前で聞き入れられただろうか？答えは痛ましいものである。ペッテンコーファーは，社会的地位のある人びと（他の衛生学者や政治的権力のある人）に聞き入れられる職にいたが，スノウは違った。ペッテンコーファーは，骨董品のステンドグラスや貴金属の試金の製造生産方法を考案した業績によって，1850年にババリア王国のマクシミリアン王二世の宮廷薬剤師となった。1855年には，ミュンヘン大学の正教授となり，1864年には学長となった。学術世界と宮廷の両方における彼の影響力を用いて，ババリア王国の3つの大学すべてにおいて衛生学を正課として認可させることができ，そして，彼自身がミュンヘン大学で衛生学の講座主任となった。彼にウィーンの新しく開設された衛生研究所の所長を受けると脅されて，ババリア政府は1878年に彼自身の衛生研究所の建設を余儀なくされた。1890年，ババリア王国科学アカデミーの会長に選出され，世紀が変わる頃には，事実上，全ての主な衛生研究所の所長やドイツや多くのヨーロッパの衛生学の教授は，彼の下で学んだ学生が就任することになった。彼と彼の門下は，衛生学研究が載せられる2つの主な雑誌を支配し，そのため，科学論争の動向を効果的に支配した。しかし，マックス・フォン・ペッテンコーファーは1901年に自殺を図った。

自分の専門で頂点にあり，政府に顔がきき，人びとの考えやその分野の専門家が読むものを支配した人物がここにいた。ペッテンコーファーは自分の考えを実行に移せる地位にいたので，ミュンヘンは安全な水供給システムを開発することができた。それこそ，チャドウィックが成功というほどには出来なかったこと，スノウが全くできなかったことだった。ミュンヘン市民にコレラが起きないことを保証してペッテンコーファーが考案したシステムは，水のろ過（スノウの考えに基づいて造られたシステム）ではなく，地下水から上水を分離することに基づいている。ペッテンコーファーは，清潔であるためには，きれいな水がミュンヘンの各家庭や小屋に供給されることが必要だと考えた。きれいな水が供給されれば，人びとは洗浄する——彼は清潔，良い食事，換気の奨励者であった——そして，水は使われた後，地表を汚染したり地下水と混ざる前に，取り除かれなければならないと考えた。システムは，山から水を運び，家々に供給し，病気が「発生する」瘴気を作り出す前に下流に掘られた下水システムによって水を取り除くというものであった。

ペッテンコーファーの解決策は，もし媒菌説に完全に転向したとしても，ほとんど違わなかったことは明らかである。ペッテンコーファーは，主な都市で恐れられているコレラの浄化に自分の科学を役立てた立派な科学者であった。間違った理由でそれを実行したために，歴史上，愚か者となってしまい，一方，ジョン・スノウは歴史に全く何の影響も与えていないが英雄とされている。この世の栄華はこのようにして消えてゆくのだろう。

同時期，水の化学分析の方法が進歩したので，英国の多くの人びとが，水中の無機化学物質の影響について病気との関わりを発見することに焦点を絞って研究していた。水中の無機塩の成分を測定する化学的方法の発達により，測定しているものが病気と関係があるかどうか不明であるにも関わらず，化学的水分析は英国の水の安全性についての権威となった。これは，生物工学や遺伝子クローニングにおける躍進や奇跡，そして，少量の農薬や変圧器の危険性に関するニュースが新聞の一面やテレビ放送で伝えられる今日の訓戒とすべきであろう。もちろん，それぞれのニュースは，権威者，つまり，その分野で仕事をしていて自分たちが最新の躍進や奇跡の重大性を知っていると確信している科学者からのコメントを得ている。素人は，これらの権威者の言葉を受け入れているのである。われわれは確かに権威を信頼すべきであるが，科学の権威といえども束の間であることに気づいている科学的見識のある大衆と，人びとと科学の社会的意義を議論する時には確信を加減することを学ぶべき科学コミュニティーとを必要としている。

再構成された病気と「新」公衆衛生

19世紀末には，偉大な変化が完了しつつあった。特定の微生物が特定の病気を引き起こしていることに疑いの余地はなかった。微生物は純粋培地に培養され同定された。二大疫病である結核とコレラの原因の同定が成功したので，病気を発生させる瘴気を貧困者の環境から取り除くことが裕福な社会の義務であるとチャドウィックが主張してからの約半世紀の間に，感染症の本質についての考え方は逆になった。しかし，この時期には，死はもはや常なる存在ではなくなっていた。ゆっくりではあるが確実に，主要都市では下水が延長され，きれいな水が居住者に供給されるようになった。産業化は，それがもたらす憂鬱な面にも関わらず，貧困者の経済を改善し，彼らに良い食事と住居を与えた。われわれが知っている世界が垣間見え始めたのである。

瘴気と戦うために制定された環境衛生と公衆衛生の改革による影響が誰にでも明白になってきた頃，媒菌説は受け入れられるようになった。パスツールは「パスツール」となり，コッホや他の微生物ハンターは古く恐ろしい病気の原因である特定の細菌について新種の分離を行っていた。医師や科学者，そして，公衆にも同様に，「パスツール」と細菌学という新しい分野に要約された科学としての医学が，化学と物理学の科学が以前に行っていたように発展していると印象づけられた。一般の人びとの生活は向上した。改善された環境衛生と栄養による大きな利益は科学に約束された進歩の産物と考えられていた。

媒菌説の受け入れと，それによる1880年代の細菌学の発展——大規模な病気を引き起こす特定の細菌の同定——は，1890年代，公衆衛生と病気予防の提唱者たちに進んで取り入れられた。公衆衛生や環境衛生運動の知的原理は，病気予防の包括的な方法の設定であったため，病気が特異性によって枠組みを与えられるようになると，それらの運動は「単なる社会改善」から離れ，科学的権威を得る方法を見つけた。その問題に関する2人の現代権威が言うように，細菌学は，訓練されていない素人の領域の「古い」公衆衛生を，科学的に訓練された専門家の「新しい」公衆衛生から厳しく分離した。細菌学を用いて，マサチューセッツの水供給を調べたウィリアム・セジウィックは，「1880年以前，われわれは何も知らなかった。1890年以降，われわれは全てを知っている。それは栄光の10年であった」と言った。科学者がその10年間に知ることになった「全てのこと」とは，感染症は特異的であり，特定の病気は特定の感染経路を持つ可能性があるということであった。公衆衛生は科学的医学の合法的権力となった。

新しい特異性への白熱状態の中，転向者の熱を奪う者がいた。1915年，600ページの公衆衛生官のための手引きで，スコット・マクナッツは約半分を伝染病に，4ページを産業衛生に割き，そして，「注として，住居，水供給，公衆教育，環境衛生に少しだけふれた」。しかし，他の人はその新しい特異性の強力な考えを，「病気予防，長寿，身体的健康の促進と，環境衛生，地域感染の管理，個人の衛生の根本方針における個人教育を行うために組織した地域努力の効率を上げること」という伝統的な目的に合わせようと苦心した。

この「新しい」公衆衛生は，人びとに特異性の考え方と媒菌説を受け入れるよう説いた。しかしながら，「古い」公衆衛生が非常にしっかりと築いてしまった汚物と病気の関連は大衆の頭に深く根づいて離れず，役人が病原菌を汚物と同じくらい恐ろしいものと認識させようとしても，それは難しい仕事であった。なぜならば，「ごみや氾濫する下水と違って，細菌は容易には見えない」からである。

アメリカでは，1880年代に，ロード・アイランド，ミシガン，ニューヨーク，そして，マサチューセッツに公衆衛生試験所が開設され，そして，貧困者と空腹な人，「自由に憧れ群がる群衆」に門が開かれた。彼らは自由であったけれども，貧しく，空腹で，雑然とした群衆は人口密度の高い安アパートにひしめいていた。移住者の過密とその結果としての衛生の欠如は，生粋の中間階級に病気を近づけさせ，そのため，1900年初期には媒菌説が科学的医学や「新しい」公衆衛生に浸透したにも関わらず，ポリオが現れた時も病気に対する古い考え方の枠組みの影響が残っていた。

ポリオは産業国の多くを襲ったが，特に合衆国は大きな被害を負った。1905年から1909年の間の8000を超える世界中から報告されたポリオ患者のうち，3

分の2が合衆国で発症していた。1916年，合衆国には，27,000人の患者が存在し，6,000人の死亡者がいた。ニューヨーク市だけで，6月から12月の間に8,900人の患者から2,400人の死亡者が出た。その恐ろしい流行病の年の死亡率は25％で，生き残った4人の子供のうちの3人以上に麻痺があり，それは後遺症として残った。この病気は小児マヒとして知られ，子供を持つ親たちを凍らせた。

新しい公衆衛生試験所は病気を引き起こす「病原菌」の分離に着手し，おそらく，これが微生物狩りの次の勝利になるだろうと考えていた。そして，大衆は目には見えないが少なくとも実験室では培養され得るものによって生じる病気の実体をやっと理解し始めた。しかし，この新しい病気には細菌性の原因は発見されず，大衆は見ることも培養もできない作用因によって引き起こされると知らされた。新世紀の科学の時代への大いなる飛躍は容易ではなかった。たくさんのものを産み出した科学が，原因の分離と小児マヒの撲滅においては無力であることが示された。結核とコレラの劇的な減少のために科学を信頼するようになった大衆は，今，ポリオにも同じことを要求した。科学的医学は患者に，奇跡は直ぐには来ないものだと主張した。

新しい公衆衛生は，古い公衆衛生と非常に良く似たアプローチを取った。病気は特異的な作用因（この場合はウィルス）によって引き起こされるかもしれないが，これらの作用因は，常に汚物と貧困と関連していた。それゆえ，アメリカ人は，この新しい恐ろしいウィルスの繁殖場所を除去する努力を強化しなくてはいけないと考え，ハエ，汚物，そして，人口密集に対するキャンペーンを熱心に実施した。この善意のプログラムの思いがけない結果は，新しい移住者が汚物と病気と無知の出所として注目され選ばれてしまったことである。最高の衛生状態できれいな水を使っている中間階級アメリカ人の清潔で栄養状態の良い子供が，どのようにしてこの新しい病気に襲われてしまったのだろうか？移住民の犠牲の時代は，科学がこの恐ろしい病気を管理も根絶もできないという挫折から始まったのだった。

大衆，医科学者，そして公衆衛生官まで，彼らの頭の中で科学は大勝利を収めていた。どうして，衛生運動と公衆衛生が主に責任を負う分野で「パスツール」が信望を得たのか？という疑問への答えは，公衆衛生が科学の権威を手に入れるために喜んで信頼を譲ったということである。同じ答えが，誰がジョン・スノウを英雄にしたのか？という疑問にも当てはまる。彼は，媒菌説の到来の前に公衆衛生が病原体に気付いていたことの非常に都合の良い象徴となったのだった。19

世紀の公衆衛生によってもたらされた生活環境の変化はきわめて劇的であった。科学が「構想中」である時代に，細菌学によって成し遂げられた病気の再構成とその変化は同時期に生じており，その二つを一つにすることに誰が抗うことができただろうか？

病気が消えたことによって科学は多くの信頼を得たが，皮肉にも，医学に対する重要な貢献である病気の特異的原因論という考え方について語られることはほとんどない。どのようにわれわれが病気を捉えるのかという点において根本的な変化がなければ，特異的な治療法への動きはなかっただろう。

第２部　内部世界の再構築

第6章
「将来，病気では死なない」

病気の原因となる微生物を目に見えるものにしたことで，それらを理解し，対応できるようになり，1870年代の細菌学によって特異性についての科学的根拠がもたらされた。1880年代，パスツールは病気を特異的に予防することができるという考えにつながる科学的思考を始めた。特定の病気を予防する特定のワクチンの開発と，それがどのように働くのかを研究する科学である免疫学は，病気が再構成されて初めて可能となった。特異的予防への期待が大きな力の一つとなり，その力によって媒菌説と病気に対する特異的な治療の考えが完全に受け入れられるようになるのを後に見る。この期待のために，パスツールは時代の象徴としての「パスツール」となったが，病気が征服され，その征服者が英雄となることはこれが最初ではなかった。危険であるにもかかわらず成功した，世界的大疫病の一つである天然痘を予防する方法は，中国，インド，ペルシャより長く，ヨーロッパでは少なくとも2世紀の間，用いられてきた。エドワード・ジェンナーは，天然痘を予防するためにあまり危険ではない方法として種痘を考案し，この1世紀前に英雄となっていた。

古代の人びとは，ある病気から回復した人は，再び同じ病気には罹らないということを度々観察して知っていた。ペロポンネソス戦争の歴史家であるトゥキュディデスはそれを記録した最初の人物であろう。

> （アテネの疫病における）疫病から生命をとりもどしたものたちは，死者や病人にたいして深い憐れみを禁じえなかった。かれらはその苦しみが如何ばかりのものかを既に体験していると同時に，今は自分たちは安心できる状態に復していたからである。一度罹患すれば，再感染しても致命的な病状に陥ることはなかったのである。快復した者は，人びとからその幸運を羨望視され，本人は当座の喜悦に眩惑されて，もう如何なる病気で死ぬことも絶対になかろうなどと，浅はかな希望を抱くものすらあった。
>
> 久保正彰　訳　『戦史』より

幸運な生存者は，当時，アテネで猛威を振るった疫病（この病気が何であったかは正確には分かってない）の2回目の発生で死ぬことは実際に免れたが，その後に彼らが他の病気で死亡する可能性は高かった。一つの病気の生存者が持っている防護は，彼らが回復した病気に特異的であり，他の病気に罹ることを防いではくれないことが分かるようになるには長い時間がかかった。そして，病気が特異性という点で再構成され始めた時，特異的治療の考えと特異的予防はそれと符合した。

「天然痘・・・，ここに全く無害である」：ジェンナーと種痘

天然痘は，ヨーロッパでは少なくとも16世紀から，おそらく，東洋では西暦1000年頃から存在した古い病気である。17世紀には，ヨーロッパを荒廃させ恐れられたペストに取って代った。いくぶん誇張されているだろうが，当時，1000人のうちのたった5人しか天然痘の感染を免れなかったという報告がある。これを信じる根拠は，17世紀の英国で，4人のうちの1人が「その災難」で死亡していたからである。「天然痘はいつも存在し，墓地を死体で満たし，まだ，罹ってない人すべてを絶え間ない恐怖で苦しめ，免れた人びとは，その力の恐ろしい足跡に残され，婚約している乙女の目と頬を恋人にとって恐怖の対象に変えてしまった」。

時が経ち，人びとは天然痘に2度罹ることはほとんどないことに気付き始め，多くの地域において天然痘から回復した人が患っている人の看病をするようになった。おそらく，この民衆の観察に基づいて，現代科学のかなり前に，病気の惨害から人びとを守る方法が，中国，インド，ペルシャで開発されていた。それは，故意にその病気を軽度に発症させ，その後に重篤にさせないというものであった。その方法は危険で魅力のないもので，その病気を患っている人から取った病気の物質の少量を健康な人に植え付けるというものである。メアリー・モンタギュー夫人は，1700年代初頭に在コンスタンティノープル英国大使夫人であり，この方法をヨーロッパに導入したと一般に認められている。ここで，自分たちの文化が他の文化よりも優れていて，自分たちの文化を他の人に押し付けるために非常に労力を費やしてきたヨーロッパ人が，なぜ，他の地域の人びとと同様の観察を自分たちにしなかったのか？という疑問が湧く。ともかく，メアリー夫人は英国の友人に手紙を書いた。「あなたがこれを聞いたらきっとここに来たいと思うに

違いないことをお話します。天然痘，それは私達の間では，致死的で，非常に流行しているけれど，ここでは，植付けの発明で全く無害です・・・」。

「植付け」というのは，「天然痘を持っている人の化膿した膿疱を開き，小さな綿でその膿を乾燥させ，その後，それを感染したい人の鼻孔に詰める」こと，もしくは，その綿で皮膚を突っつくことであった。植え付けられた人は，軽度の症状を呈するが，天然痘を患っている最中の人ほどの悲劇的な変貌を被ることはなかった。メアリー夫人は，自分の子供たちに，大使館の英国人医師であるチャールズ・メートランド医師による植付けを行った。彼女はその手法の効力を明らかに確信していた。しかしながら，その手法が彼女の本国で行われることについて楽観的ではなかった。彼女は「この有益な発明を英国で流行らせるために痛みを負う覚悟があるほどに愛国的でありました。そして，それについて非常に熱心な医師のことを書くのを忘れてはなりません。もし，人類のために，収入のかなりの部分を失う覚悟がある，十分な徳を持っていると思われる人の一人を知っているのなら・・・，ひょっとして，私が生きて帰れたなら，私には戦う勇気があるでしょう」。世の中に，全く新しいものは，本当にないようであった！しかし，メアリー夫人が話していた医師は，われわれが 20 世紀に慣れ親しんでいるような患者—医師関係は持っていなかったことを思い出さねばならない。当時，医師と患者は同じ社会的地位におり，しばしば，患者は医師とほとんど同等に医学について詳しく，「異国の」治療のモルモットになることを一瞬でも考えてみるような人びとではなかった。

英国における 1721 年 5 月の天然痘の大流行時に，ジョージ 1 世の妻のキャロライン王女は王室の子供たちに「接種」を受けさせたかった。もちろん，王位継承者は軽率によく分からない「異国の」医療を受けることはなく，そのため，その処置が王室の子供に使われて本当に安全かどうかを調べることになった。ニューゲート刑務所の有罪判決を受けている犯罪者に接種を受けることを承諾したら恩赦を与えるということの合法性について，王は王室弁護士や法務次官に助言を求めた。王は望むことをできるということを，王の法律顧問たちが知るようになることに驚きはないだろう。「民の命は，陛下の権力の中にある。陛下が適当と考える合法な条件の下に，恩赦を与えるであろう。この特殊な条件に関して法律の点での異議はなく，それは，この処置を完全に実行することが人類の普遍の利益に資するからである」。

1721 年 8 月 29 日朝に，3 人の男性と 3 人の女性の受刑者が，医師，外科医，薬剤師，そして，王室の子供への関心から報道関係代表者も合わせて25人の面前で接種を受けた。一人を除いて全対象者が軽度の天然痘を発症した。その一人は，その一年前に軽度の天然痘患者であったことが後に判明した（この事実は，もう少し先で，エドワード・ジェンナーが登場した時に本書の中の重要な点となる）。全員が回復し，接種の悪影響は見られず，王の言葉どおり，彼らは9月6日に恩赦を受けた。

この実験によって，キャロライン王女はこの処置が安全であることを確信したが，効力については何も分からなかった。これらの受刑者は，「真の」天然痘に罹ったような感染者に接しても，本当に大丈夫か，それとも，やはり病気に罹ってしまうのだろうか？接種を実施した医師は，数年前にコンスタンティノープルでメアリー・モンタギュー夫人の子供に接種を行ったチャールズ・メートランド医師であった。ごく少量の天然痘の膿を使うことが安全なだけでなく，将来の天然痘感染から本当に守ってくれることを示すために，ニューゲート接種の生存者の一人の19歳の女性がロンドンに近い小さな街へ来て，10歳の天然痘患者の看病をし，毎夜，同じベッドで眠るように，彼は手配を整えた。恩赦の御蔭か！幸運にも，6週間の暴露の後，彼女はまだ病気に罹っていなかった。その後，彼女が幸せに暮らしたことを願う。この実験の適切な対照としては，男の子が本当に天然痘を持っていることを確かめるために，接種を受けていない19歳の女性もベッドをともにしなくてはならなかったはずなのだが，そのことをこの善良な医師が考えつかなかった，あるいは，女王に伝えなかったことに感謝するまでである。

この残酷な実験によって，女王は接種がその病気から守ってくれることを納得した。しかし，王室の子供たちに対して慎重であり過ぎることはない。処置は大人では効いたが子供では危険なのではないかという疑問が浮上し，キャロライン王女は天然痘に罹ったことのない孤児のリストを引き出し，接種をさせることを命じた（王室が本当に思いやりがあることを示すために，全処置の費用は彼女が持つよう手配した）。事が順当に運んで，孤児たちは接種を受け，全く悪い影響も見せなかった。そのため，やっと，王室の子供たちにも接種が安全であると考えられるようになった。彼らが天然痘に罹ることはなかった。

しかし，接種の安全性が公けに証明されても，それが一般大衆に役立つようになる動きはほとんどなかった。それは，当時の医療のあり方が可能性のある理由の一つだが，当時の病気の捉え方も理由の一つである。瘴気の混ざった膿汁を正常な人に故意に接種させるというような，ばかげた事を良いと考える理由がほとんどないと判断されるのも無理はない。実際，処置が適切に実施されなかった例——人びとが重度の天然痘を発症してしまう結果——は多数あり，良くて忌まわしく，悪くすれば危険な，この方法はヨーロッパでは使用されなくなった。75年ほど後，エドワード・ジェンナーがこの処置の危険性を低くし，若干魅力的な受け入れられるものにした。

エドワード・ジェンナー（1749-1823）は，一世紀後のロベルト・コッホのように，博物学に興味を持つ田舎の開業医であった。事実，彼の自然史に関する観察は，彼を王立協会の会員に選出させるほど重大なものであった。あらゆる重要な歴史的出来事と同様に，ジェンナーを彼の偉大な発見へと導いた出来事は，何度も語られるうちに本当らしい話となっていった。その話というのは，彼がグロスターシアの診療で一人の乳搾り娘を天然痘と診断したが，「私は以前に牛痘になったので，天然痘にはなることはありません」と，彼女が言った（少女のように頭を振ってか？衝撃を受けた疑い深い目でか？感情が激化するためいきか？）というものである。牛痘は名前が示すように，畜牛の病気であり，それでは，なぜ，牛痘に罹った自分は天然痘には罹らないと考えたのだろうか？田舎に住む人びとは誰でも，手に牛痘の瘢痕がある者は顔に天然痘の瘢痕がないということを知っていた。今では，ヒトのこの病気（天然痘）とウシの病気（牛痘）は，非常に良く似たウィルスによって起きること，両方の病気の主な症状の一つである膿疱も似ていることが分かっている。グロスターシアの田舎では，誰でも，牛痘はヒトに感染する可能性があり，軽度の病気を起こすことを知っていた。ウィルスについて何も知らないジェンナーはすばらしい洞察力によって，土地の乳搾り娘の手の牛痘の瘢痕と彼らが罹った軽度の病気は，ヒトにおける病気の物質で接種を行ったのと同種の防護を彼女たちに与えていることに気づいたのである。おそらく，彼女たちは知らない間に牛から比較的に無害な病気の膿を受けて，故意の接種の危険な処置を経験したような効果を得ていた。その通りであるなら，ジェンナーは牛痘の膿からできたもので誰かに意図的に接種を行い，偶然の感染が乳搾り娘を守っていたのと同じように，その人が天然痘に罹患するのを予防することを示すことができるはずである。

ジェンナーが科学という新しい哲学の考え方を取り入れた方法は，予測を検証する系統的で論理的なものであった。まず，古い接種の方法では，天然痘に罹ったことのない人は膿が皮膚の下にある場所に必ず局部的な隆起を生じることを，彼は知っていた。これは，その病気に再び罹患することを避けるために必要であると民間で伝承されている軽度症状の一つである。前に見たように，王室実験で過去に天然痘に罹ったことがあり回復した一人の受刑者は，接種をされてもこの種の反応を示さなかった。そのことから，ジェンナーは，人が天然痘から守られている一つの兆候が接種の場所に隆起を生じないことだと考えた。これが正しいということを確かめるために，彼は天然痘患者の少量の膿を感染していない人と過去に牛痘に感染したことが分かっている人に接種した。そして，接種場所に隆起が生じるかどうかが分かるまで待った。過去に牛痘の軽度の患者であった人の接種場所に隆起は見られず，そのことは，牛痘への感染は天然痘による隆起を生じさせないということを示していた。これこそ，まさに彼が発見した事実である。自然に牛痘に感染した人は接種場所にほんの一時的な反応しか見せず，独特な液体を含んだ膿疱は生じなかった。それとは対照的に，牛痘に感染したことのない人は，全員が特有な膿疱を生じたのだった。

この小さな実験は，民間伝承には事実的根拠があり，(多くの場合)「牛痘は天然痘感染から人を守る」ということの強力な証明となった。ちなみに，これが現代の倫理的基準でも良い実験であることは記しておく価値がある。天然痘の膿で接種を行うことは既に受け入れられており，一般的ではなかったにせよ，それは医療であったので，ジェンナーは患者に過度に害のあるものを経験させようとはしなかった。今日，彼の実験を実施するには，研究機関の倫理委員会に前もって行かねばならない。そこで，王室の天然痘実験によって天然痘による接種が安全で効験があったこと，そして，患者を異常な，または，不必要な危険に曝さないということを主張しなければ，倫理委員会では多分許可されないであろう。

さて，ジェンナーは，意図的に牛痘を接種した者がしばらくしてから天然痘の接種を受けた場合，膿疱ができないのかどうかを見るために本当の検証を始めた。彼はヨセフ・フィップという8歳の男の子に牛痘を接種し，数ヵ月後，その子に天然痘を接種した。思い出してもらいたいが，もし，この実験が失敗してもヨセフ・フィップは天然痘には罹らないはずである。彼は，最初の王室実験の受刑者のように，天然痘の接種場所に大きな反応を起こすだけであるはずだった。結果は，ジェンナーが望んだものであった。「数ヵ月後に接種を受けた時，彼が守られていることが証明された」。ジェンナーは，この処置をラテン語のvacca，牛にちなんでvaccination種痘と名付けた。

ジェンナーが王立協会へ送った最初の報告は，そのような不完全な研究は彼の評判に傷をつけるという親切な助言とともに発表を却下された。実際，研究の対象者数は少ないが，その主張はたいへん重要であったので，多くの証拠を要したのであった。このような理由があるので，どの雑誌にも送られていない非常に重要な医学論文のうちの一つを王立協会が却下したことは許されるだろう。1798年には，ジェンナーは多くの研究を完成させ，『牛痘の原因と効能に関する研究』という，一般受けしそうな題の小冊子として研究を個人的に出版した。小冊子の出版とともに，天然痘から守ってくれる種痘というジェンナーの発見も認知されていった。

種痘の処置は，しばらくの間，重要な発見につきものの多少の物議をかもした。しかし，それは受け入れられるようになり，その効果は明白であったので，議会はジェンナーに1802年には10,000ポンド，1806年には20,000ポンドを業績の重要さを認めて授与した。アメリカでは，トーマス・ジェファソンが自分の家族全員と何人かの近隣者に種痘を受けさせた。しかし，恐ろしい天然痘が今や予防可能な病気になりつつあるとはいえども，かなりの数の人びとは種痘に反対していた。反種痘協会が英国に組織された（諷刺家ジェームス・ジルレーには予防接種の恐ろしい結末を描いた1813年の有名な版画がある）。進化論の共同発見者であるアルフレッド・ウォーレスがすばらしい世紀と呼ぶ19世紀の終わり頃，科学の奇跡が列挙されている時に，ウォーレスは種痘をでっちあげで危険な処置と言った。しかし，抵抗があっても，種痘に効果があることは多くの人びとに明らかであり，その処置は徐々に一般に受け入れられていったのだった。

ジェンナーの研究から他の病気に対する種痘の方法を開発するという，普遍的な原理を引き出そうとする試みはなかった。それは，伝染病が独立した存在とは考えられてなく，変わり者だけが伝染という考えを信じていたからである。もちろん，媒菌説が19世紀半ばに受け入れられるようになり，細菌学の黄金時代に感染症の多くの病原体が同定された時にすべては変わった。その時，ジェンナーの種痘（防護を引き出す類似疾患の軽症を発症させること）の原理を他の病気に対しても利用しようとする計画が多数出された。問題は，ジェンナーが牛痘で見つけたような類似疾患の無害な方法にあたるものを見つけることであった。

「ねえ，そうじゃないか。信じようとしない連中よ！」：パスツール，種痘を一般化する

「パスツール」神話の中には，農場構内の経験——他の動物にとっては死をもたらすが，その動物には軽度の症状しか起こさない細菌に自然感染した動物を観

察すること——を想起させるようなジェンナーの牛痘の仕事を一般化するという考えにパスツールが夢中になったというものがある。おそらく，牛痘—天然痘説に類似したものと気付いていたということだろう。これが本当かどうかはたいして重要ではないが，パスツールの科学についての「実験科学の分野においては，幸運は準備のできている人にだけ訪れる」という有名な言明に合致していた。ジェンナーの種痘を一般化するパスツールの能力は，確かに，彼の心が「準備できていた」ことを示していた。

パスツールは，1879年にニワトリコレラと呼ばれるニワトリの病気について既に研究を始めており，その頃，ヒトにおけるいくつかの病気の原因であるバクテリアについて集中的に研究を始めた。このニワトリの病気はヒトでの恐ろしい病気と名前が共通しているが，ヒトのコレラには関係がない。ニワトリコレラの原因である細菌はパスツールの実験室の培地で日常的に培養されていて，サンプルをニワトリに接種すると，必ず病気に罹り，死んだ。しかしながら，1879年の夏の休暇から戻った後，以前ニワトリに対する毒性を示していた培養菌が，その時には致死的な毒性を失っていたことを発見した。その病気が自然発生している間に，パスツールは感染したニワトリから新鮮な培養菌を分離した。正常なニワトリにその新しい培養菌を注射したところ，期待通りに罹病した。もしかしたら節約のためかもしれないが，パスツールは，毒性を失った培養菌を接種して生き残ったニワトリに，新しい培養菌を注射することにした。すると，驚いたことに，そのニワトリは病気にならなかった！彼は，病気を引き起こす危険な細菌と似ていて自然に発生する無害な細菌を探していたが，このニワトリコレラの偶然の観察はより良いもの——同じ細菌の毒性の低い型——を与えたのだった。天然痘の恐ろしい毒性から守ってくれる牛痘の無害な接種のように，無害なニワトリコレラ培養菌は致死的毒性から動物を守ったように思われた。

2つの現象を関連づけるすぐれた才能によって，パスツールは，それらが特異的であっても感染の病原体は変化し得ることに気づいた。毒性を失わせることができるのである。微小生命体の型の特異性という，パスツールが導入した考えが非常に強固に根を下ろし，コッホは微小生命体は絶対に不変であると主張しつづけていた。さて，ここにいるパスツールは，特異性の父であるが，特異性は絶対的ではないと言っている。パスツールが正しいのなら，都合のよいことは明らかである。防護させるために，他の種類で類似した病気を探す必要はなく，感染病原体自身を無害に変化させる方法を見つけさえすればよいということである。細菌が変化する，もしくは，変化させられる性質を持っていれば，これを利用してジェンナーの牛痘や自分の無発病性のニワトリコレラに変えればよいのである。彼が本当にこれを実行すれば，あらゆる病気に対して「種痘」が可能になることは明らかであった！しかし，パスツールは有毒な微生物を無害にし，しかも，身体を守る不可思議な能力は保持されるような方法を見つけなければならなかった。炭疽菌は最初の大きな成功であった。

炭疽を引き起こす病原菌をコッホが見つけてすぐに，パスツールはその病気についての研究を始めた。フランスのボース地方で炭疽の発生が高く，牧草地のヒツジ飼いや農民が「呪われている」と考える牧草地があった。炭疽の最後の大発生から数年後になっても，その「呪われた牧草地」で草を食べたヒツジが不思議に病気に罹ることがあった。この不可解な事実は，コッホが，炭疽の原因である病原菌は，数年間，休眠状態でいられる胞子の形態で存在できることを示すまで，炭疽の微生物的原因説に対抗する証明として使われた。パスツールもフランス絹業界を悩ませた蚕病を研究していた時に，胞子が長期間にわたって休眠状態でいられることを発見していた。そして，彼の特有な思考様式で，この2つの状況は類似の可能性があることに気付いた。長期にわたり発生がなかったのに，突然に蚕病が再発することと，休閑中の牧草地に突然に炭疽が発生することは偶然にしては一致しすぎている。胞子が牧草地を「呪った」と考えることは合理的に思われる。なぜなら，ヒツジはそれらに感染しているのである。

肖像画はいつも実験室にいるパスツールの姿なので，彼の仕事のスタイルが実は実験とフィールドワークの組み合わせであることを多くの人は知らない。実践的重要性と論理的重大性の両方を備えた問題を引き受けるという仕事のやり方は，彼がしばしば実験室を現場に作ることを意味していた。そのため，「呪われた牧草地」のボース地域に現地研究所を立てるのは彼にとっては当たり前のことであった。ある日，収穫後間もない牧草地を歩いている際に，ある場所の土の色が他の場所と少々異なることに気が付いた。所有者は，そこは炭疽で死んだヒツジを去年埋めた場所であると告げた。パスツールはその周りを突付いてミミズが多いことに気付いた。彼を賞賛する伝記作家によれば，これらのミミズこそが，死んだヒツジの死骸から牧草地の草を食べるヒツジに感染できる地表まで，炭疽の胞子を運ぶ役割を果たしている可能性に即座に気づいたのだった。直ちに，これらのミミズから採取した土を注射したモルモットが炭疽に罹ったことを示すことができた。ミミズの腸に入って地表にやって来た胞子は，地上に到達すると，牧草地の乾燥した切り株でつくった脚のすりむけからヒツジを感染させるということが見えてきた。ある牧草地が「呪われていた」原因は解けたように思われた。

しかし，もう一つの民間知識が彼を悩ませていた。「呪われた牧草地」で草を食べたヒツジの全てが炭疽になるわけではないことであった。パスツールがその牧草地のヒツジのうちの何匹かに炭疽病原菌の純粋培養菌を注射したところ，驚いたことに，その中に病気に罹らないものがあり，一方，他の牧草地から連れて来て同じ純粋培養菌を注射したものは炭疽で死んでしまった。これは，ニワトリコレラより数年前の出来事で，その時に，「呪われた牧草地」で炭疽に罹らなかった幸運なヒツジは過去に軽度の病気に罹り，そこから回復していただろうと考える糸口は全くなかった。しかし，彼はこの観察をひとまず頭の中から追い出し，後に再び引きずり出すことになった。ニワトリコレラの発見をしたとき，彼の「準備された心」は炭疽から回復し炭疽病原菌の致死的な注射に耐えたヒツジ，ニワトリコレラの致死的注射に耐えたニワトリ，そして，牛痘を接種して天然痘の惨害に耐えた人びとの間に類似性を見出した。毒性を失わせた培養菌で扱った最初のニワトリのように，炭疽胞子による感染から回復したこれらのヒツジは，その後の感染から守られていたのであった。これは，毒性のある炭疽病原菌の培養菌から病気の原因となる性質を取り除く方法で，専門的には減毒として知られているものをパスツールが探し始めるのにはずみをつけた（これで，細菌は性質が変化する可能性があると考えることが重要であった理由が明らかとなった)。

ニワトリコレラの培養菌の毒性を失わせたのはパリの燃えるような8月の暑さであったと推理し，パスツールは炭疽の培養菌に同じ事を試みた。幸運な彼は，ほんの少し高くした温度で炭疽病原菌を培養することによって，それらも減毒されることを発見した。毒性を失い，もはや病気を起こすことができなかった。しかし，減毒された病原菌が，毒性のある炭疽の致死的注射から動物を守るのだろうか？彼はモルモット，ウサギ，そして，ヒツジに減毒された病原菌を注射し，その後，毒性のある病原体を試したときに，それらが本当に守られていることを発見した。多くの人が熱心に捜し求めていたジェンナーの種痘原理を一般化する方法を彼が発見したことは明らかであった。

パスツールの偉大な発見により，価値を減ずることなく媒菌説は受け入れられ，細菌学は驚異的に成長した。科学史に対するホイッグ史観では，われわれが歴史的に重要だと考える出来事が当時の全ての人に明らかに重要ではなかったということは，驚くべきことではないらしい。しかし，ジョン・スノウやペッテンコーファーで見たように，その分野で確立した敬意を払われる権威が常に存在し，彼らは物事について違った見方をし，自分が正しいと思う見解を擁護することに躊躇しない。われわれは幸せである。19世紀中頃は，現在よりはっきりと目に見える形で内争が起きていた時代で，言語をあやつる才能が必要であった。科学者は才能ある討論者であり，自分の考えが優れていることを認めさせる論客でなくてはならなかった。一例を挙げれば，パスツールはロシニョール博士と論争しなくてはならなかった。ロシニョール博士は，体液バランスと瘴気に執着した医学団体のリーダーであった。ここに彼の書いたものがある。

> 微生物の研究は流行となり，異論の余地なく君臨しています。微生物説は議論すら行われてはならぬ学説なのです。特に，微生物学の大司祭である優れたパストゥールが，『私がすでに報告しました』といったときには特にそうだったのです。微生物だけが病気の特徴であり，ずっとそれは続くでしょう。多くのことが理解され，確立されたからには，今後，微生物説は，臨床技術に先行しなければなりません。微生物それだけが真実ですし，パストゥールはその預言者なのです。
>
> 竹田美文　訳　『ルイ・パストゥール』より

思い出してみると，パスツールは化学者であり，その仕事や思考はロシニョールの属する医学の領域に深い影響を及ぼしていた。この権威の対峙が大きな宣伝となり，ジェンナーの種痘と同じ原理を利用して炭疽から動物を守ることができるというパスツールの主張について，有名な公的試験を実施することになった。1881年の春，ブリ地区のプイイ・ル・フォールでロシニョールは農民の経済支援を組織し，彼自身が所有する農地を大規模試験の場所として使用した。これに参加した医師や獣医の多くが，その理論，その一派，そして「学識あるパスツール氏」に，この試験によって公衆の面前で恥をかかせたいと願っていることをロシニョールは知っていた。その試験は成功すると思う人よりも失敗すると信じる人によって大きく宣伝された。報道陣が大挙し，（ロンドンの）タイムズ紙のパリ通信員まで出かけていった。

パスツールと疑い深い委員たちが議論し，24匹のヒツジ，1匹のヤギ，6頭のウシに，加熱処理した炭疽培養菌を接種し，時間をおいて毒性のある炭疽病原菌を注射するということになった。これが標準的な手順であり，ジェンナーが幼いジェームス・フィップに用いたものの変形であったが，適切な実験としては不十分であった。パスツールは「種痘した」動物に試した毒性のある炭疽病原体が本当に病気を起こす能力があることを証明しなければならない（王室天然痘実験で回復した若い女性だけが，天然痘の少年と同じベッドで寝かされた試験を思い出しただろうか）。そして，最初の群が毒性のある微生物を接種するのと同時に，「種痘」を受けていない「対照」群の24匹のヒツジと1匹のヤギと4頭のウシも有毒な炭疽を接種された。この実験は2つの点でジェンナーのものとは異なる。第一に，「種痘」が失敗であったら，全ての動物が死ぬ。もし，それが効いたら，接種を受けた動物は生き延びるが，受けていない動物は死ぬ。第二に，プイイ・ル・フォールでの実地試験は公に実施されている。ジェンナーは彼の地域では尊敬されている医師であったが，パスツールは世界的に有名な科学者で，細菌学の世評と権威と同様に，彼自身の威信と名誉を賭けていた。

1881年5月5日，最初の群の動物が減毒された炭疽で予防接種され，対照群はそのままにされた。数日後，全ての動物は毒性のある培養菌を注射された。パスツールの最も信頼する助手である，ピエール・ルー博士が接種を行った。後にルー博士は語った。プイイ・ル・フォールに向けてパリの実験室を後にしたとき，パスツールが陽気に『瓶を間違えてはいけないよ』と彼に言った，と。この話の出所は疑わしいが，毒性のある微小有機体を注射した数日後，摂取したヒツジの中に病気らしいものがいるという伝言がパスツールの元に届いた。パスツールはルーに怒って食ってかかり，彼の不注意によって実地試験が台無しになったと非難した。パスツール夫人は，パスツールをなだめ，次の日，プイイ・ル・フォールへ旅立つように準備をさせようとしたが，彼は聞き入れようとはしなかった。彼は行きたくなかった！自分を公衆の嘲りに曝したくなかった！ルーは一人で行き，面目を失うしかない。なぜなら，それは彼の失敗だからだ！ところが，夜中に，全部うまくいっている――接種を受けた動物は病気になっていない――という電報が届いた。翌日，実験は成功したことを知り，パスツールは馬車に立ち群集に向って勝利の叫びを挙げた。「ねえ，そうじゃないか。信じようとしない連中よ！」

実験結果はすばらしいものだった。予防接種したヒツジは全て病気にならなかった。21匹の対照群のヒツジは既に死に，残りの2匹は観客の目の前で死んだ。最後の1匹は次の日に死んだ。接種した6頭のウシは全て正常であったが，対照群の全4頭は炭疽の重篤な症状を呈していた。この大勝利の数週間後，パスツールはロンドンの国際医学会議の文句なしの英雄であり，そこで彼は「英国の一人の偉大な人物，若きジェンナーの功績と尽力」を称えてワクチンと予防接種（ワクチネーション）という言葉を一般名称として使用することを提案した。

5年後の1885年，パスツールは恐ろしい狂犬病に対するワクチンを作ったことを発表し，世間を再び驚かした。彼は狂犬病を引き起こす病原体（後に，細菌ではなくウィルスによって引き起こされることが発見される）を減毒する方法について研究をしていたが，その方法が本当に効くかどうか分からなかった。フランス学士院への報告書の中で，9歳のヨセフ・マイスターが手，ふくらはぎ，腿を凶暴な犬に噛まれた様子について述べた。幼いヨセフは，犬の下から引きずり出され，血だらけで泡を吹いていた。その犬は飼主によって殺され，狂犬病であったことが判明した。そして，その少年はパリへ運ばれた。パスツールは医師ではなかったので，2人の医師仲間に少年を検査してもらい，誰もが疑ったこと，幼いヨセフ・マイスターは狂犬病に罹る可能性が高いことを確認した。狂犬病は，事実上，確実に致死的であるので，パスツールは動物実験を済ませ減毒された狂犬病ワクチンで彼を治療することに決めた。「この子供の死は免れないようだ。悶々とするだけでなく，落ち着いて，可能性に賭けて，ヨセフ・マイスターにこの方法を試すことに決めた。この方法は犬では失敗したことがない」。

狂犬病の犬からの物質を接種した後，15日間フラスコの中で乾燥させたウサギの乾燥脊髄の溶液をヨセフ・マイスターに接種した。これが，パスツールが開発した狂犬病の病原体を減毒する方法であった。ヨセフ・マイスターは狂犬病に罹らず，その接種が効いたことが判明した。「8月半ばから，ヨセフ・マイスターの予後を考えてきたが，回復することを確信した。現時点では，その事故から3ヶ月と3週間が経ち，彼の健康には全く問題がない」。

ヨセフ・マイスターは後にパスツール研究所の門番になった。第二次世界大戦時のドイツ軍がパリを侵略した日に，彼の大切なパスツールが納骨されている地下室に押し入られるのを見るよりは死んだ方がましだと，自殺したと広く語られている。その地下室は，パスツール研究所を訪ねた時には降りることができる。そこには，信仰と科学というルイ・パスツールの人生における2つの強い要素が入り混じっており，彼に払われた崇敬の念が鮮明に表れている。

まさに次の年，1886年に，テオバルト・スミスという若い米国人がパスツールの細菌（狂犬病のようなウィルスではなく）に対する減毒の方法は，様々な種類の細菌の培養菌を10分間摂氏58度（華氏130度）で加熱することによって定式的に実施することが可能なことを示した。このことは，減毒の原理が，種痘の原理のように普遍的であることを意味する。新たな地平が現れたのであった。環境衛生と公衆衛生は，病気を引き起こす病原体を人びとから遠ざけることによって病気を予防していた。しかし，ワクチン接種は原因となる病原体が存在しても特定の病気から人びとを守る。免疫学と呼ばれる新しい科学分野が誕生し，ワクチン接種による予防を可能にして，われわれの考え方である「低温殺菌法」は完成した。科学と医学は細菌学と免疫学をもたらし，それらは死を征服した！

コッホと結核の偽りの治療

今，記述している時代には，われわれの時代と同様に，科学と医学の進歩が新奇なものとされ，科学的医学の力の偉大な可能性が公衆の面前に常に存在した。われわれの時代のように，人びとはその可能性の恩恵に与ることを期待した。ジェンナーの治療が受けた某方面からの抵抗と同じ種類のものが出始めたが，狂犬病治療で実際に人びとを救うパスツールの能力は，ヒトの病気を予防するために用いられる一連のワクチンへの期待の始まりと広範で考えられていた。確かに，科学者はこれを信じ，おそらく，ロベルト・コッホはライバルであるパスツールに全栄光を取られないために予防接種に動き始めた。

1886年頃，コッホはだんだん憂鬱になった。彼の結婚はうまくいかなくなり，最愛の娘は婚約し，管理職に就いた彼は，もはや自分自身の実験を行うことができなくなった。1889年の秋，長い休暇を取ってスイスへ行き，ベルリンへ帰ってきてからは，実験室にこもって最も親しい仲間にも秘密にした仕事に精を出し始めた。1890年の8月，この孤独な研究の結果はベルリンでの第10回国際医学会議で発表された論文によって知られることになった。結核の治療法を発見したとコッホは世界に向けて発表した。この結核だけで，ヨーロッパで報告される死亡の約15％を占めていた！コッホは会議でこのように報告した。

> これらの物質を使った私の実験は一年以上経過したが，まだ結論に達していない。ただ現在私がいえることは，モルモットにこの処置すると結核を植えつけることができなくなり，またすでに末期結核にあるモルモットは完全に治療でき，しかもこの処置法は体に悪影響を及ぼさないということである。これらの実験から，現在私は体

内の病原菌を，体に悪影響を及ぼさずに無害化ならしめることが可能であるという以外の結論を下すつもりはない。

長木大三，添川正夫　訳

『ローベルト・コッホ：医学の原野を切り拓いた忍耐と信念の人』より

偉大なコッホによるこのような発表の影響を想像してみよう。彼の実験がモルモットでしか行われていなかったという否定的声明であるにもかかわらず，医学的英雄となった人物の謙遜として，誰もを感動させたに違いない。まさか，モルモット同様に人に対しても可能であると考えていなかったのなら，人体に影響を残すことなく体内の病原性の細菌を無害にすることが可能であるということをロベルト・コッホが軽率に発表はしなかっただろう。当然のことながら，全ヨーロッパから結核患者が奇跡的な治療法で治ることを期待してベルリンへ押しかけた。コッホがその物質の作成方法を会議で示さなかったので，ロンドンからリスターが直接その治療に立ち会うためにやって来た。ランセット誌は，リスターが「コッホの液体の作用を，パスツールが炭疽の時，この病気からの完全な免疫を与える注射に使ったものの作用に譬えた」と伝えた。もし，リスター男爵がその治療法に対してそのような高い期待を持っているのなら，それは正しいにちがいない。不運なことに，リスターは実際にコッホと話す機会には恵まれず，データを見ることもなかった。彼はただ時代の興奮に巻き込まれただけだったのである。

英国雑誌は，医師であるアーサー・コナン・ドイル卿をベルリンに送った。ドイルはコッホが奇跡の物質の製作と供給を委ねたリベルツ博士を訪れた際に，その治療法による治療を依頼する結核患者からの「床に詰まれた手紙の束，それが4フィートに渡っていて，男性の膝の高さまであった」のを見た。しかも，その山はたった一日分の配達であった。パスツールとパスツール研究所の首脳陣はコッホに祝電を打ち，フランス学士院での会議において新しい治療法についての集中した議論を行った。その結果は非常に決定的で，パスツールはコメントを求められた時，「これだ，これだ，議論することは何もない」と言った。

しかし，根拠のない幸福は短命であった。コッホのヒトでの結核の治療法はパスツールのヒツジでの炭疽の治療法に匹敵するものではなかったことがすぐに明らかとなった。それは結核患者を治すことはなかった。コッホがツベルクリンと呼んだその物質は，結核菌が育った培養濾液からの抽出物であった。コッホが用いた原理は明らかであり，炭疽に対するパスツールのワクチンのように，病気を引き起こす病原体から得た物質で人の治療を試みていた。特異性の同じ要素は存在したが，この時は，それらが治療として働かなかったのであった。それどころか，実際には，治療を受けた多くの人が重症になってしまった。落胆が落ち着いた後，結核菌の感染があっても症状を呈さない人はツベルクリン注射をした場所の皮膚で反応が激しく，これは結核の貴重な診断検査になり得ることが分かった。今日でも，この方法はその目的で使用されている。

今では，コッホが免疫反応の全く新しい部分を発見していたことが分かっているが，もちろん，彼はそれを知る由も無かった。「コッホ現象」と呼ばれる，結核菌が感染した患者や実験動物におけるツベルクリンの注射場所周辺での反応は，「過敏症」または「アレルギー」の一種である。身体にその物質を注射することによって，コッホは重症な症状とともに全身性アレルギー反応を起こさせてしまったのだった。コッホの声望は完全な不面目からは彼を救ったが，微生物狩りの日々の頂点で得た世界からの尊敬を再び受けることはなかった。

ベーリングとジフテリアの真の治療

ツベルクリンでの失敗によって，全感染症が予防接種の原理で治療できるという希望は後退してしまったが，砕けてしまったのではなかった。免疫学という新しい科学が，細菌学と協力して劇的な新しいワクチンを発見するまで，大衆の期待は非常に高く，それは単なる時間の問題であると考えられた。

1889年，エミル・ベーリングという覇気ある若いドイツ陸軍軍医がベルリンのコッホ感染症研究所に配属され，子供に広まっていたジフテリアに対する，新しい免疫学のヒトへの最初の応用を成功させた。パリやベルリンのパスツールやコッホのために建設された研究所で働いていた人びとが，免疫治療の下地となる細菌学的発見をすることは驚くことではない。2年前，パリのエミル・ルーは，ジフテリア菌が育った後に菌を取り除いた液体を注射することによって，実験動物にジフテリアを発症させることができるという発見をした。彼はジフテリア菌を液体培地で育て，そして，孔がだんだん小さくなるフィルターに通した。結局，孔が非常に小さいので細菌は通り抜けることができず，液体だけがフィルターを通った。この方法は水の衛生施設では既に使われていた。もちろん，細菌が取り除かれた後でも，その液体が病気を起こすということは驚きであり，それは，ジフテリア菌が液体毒素を産生して病気を起こすことを意味した。1890年のベルリンで北里柴三郎は破傷風の原因となる細菌も毒素を産生することを発見した。

これらの病気を起こす細菌が各病気に特異的であるように，毒素もそうであった。ジフテリアを起こす細菌コリネバクテリア・ジフテリアからの毒素は破傷風を起こすことはなく，破傷風を起こす細菌クロストリディウム・テタニからの毒素はジフテリアを起こすことはない。ジフテリアと破傷風の共通点は，その病気の原因となる細菌によって産生される毒素で病気が起きるということだけである。1890年12月，短いが画期的な論文の中で，ベーリングと北里は，破傷風菌の毒素をウサギに注射し，それが非常に少量であると病気は発症せず，どんどん量を増やしても生き残れるようになったと報告した。毒素の最初の量は，確認できるほどの病気を起こすには少量すぎるが，どういうわけか少々増加した量の注射に耐えられるようにする。最終的に，「この動物の免疫の程度は毒性のある破傷風菌の細菌を含んだ培養菌10ccに耐えられるものであり，一方，普通のウサギは必ず0.5ccの量で死んでしまう」。明らかに，防護を促すこの方法はヒトに対して使うには危険すぎるが，他の病気に対して予防接種が現実となる可能性を劇的に示していた。

一週間後，ベーリングはジフテリア毒素の同じ結果について，今度は自分だけで論文を書いた。ベーリングと北里は，破傷風やジフテリアの量を増やして注射することによって，その毒素を特異的に中和することができる何かが動物の中に生ずるという明確な考えを持っていた。彼らは，毒素の致死的な影響に対抗する物質を抗毒素と呼び，その名称は今日でも使われ続けている。治療の内容は明らかである。毒素を減毒する方法を考え出せるとすれば――すなわち，それを無害化するが，動物が抗毒素を作り出すようにさせる能力を保持させる――ジフテリアに対する防護は現実のものとなるだろう。

ベーリングと北里は，同程度に重要で，すぐに応用できる次の発見をした。特異的に防護されている動物の血液に少量のジフテリアまたは破傷風の毒素を混ぜると，毒素が中和されるということを見つけたのである。抗毒素が血中にあることは明白であった。少量の危険な毒素を注射することによって子供を守ろうというのは危険かもしれないが，他の動物の血中に存在する抗毒素によって守ることができる可能性が明らかになった。まず，この考えは実験動物で試され，ベーリングと北里はネズミに毒素の量を増やしながら注射し，そして，病気でないネズミに「防護された」少量の血液を輸血した。輸血されていない対照ネズミを殺すのに十分な量の毒素を注射されても，これらのネズミは生き残っていた。これは2つの理由で重大な実験であった。実践的なレベルでは，ヒトの治療にはっきりとつながる道を示したこと。理論的なレベルでは，防護の働きをする「血液中の何か」に焦点を絞ったことである。

これらの結果は，パスツールの狂犬病以降，免疫学という新たな科学に基づく最初のヒト治療を可能にした。現在では，ジフテリアが，病気に罹った子供の喉に成育する細菌によって産生される毒素で引き起こされることが分かっている。そして，動物実験では，抗毒素を含む血清が病気の発症を抑えることも分かっていて，毒素を中和する抗毒素をジフテリアに罹った子供に注射して救命するに至るのは容易であった。1891年のクリスマスの夜，ベルリンの一人の子供がウサギで産生されたジフテリア抗毒素によって治療され命を救われた。最も劇的で可能な方法によって，ベーリングは血清治療法がジフテリアに罹ってしまった子供の死を防ぐのに使うことができるのを示した。その後の3年間に，およそ20,000人の患者，そのほとんどが子供であり，彼らは抗毒素で治療され，それは高い治癒率であった。ベーリングと北里の先導に続いて，パスツール研究所のルーとルイ・マルタンはジフテリアを段階的な量で馬に注射し，1894年2月にこの抗毒素でパリの小児病院の全ジフテリア患者を治療した。全員が治癒した。トゥルソ病院はパリの病院でジフテリアの子供を受け入れたもう一つの病院であったが，抗毒素を使用せず死亡率はそのままであった。新聞のフィガロ紙は，抗毒素の産生のための資金を提供するための基金を開設し，パスツール研究所に予防注射のための馬を飼う馬小屋を建てる費用を寄付した。わずか数ヶ月のうちに50,000回分以上が無料で提供された。

子供のジフテリア死亡率への影響は劇的であった。パリの小児科病院とトゥルソ病院での率は約50％（100人の患者のうち55人が死亡）であった。小児科病院において抗毒素が子供に与えられて，それは24％に低下したが，トゥルソ病院では55％のままであった。病気そのものはまだ予防可能ではなかったが，それに罹った子供が生き延びる可能性は2倍になった。子供に対して活性化した免疫性を与える予防接種がまもなく到来することは誰にも疑う余地のないことであった。コッホの不面目と彼の失敗したツベルクリン療法は影が薄くなり，免疫による疫病予防の未来は輝いて見えた。北里は名誉ある科学者として日本へ帰国し，東京に細菌学の研究所を設立した。それは，後に彼の名前が付けられた。ベーリングは1901年に最初のノーベル医学賞受賞者となった。そして，貴族となりフォン・ベーリングとなった。選考の理由は，「血清治療における業績，特に，ジフテリアに対する応用と，それによって，医科学の領域に新たな道を切り開き，医師の掌中に病気と死に対抗する様々な武器を与えたこと」であった。

パスツールは，ジフテリア抗毒素で最初の子供が助けられた4年後に死去したが,「パスツール」神話は大衆の記憶と医科学にしっかりと刻まれた。

JCLS 88002-471

第７章
内的世界の再構成

科学によって健康と病気をどのように再構成できるようになったかを理解するために，もう一つの歴史の糸の束を考察しなければならない。パスツールの役割は外的世界の再構成であり，身体を不調にする微小な病原体を理解することであった。しかし，それはそれで重要であるが，ある種の症状や死が特定の生きている微生物によって引き起こされていることを知るだけでは，避けること（公衆衛生），もしくは，防ぐこと（ワクチン接種）以外の新しい対処方法は見つからない気がする。これは，scientia と techne の新たな姿，知識と実践であり，科学の初期にかつて遭遇したものであった。科学の知識が治療法の技術に転化されなかったら，病気に対する考えは違っていたかもしれないが，われわれが病気に対して成し得たことにほとんど違いはなかっただろう。しかしながら，19 世紀の科学は，知識と実践が 20 世紀に一緒になって特異的な治療法をもたらしてくれる方向へ動いていた。

正常な状態での身体の機能や，病気に対してどのように反応するのかということの新たな枠組みが始まった。もう一度，偉大な人物中心の歴史に立ち返って，クロード・ベルナールとルドルフ・ウィルヒョウという，当時，パスツールに匹敵する重要性と存在感をもつ２人について見ることにする。彼らは，われわれの健康と病気の見方を変える上で重大な部分を担っていた。

すでに見たように，19 世紀初めまで，パリの病院医療は病人の臨床観察と死者の解剖結果をつき合わせるというものだった。このため，病気を説明するには，身体の固体組織に生じている不具合を説明することが必要であると考えられていた。パスツールのおかげで化学者が生命システムを研究することが可能であると科学者は承知していたが，リービッヒやウェーラーやその他の著名な化学者が「生気論」の匂いがするものに巻き込まれることに抵抗していたのは以前のところで見た通りである。内部環境の重要性を世界に認めさせたのは，クロード・ベルナールの仕事と考えられる。それは，「身体機能は様々であるが，一つの目的を持っていて，内部環境における生命の状態を一定に保とうとしている」というものであった。そして，ウィルヒョウの仕事が，病気の症状は組織を構成している細胞の変質と損傷の結果であるということを世界に認めさせたのであった。

19世紀後半は，科学的医学が紛れもなく知的に絢爛豪華であった。われわれは20世紀が科学の時代であると考えており，また，20世紀の科学は確かにわれわれの生活と期待を変えた。しかし，われわれ自身に対する見方を変え，長寿や健康を期待するようにさせたのは19世紀の科学であった。19世紀の科学は健康と病気に枠組みを与え，そして，20世紀は医学技術の時代となったのだった。

クロード・ベルナールとルドルフ・ウィルヒョウ

ルイ・パスツールが微生物の生理学的過程が発酵にも病気にも関与していることを示しているとき，彼の同世代人であるクロード・ベルナールは身体の正常な機能は精巧に平衡を保たれた一組の化学的相互作用であることを示していた。それらによって微生物からヒトまでの生物学的な機能の統一性が説明され，進化の新理論が加えられ，われわれの身体機能に対する見方や生物学世界におけるヒトの位置は変わってしまった。18世紀末に行われた解剖室の結果と医師が枕元で行った観察は症状と病理を一つにまとめた。さて，19世紀になり，実験室における身体の正常な機能についての研究はこの新生の概念を発展させていくことになる。病気の媒菌説が普遍的に受け入れられるに従って，この力強い科学的な合体は2000年にわたるガレノス派医学に弔いの鐘を鳴らしたのも同然であった。新しい科学的医学には体液バランスの余地はなかった。病気は特異的な原因をもち，症状は身体の組織と化学的性質における特異的な変化の結果であった。病気は実験室で枠組みを与えられ始めていた。

身体の正常機能を研究する生理学のための最初の実験室が，フランソワ・マジャンディのためにパリのコレージュ・ド・フランスに設立された。現代のわれわれは，実験室という単語から清潔で，明るく，器具の揃った光景を想像するが，マジャンディの実験室は，数年間，彼の助手を務め，彼に続いてその実験室長となったクロード・ベルナールが記述したように，全く違うものであった。それは，「われわれ2人がやっと納まるような小さな押入れのようなもの」であり，非常にじめじめしていた。そのため，後にベルナールは教授であった時，帽子とマフラーをして働いていた。事実，マジャンディは，ベルナールが晩年に体調不良であるのは，若い頃にあの実験室で働いていたからだと主張した。しかし，現代科学が興り，今日，拠りどころとする基礎的発見がなされたのは，このような実験室であったのだった。

マジャンディは19世紀前半のパリ医学界で影響力のある人物であり，それは新旧の医学の衝突が大きくなり始めた時代であった。これまで見てきたように，啓蒙思想と革命の気運は社会秩序を変え，その変化は医師の意識にまで浸透し始めていた。新旧の間での不一致の多くは治療法が変わることについてではなかった。ガレノス派医学に由来する瀉血や催吐，その他の治療法に替わるものがなかったことは十分に見てきた通りである。不一致は，病院という新しい環境において患者の診断に用いられた科学の厳密性の程度についてであった。患者の症状と症状の結果として身体の組織に起きた変化について分かったことを厳密に関係づけることによって，マジャンディをはじめとする医学の夢追い人は科学的医学の方向へ進み始めた。

マジャンディはたまたま科学者になった医師であり，ベルナールはたまたま医師になった科学者であった。マジャンディは湿った実験室で生理学実験を行い，患者治療や病院の病棟で臨床医学を教えたりもした。彼の臨床上の闘争は，血を抜くかどうかではなく，いつ血を抜くかということであった。パリ病院では肺炎患者から血液を抜いていないが，瀉血を行った肺炎患者より早く回復し治癒したと科学アカデミーにおいて得意気に話したことがあった。「あなたが患者に瀉血をしないことは本当だが，あなたの実習生があなたの知らないところでやっている」と他の医師に言われ，これは本当だという忍び笑いが聞こえた。次の日，人は替えられ，それ以来，生理学実験のための材料を得るためだけに，マジャンディの肺炎患者の採血は行われた。

マジャンディは，生理学に実験動物を持ち込むのに最も影響力のあった人物として記憶されている。動物を使ってヒトの機能を調べるアイデアは新しいものではなかった。なぜなら，ガレノスがヒトの解剖学的構造を知るために動物の解剖を行っていたからである。マジャンディが行ったこと，そして，ベルナールが高いレベルに引き上げたことは，身体機能について生きた動物で確かめるという巧妙な方法の考案であった。マジャンディとベルナールはフランスの動物実験反対の強い流れと闘わなくてはならなかった。ベルナールの場合，彼の妻は動物実験反対という意見の持ち主であり，彼らの不幸せな結婚が離婚へ向うにつれて，彼女は公に反対意見を表明したので，いっそう厄介であった。マジャンディは学生や仲間に会う時には，しかめ面で，ぶっきらぼうで，嫌味をいう人物であったが，動物実験反対者の感情を尊重し対処しなくてはいけないということを，ベルナールはマジャンディから学んだ。ベルナールはマジャンディの小さな実験室を訪れた一人のクエーカー教徒の話を語ったことがある。その人は，クエーカー教徒の特徴的な服装をしていて，広いつばのある帽子，立ち襟のコート，膝丈の半ズボンを着ていた。「あなたのことを聞いていましたが，それが間違っていなかったことを確認しました。それは，あなたが生きた動物で実験を行うということです。どのような権利があって，あなたがそのようなことをするのかをお尋ねし，この種の実験を止めなくてはいけないということを伝えにやってきました。なぜなら，あなたには動物を死なせる権利も，犠牲にする権利もなく，あなたが悪い手本となり，人びとを残酷さに対して鈍感にしてしまうからです」。マジャンディは，進行中の実験を中止し，動物を運び去るよう指示し，そして，その人に彼の目的が人類に貢献することであることを説明した。戦争は残忍であるが必要であり，狩猟は生理学よりも動物に犠牲を負わせると言った。そのクエーカー教徒は，自分は戦争にも狩猟にも反対であると応えた。人が他人を納得させることができないということは明らかであるが，クエーカーの純粋な信仰をマジャンディが尊重するという教訓は，ベルナールにとって重要なことであった。

クロード・ベルナールはマジャンディとは全く異なる気質の持ち主であった。彼の物静かな落ち着きは，マジャンディの巻き上がった唇やパスツールの討論における強烈な性格のように役立っていた。事実，ベルナールが世界の喝采の頂点にいた時にも，特異的な人柄は常に彼の態度を特徴づけていた。彼の謙虚な，ほとんど内気といえる公けでの物腰は，パスツールとは全く違っていた。パスツールは誰とも話さず，長時間，自分の実験室に籠ることもあるが，人前では話し上手で魅力的であった。ベルナールが長い週末をナポレオン3世とウジェニー皇后の宮廷で過ごすように招待を受けた時，彼は自分の仕事を皇帝に説明し，そして，すっと消えた。パスツールが招待を受けた時は，皇帝を引き込み，パリへ顕微鏡（皇后自身がお茶の集いの場に運び，彼女がパスツールの実験室の助手であると宣言した）を取りに行かせることまでして，王室の貯蔵室の発酵したワインを例として用いて微生物についての非公式の講演を行った。彼は，誰もを魅了した。ベルナールの訪問の後，皇帝が個人的な贈り物を与えると言った際には，ベルナールはおずおずと下位の実験助手の一年分の給料を頼んだ。対照的に，パスツールは蚕病の研究を続けるために半年間の休暇（有給休暇）を願い出た。この2人の科学の巨人は19世紀後半には自分の子供が死亡するという誰もが経験する悲しみを味わっていた。パスツールの娘のうち2人は幼児期に死亡し，3人目は12歳にチフスで死亡した。ベルナールは2人の息子を幼児期に失った。パリがいかに近代的な生活の縮図であっても，子供の死は依然として常に存在した。

ベルナールはフランスのボジョレー地方のサン・ジュリアンに1813年に生まれたが，パスツールのように，後に科学的偉人となる若者という感じではなかった。学校では，土地の司祭が彼のことを非常に平凡だが，教会の仕事をするためにジェスイット（イエズス会）大学に入学するのに十分なほどまじめだと考えていた。しかし，非常に平凡な若者は，司祭ではなく劇作家になる夢を持っていた。18歳で薬店で働いていた時は，薬を混ぜ合わせることよりもドラマを書くことに大きく興味を持っていた。薬店はベルナールの父親に若い見習いに対する責任から解放してもらわざるを得なかった。ベルナールは家へ戻り，歴史的ドラマの「傑作」を書き続け，大学の入学試験の準備をし，彼の劇作家としての夢を実現させようと目指していた。1834年11月，入学試験に合格し，薬店のM・ミレーからの手紙を持ってパリに到着した。その手紙は，「クロード・ベルナール氏は・・・・20歳であり，1832年1月1日に見習いとして雇用され，1833年7月30日をもって退職した。この18ヶ月の間，きちんと誠実に働いてくれました」という書き出しであった。その仕事における優秀さについての言及はもちろんなかった。パリについてまもなく，なぜか，ベルナールはソルボンヌ大学のフランス詩学の教授に彼の劇を読んでもらえることになった。不憫なことに，評価はその若者ベルナールには劇作家としての才能がないというものであった。しかし，彼と話をして薬店で働いていたことを知ると，その教授はベルナールにパリに残り医学を勉強するように勧めた。結局，医学が，きちんとした生活と文筆仕事という娯楽時間も与えてくれる仕事となった。ベルナールはいつも劇場に興味があり，彼が次第に頂点に上り始めた科学以外の，事実上，唯一の気晴らしであったと思われる。

医学生の時，ベルナールはマジャンディの小さな実験室の助手として働き始め，徐々に彼の生活は生理学実験が中心となっていった。生きた動物を用いた実験の良いデザインを立てられる才能と，それを実施する並外れた技術的能力は誰の目にも明らかとなり，医学校を終え，医師の資格を得たときには，マジャンディとの共同研究に従事することを選んだ。すぐに，パリ生理学の星となり，やがて生理学の教授としてマジャンディの後を継いだ。

ベルナールの生理学研究における主な成果は，身体の内部環境が，入ってきた栄養物，各臓器の専門化した機能，そこで生産される化学物質，そして，そのような過程の中で生じる不要な生産物の除去，これらの精巧な平衡状態であることを世に提示したことであった。これらは全て，内部環境――内側の環境――という言葉に集約されている。当初は，血液が一つの臓器から次の臓器へと栄養物と信号を運ぶ媒介物であるので，ベルナールが，伝統的なガレノス派の身体の捉え方を単に祭り上げているだけだと見えたかもしれないが，真実から遠ざかることはできない。「血液は生命に必要な全ての要素を含んでいる。その要素は，ある有機的メカニズムによって外界から得ている。・・・血液は，外部からの，組織繊維に与えるあらゆる影響の媒介物として働いている。血液は空気と接触し，酸素を獲得し，その酸素は全臓器に運ばれる。・・・消化・吸収の仕組みによって，血液は外界から全ての液体を獲得し，その液体は臓器へ運ばれ組織の栄養として供給される。・・・臓器の全分解生産物は血液の中に集められ循環し，気体として皮膚や肺から，もしくは，腎臓で液体になって排出される」。これは，今日，われわれが知っている生理学の簡単な概要に近い！ある伝記作家は，ベルナールが1859年に最初に発表したこの一定で制御された内部環境の考えは，ダーウィンが同じ年に発表した進化に対する『自然淘汰による進化論』の生理学に対応するものであると主張した。

身体が複雑に統合された統一体であり，血液が臓器と組織の間で配給と伝達の役割をしているという考えは，有力な新しい考え方を表していた。体液説のような曖昧な概念が入りこむ余地は無かった。特定の組織で作られた特定の分子が特定の機能を行う。血液はもっとも重要だが，もはや不可解なものではなかった。パスツールからベルナールによって，19世紀フランスの科学的医学の２人の巨人は，細胞，組織，そして，それらが生産し受け取る科学的信号を含んだ生命の過程を記述するために厳密な科学を用いる基礎を築いた。健康と病気において身体に枠組みを与える方法は，古代以来，初めて根本的に変化した。科学という新哲学は最後に医学に到達したのである。

パリの医療サービス提供の体制や教育における変化もドイツ医学に影響を与えた。パスツールが，有用でもあり，病気を引き起こすこともある正常な生理過程を微生物が行うことを示し，ベルナールが身体の組織間における化学物質の平衡が健康を決定していることを示しているとき，ドイツのルドルフ・ウィルヒョウは疾病時の細胞における変化を研究していた。ベッドサイドで観察された生前の患者の症状と死亡時の身体に起きている変化を結び付けることは，病気の重要な場所で炎症が起きているという，長く信じられてきた考えの補強でしかなかった。コーンハイムという病理学者は，若いロベルト・コッホに感銘を受け，自分の完成した病理学のテキストに，炎症の解釈が「この数世紀の間に共に成功した，医学のあらゆる制度と医学界の出発点であり終点を形づくってきた」と書いた。リスターが手術を安全にし，瀉血の治療の過程で生じる感染症を遠ざけるまで，病院で死亡する人の多くが手術によって死亡していた。また，もちろん，出産で死亡する人も多く，それは非常に辛いものであった。解剖台に載せられた死体は膿瘍で満ち，崩壊した静脈には凝固血が詰まっていたのも不思議ではなかった。ベルナール以前は，健康が体液のバランスであることに誰も疑いを抱いていなかったので，死亡して間もない人の多くの血管に，これらの明らかな血流障害（体液アンバランスの最終的な結末）が多いことを発見するのは当然だと考えていた。フランスの病院における一つの信条が「静脈炎，血管の炎症が全ての病理に優る」である理由が分かる。

細胞は1600年代にロバート・フックに見つけられ名付けられた。彼は，レーウェンフークの顕微鏡の一つを基にして作ったものを使用したが，細胞が生命の基本単位であるという革命的な考えが，ドイツの植物学者と医師によって唱えられるようになったのは，現代的な顕微鏡が1830年頃に開発されてからのことであった。彼らは，発酵における酵母の役割についてパスツールと戦った時にリービッヒと化学者に嘲られた二人であった。1844年，23歳のルドルフ・ウィルヒョウは最初の研究課題を与えられた。それは，血管の炎症に関連した細胞を調べることであった。病気の細胞レベルでの変化というテーマは，活動的で，ほとんど伝説的な生涯を辿ったウィルヒョウの仕事の中心に存在しつづけた。炎症で見られる細胞の役割についての理解を改めるお膳立てをしたのは，ウィルヒョウの研究であった。

疾病病理に対する細胞レベルでのアプローチの初期に，ウィルヒョウはパスツールの特異的な微生物が特異的な病気の原因であるという主張に抵抗した。それは，多くの異なった病気でウィルヒョウが見た局所的な細胞変化は非常に類似していたからである。今日，結核という病気はほとんど例外なく肺の慢性疾患と考えられているが，1800年代の中頃には，全身性（粟粒結核）または，首のリンパ腺（スクロフラ／頸部リンパ節結核）でも発症するものであった。もし，結核菌が両方を引き起こしているのなら，どのようにして，同じ病気にそのような異なる症状が生じることができるのだろうか？スクロフラ自体も，また，腺を腫らせる動物の病気の鼻疽に似た細胞病理を示していた。そのため，ウィルヒョウにとって病気は炎症に見られる細胞の変化と明らかに関連していたが，それぞれの病気が特異的なものというよりは，生じている様々な炎症における細胞の変化によって分類されるものであった。

ルドルフ・ウィルヒョウは1821年に事業に失敗した農家の息子として生まれ，両親は小商人の父と「心配と不満ばかり」の母であった。当時，プロイセン国は，貧しいが才能ある子供に軍医としての訓練を受けるための資金を与えており，ルドルフも18歳の時に入学した。彼の伝記によれば，ドイツの「医科学は空前の低いレベルで，復古的なドイツ医学は非現実的な空論のジャングルや裏付けのない経験主義の砂漠に自分を見失ってしまっていた」時代であった。しかし，ウィルヒョウは，軍医学校の厳格な兵舎の雰囲気，ほとんど太古の活動力への信仰に対する哲学的誘引やドイツ医学界の階層構造を超越し，改進主義の政治家，医学的夢追い人，公衆衛生改革の指導者，高名な人類学者となった。彼の経歴のかなり初期から，固定化した体制に対して，医学の未来は臨床観察，動物実験，病理学的解剖（特に顕微鏡病理学）への信頼にかかっていると非常に激しく主張し訓戒していた。もし，このメッセージが，体制が絶望的に時代遅れで疎くなっていると自覚しなくてはならないというだけのものであったら，体制にとって受け入れにくいものだっただろう。しかし，それはもっと悪いもので，ドイツ医学はフランス医学のようにならなくてはならない！というものであった。驚いたことに，それは聞き入れられた。この自信に満ちた若者は，非常に早い時期から一目置かれていた。

当時の改良された顕微鏡を使って病理学者は炎症部位の細胞を見ていたので，新世代にも旧世代にも共通の問題は，細胞があるかどうかではなく，どのように細胞がそこに行き着いたのか，細胞は何をしているのかということであった。当時のヨーロッパの先駆的な解剖病理学者はウィーンのカール・ロキタンスキーであり，病気中は血液における変化が，炎症部位において，後に細胞に転化するある種の無定形物質を生産させると主張した。この種の考えが，ドイツ医学が非現実的な空想のジャングルに迷い込んでいるとウィルヒョウの伝記作家が表現するものである。自然発生に対する意見の潮流は大きくなったが，しっかりと浸透することはなかった。ドイツの人びとは革命の民主体制動乱の只中で，ウィルヒョウは，国の社会構造だけでなく，医学，公衆衛生，医療ケア体制も変わると信じる革命の中心にいた。ロキタンスキーや旧体制に対して公けに異議を唱え，自然発生は廃れ，ある種の得体の知れない力の副産物であるよりは，細胞が正常および病気の状態の基本単位であることを主張した。細胞が無定形物質から自然に作り出されることは，ネズミが汚れたぼろ布から発生しないこと以上に有り得ないことである。近代的思考の出番となった。体制によって発行されていた主要な雑誌は，もちろん，ウィルヒョウの主張を掲載せず，そのため，ウィルヒョウと友人は自分たちの雑誌を作ることにした。伝記作家は，これを「ウィルヒョウの生涯にわたって維持される自分自身への非常に完全なる自信！」と言明した。

同年，1846年，25歳のウィルヒョウは，若く理想主義的で革命的な医師だけでなく，体制派の何人かさえも確実に魅了した解剖病理学の一連の講義を行った。彼は驚くほど駆足で出世していったが，伝記作家は，当時，多くの若く光り輝くドイツの政治と医学の偉大な革命家が存在したこと，そして，彼らの多くが30代，40代で死去していることを指摘する（再び常なる死の存在とあらゆるものへの影響を見る）。ウィルヒョウは遠慮なくものを言う人物であったが，彼は才気縦横であるだけでなく，科学上の敵対者を個人的な敵としない才能をもっていた。もちろん，彼が軍学校の出身であっても困ることはなかった。もし，彼が急進的であるとするなら，彼は彼らの中の急進派であった。

プロイセンの官僚政治における一時的な自由主義者がウィルヒョウの仕事を助けることはなく，1848年の革命は，彼の考えや仕事が認められるのを早めるというよりは，極端に反動的な揺り戻しを導き，1849年，彼はベルリンでの職を失った。その年，地方のヴュルツブルクで正教授の職を得て，しばらくの間，自分の科学的研究に没頭した。ウィルヒョウが政治的生活から退いていたのは一時的であったが，このようなことは珍しいことではなかった。フェルディナンド・コーン（コッホの時に登場した）は日記の1849年9月25日に「ドイツは死んだ。フランスは死んだ。イタリアは死んだ。ハンガリーは死んだ。コレラと軍法会議だけが不死であった。私はこの薄情な世の中から隠退し，本と研究の中に自分を埋めた。人に会うことをめったにせず，大いに学び，自然に鼓吹されるのみ・・・」。

ウィルヒョウはヴュルツブルクに追いやられていたが，政治はまだ彼の生活と思考の一部を成していた。身体は自由な国における平等な個人（細胞）で構成されたもの，すなわち，細胞の連合体であると記述した。政治過程の重要性を見たように，病気も過程として見た。彼にとっての病気は，単に「変化した状況下での生命」であり，ヴュルツブルク時代の政治的主張では，この考えを最重要項目として細胞を通して病気を見る新しい方法に発展させた。病理学の焦点を組織から細胞へ移行させたのは，ウィルヒョウが最初ではないことを認識しておくことは重要である。1840年代末には，良い顕微鏡が広く入手可能となり，細胞が生命の基本単位であるという考えは受け入れられていたので，病気の中に細胞を見ることは当然であり流行となっていた。しかし，ウィルヒョウは細胞と組織の病理の結びつきを確立するのに決定的な人物であった。

同時に，ウィルヒョウは，罹患した組織を研究するのに化学の方法論を応用しようとする病理学者の先鋒にいた。病変の顕微鏡による研究と病気の過程に生じた化学的変化を結び付けることによって医学における次の根源的変化が生じた。そこから，「実験室医学」という新しい時代へ進み入っていったのである。しかし，まもなく見るように，ウィルヒョウの思考の柔軟性と医科学界における有力な地位によって，彼は炎症における細胞の役割に対する，真に革命的な考え方に対して迅速に反応した。それは，40年後のことであった。

エリ・メチニコフ，食作用，そして，免疫学

1880年代には，細菌が感染症の原因であるということに反対する科学的な医師はほとんどいなくなったが，細菌が身体に作用して病気となることに賛同する医師もいなかった。ところで，科学は論争の一つの形式であり，科学者が世界を調べ，それがどのように働くのかを理解するための実験をデザインさせる知的基盤であることを確認しておこう。科学に関する一般的な誤解は，科学が没価値であるということ，つまり，事実は事実であり，一度，誰かが目の前に事実を出したら，それが共有されるというものである。何事も真理から遠ざかることはできない。科学的実験による事実は，その実験がデザインされた時の実験装置が導き出す仮定的な文脈の中で常に理解されるものである。19世紀終わりの細菌学者は，細菌が感染者の身体の病理学的変化を起こし，病気の原因となると考えた。病理学者は，同じ「事実」を見て，細菌は身体の細胞や組織に変化を起こし，その結果として発病させる病原体であると考えた。実は，科学が価値を帯びた知的運動であるために，そこでは，参加者が絶え間なく「事実」を「真理」に変えるために奮闘しているので，科学はほとんど常に論争的な性格を帯び，特殊な場合には法廷ドラマのようでさえあり得る。細菌と細胞の役割は，その時代の科学者が「事実」を理解する時の枠組みを決める科学者の論争の一つであった。

病理学者と細菌学者の両方が病気に特異性の程度を見た。例えば，肺の病気は共通した特徴を持っているかもしれないが，それは肺の病気であって，体液のアンバランスによる全身性の状態を反映してはいなかった。病理学者と細菌学者は，何が特異性を生み出しているかについては全く一致しなかったが，特異性の「事実」そのものはどちらの主張にも存在した。両者は，炎症が病気と同義であると

いう点についても一致していた。大昔から医師は，ちょうど，熱と腫張（炎症の基本的な徴候の２つ）が他の病気の特徴であるように，膿が溜まることは多くの病気の顕著な特徴と考えてきた。解剖病理学が，解剖時の病変と生前の症状を結び付け始めると，炎症と病気の間にも明らかな関連が認められるようになった。顕微鏡によって，病変の細胞まで観察できるようになると，炎症が病気過程の一部であることが「事実」となった。ウィルヒョウは細胞病理学の父として，この考えの象徴的な人物の一人であった。しかし，エリ・メチニコフという風変わりなロシアの動物学者との短い出会いで，皮肉にも，ウィルヒョウがこの考えを覆す手助けをすることになる。

エリ・メチニコフは，炎症に見られる細胞は感染細菌と闘う身体の手段だと考えた人物であり，そのコンセプトは，現代免疫学の全てと現代医学の大部分の基礎となる不滅の重要性を持っていた。

もし，エリ・メチニコフが存在しなかったとしたらなら，われわれは何とかして彼を作り出さなくてはならなかっただろう。彼は，微生物学の黄金時代の偉大な普及者であるポール・ド・クライフによって，狂った聖人と愚者の間として特徴づけられていた。しかし，彼は狂った聖人でも愚者でもなかった。最近の伝記によれば，あることについて非常に正確で，同様に，他のことについて非常に間違っているという，複雑で，激しい，たぶん才気縦横で，たびたび人を激怒させる人物であったようである。彼の幼少期はチェーホフの芝居に似ていた。彼の父親は皇帝護衛兵であり，仲間の士官の妹と結婚し，夫婦は直ぐにサンクトペテルスブルグの上層社会の一員となった。しかし，それは，財産を使い果たし，退職して家族の私有地での退屈な田舎暮らしを始めなくてはならなくなるまでであった。非常に利発でむら気なメチニコフは，『桜の園やワーニャ伯父さん』の舞台である田舎的雰囲気の中で育った。大学へ行く時期が来た時，母親は医学を勉強するには繊細すぎる気質だと考えたので，小さい頃から植物に対して興味を示していたので，自然科学を専攻することになった。しかし，彼の経歴は不幸な出来事で始まった。恩師は彼が行った仕事を自分の業績にしてしまった。年取った教授は，科学に対する情熱を持ってはいなかった。そして，不十分な給料。全く不幸の連続だった。

メチニコフの生活パターンや彼自身の将来については，結婚を考えている女性について母親に書いている中に見ることができる。「彼女は悪くないが，それだけである。彼女の髪は美しいが，外見が美しいわけではない」。この情熱の対象であるルドミラ・フェデロヴィッチは消耗性の病気を患っていて，挙式のためには教会へ運ばなくてはならなかった。数年後，彼女は死去し，メチニコフは人生のどん底で心を取り乱し，劇的で，無意味な自殺を試みた。しばらく後，一緒に暮らすのに十分で，非常に若い学生と結婚し，オデッサ大学で落ち着いて学究生活に取り組もうとしていた。しかし，これもまた，不幸と不和に満ちてしまった。

それは，メチニコフが革命的な発見をするという，ありそうもない出来事から始まった。このような人にすばらしい洞察を期待するかもしれないが，いったい誰が，この不幸で不安定な男が自分の残りの人生をかけてその発見に集中できると予想することができるだろうか！メチニコフは彼の家族の私有地と彼の妻からの経済的保護を少々確保した後，妻とその家族数人を連れて，1883年，シチリアのメッシナへ赴き，海洋生物の調査を計画した。炎症について，病理学者や医学全体の世界を変えたのは，この調査であった。後に，彼は度々引用される偉大な発見を記すことになった。

> 私は，大学を辞職するに至った事件によって受けた衝撃を癒すため風光明媚なるメッシナ海峡において休養し，そして熱心を傾けて研究に励んでいた。
> ある日，家族のものはみな芸を仕込まれた珍しい猿の見世物を見に行った。私は独りで居残り顕微鏡によって透明なヒトデ幼生の運動性細胞の活動を観察していた。忽ち新しい考えが脳裏に閃いた。私の思いついたのは，これと同種な細胞が有害な侵入者に対する生物体の防御として働くのではあるまいかと言うことだった。もし私の推測にして正しいならば，ちょうど人間の指に棘の刺さったときに見られるのと同様に，ヒトデ幼生に差し込んだ棘もすぐさま運動性細胞によって包囲されるに相違ない－こう私は考えた。考えは直ちに実行に移された。われわれの住居の小さな庭で，たくさんのバラの棘を取って来て，即座に，水の如く透明で美しいヒトデ幼生の皮膜の下に差し込んだ。その晩は勿論実験の結果の待遠しさに興奮して眠ることは出来なかった。翌朝まだ明けきらぬ頃嬉しくも私は実験が完全にうまく成功したのを確かめることが出来た。この実験こそは食作用理論の根拠であり，私はその後25年の歳月をこの理論の発展のために捧げたのである。
>
> 宮下義信　訳　『メチニコフの生涯』より

確かに，メチニコフはロマンチックな人であり，この記述は重要な出来事を非常にロマンチックに捉えていた。この中には真実の要素も含まれているだろうが，疑わしい。事実，彼は細胞病理学者の論文を読んでいた。特に，前出のユリウス・コーンハイムの炎症に関する論文をダーウィンの論文と同様に読んでいた。メチニコフの大きな知的飛躍は，ヒトデ幼生において，異物を受け入れることができる細胞の集積に普遍的な生物学的現象を見抜いたことであった。それが病気の炎症における損傷部分での細胞の集積に類似していると気付き，この中にヒトデからヒトへの進化の中で変化したものを洞察したのであった。彼にとってはバラの棘を包み込んだ細胞が，病理学者が感染症で炎症部位に見る細胞の進化的先駆物体であるのはごく当然のことであった。そして，これが正しければ，炎症部位の細胞は感染細菌を包み込み，破壊するはずだと考えた。もし，その細胞が細菌を破壊しようとするならば，それは病気を起こしているのではなく，病気から身体を守ろうとしているのだ！これは感染症の病理学の概念を組み立てる考えであった。当時，誰もが考えていたのは，病気の原因のことであり，それゆえ，コントロールし排除しなくてはならないというものであったが，この風変わりなロシアの動物学者は身体の病気治癒の方法だと論じた。ギリシア時代から，「自然の成り行きにまかせるべき」または「身体には自己治癒能力がある」ということが言い伝えられていたが，これらは単に比喩として使われていた。炎症部位のこれらの細胞は現実にその通りであったのだ！

歴史の非常に皮肉な事件の一つとして，メチニコフがその洞察を得たとき，ウィルヒョウはメッシナを訪れていた。そのため，メチニコフは自分の結果と着想をウィルヒョウに述べることができた。炎症部位の細胞が細菌を取り込むという着想はウィルヒョウにとって新しいものではなかったが，身体がこれらの細胞を使って病気に対して防御を行っているというのは本当に新しかった。メチニコフはウィルヒョウを納得させることができなかったが，興味を抱かせ，その知的な着想についての研究は奨励された。4年後，まだ，ウィルヒョウは納得しておらず，いつもの政治的比喩の形で，「膿の血球を，警察国家にパスポートを持たない外国人やその他を国境まで護送するよう命じられた憲兵と見なす」ことはないという手紙を出した。そして，メチニコフに彼の着想は現在の知識――特に，炎症部位の細胞が細菌を広める媒介物であると確信している，非常に力のあるロベルト・コッホの見解――に対峙していると警告しつつ，発表を勧めた。当時のウィルヒョウは炎症部位の細胞は局所の炎症に反応した細胞と考えており，われわれが病気として見るものはこの反応であると考えた。しかし，ウィルヒョウは，当時，受け入れられていた科学的真実を覆そうとしている男に精神的に励ましを送っていたのであった。おそらく，ウィルヒョウは古い社会革命論者で，さらに，もう一つの革命の思想を望んでおり，それは，炎症における細胞は炎症に対する受動的な反応でも病気を広げるものでもなく，身体の活発な防御者であるというまさに革命的なものであった。

メチニコフの着想は2人の動物学者に熱狂的に受け入れられた。その一人は，ニコラス・クライネンベルグで当時メッシナで教授であったドイツ人であり，もう一人はC. クラウスというウィーンの動物学研究所の所長であった，メチニコフはロシアへの帰路にそこへ立ち寄った。クラウスは非常に熱心で，メチニコフに自分の雑誌への結果の投稿を依頼し，自分や仲間で細胞による細菌の取り込みと破壊に対する用語を作り出しさえした。メチニコフは無様なドイツ語で「貪食細胞」という言葉を使っていたが，ウィーンの動物学者がギリシア語のphagocyte（phaegin= 食べる，kytos= 細胞）と変えた。今日では，他の細胞や分子を取り込む細胞をphagocyte（食細胞）と呼び，その作用をphagocytosis（食作用）と呼んでいる。偉大な病理学者ウィルヒョウの知的な励ましや仲間の動物学者の激励を受けて，メチニコフは彼の残りの人生を費やす研究を始めた。それは，食作用は身体が病気から自分を防御する仕組みであることの証拠を集めることであった。その着想は絶対に正しいものに思えたので，誰でも「食細胞が病原体と直接闘っているという概念を受け入れれば，炎症が細菌の進入に対する防御の仕組みであることが理解される」はずであった。

メチニコフは1885年にロシアへ帰国した。オデッサ市はパスツールの方法で炭疽ワクチンを作るための研究所を開設することを決定し，メチニコフは所長と決まっていた。権威とうまくやっていけない，組織にほとんど興味のない人物が，この両方の能力を要するこの職をどうして選んだのかは明確ではない。彼は，おそらく，そのような職に就くには最も不適任な人物であり，その研究所で生産した最初の炭疽ワクチンが，適切な検査を受けず数千匹のヒツジを殺してしまったことは驚くことではない。メチニコフは1888年にロシアを離れ，二度と戻ることはなかった。

ロシアを発ってベルリンへ行き，コッホやその仲間に食作用が身体の防御反応の一つであるという着想の根拠を披露した。コッホとの会合は，予想通り，暖かいものではなかった。この偉大な人物は，病変部分の食細胞の中にいる細菌を顕微鏡で覗いてメチニコフに言った。「ご存知のとおり，私は顕微鏡解剖学の専門家ではありません。私は衛生学者です。従って，細菌が細胞の中にあろうと外にあろうと私には全く関係ありません」。パスツールの反応は全く違っていた。それは，パスツールが高齢であり病気であったためか，または，若く活力のあるメチニコフに対して父親のような感情があったからかもしれない。そして，もしかしたら，コッホに対する個人的な反感があったために，その着想と着想を披露した人物を受け入れる気になったのかもしれない。パスツールは新パスツール研究所にメチニコフの実験室を提供し，メチニコフの人生の特徴である大荒れはやっと静まり，生涯の仕事にとりかかる平和な環境が与えられたのであった。

ウィルヒョウは助けてくれるが賛同してはくれなかった。コッホは無関心であった。パスツールは興味を持ってくれたが身体的に弱っていた。エリ・メチニコフは研究を続け，ノーベル賞を受賞し，免疫学の祖と呼ばれるようになり，絶対的に神話の人となった。しかし，どうして，無名の不安定なロシアの動物学者がそんなに有名になったのだろう？ジョン・スノウと同じ形式をとるなら，「誰がエリ・メチニコフを有名人にしたのか？」だろう。

身体は積極的に自己防御する

世紀末には，いつも新世紀に生じるすばらしい変化への希望と期待がある。19世紀が「すばらしい世紀」だったと感じ満足した人びとの前に，19世紀の終わりはそのような希望と期待が実現できることを示した。満足した人びとの目には，科学がその世紀をすばらしいものにしたと映った。科学によって，電気がもたらされ，人びとは日没後の暗闇の圧力から解放された。科学は，運送手段をもたらし，地域や村での閉塞から解放してくれた。科学の力で，遠い場所の物資が入手可能となり，以前は富裕階級しか受けられなかった恩恵が労働者階級にも与えられるようになった。写真によって，夢でしか見たことのなかった場所や人を肉眼で見ることができるようになった。気球に乗って空に上ること，電信によって伝言を送ること，蓄音機で音楽を聴くこと，映画をみること，また，X線によって自分の内臓を写真でみることさえも可能となった。しかし，大衆にとって一番重要だったことは，科学が常なる死を除去してくれたことであった。科学がもたらしたあらゆる驚きと恩恵の全ての中で，これが最も重大であった。パスツールを「パスツール」にすることに疑問はあるだろうか？自分たちの子供がジフテリアで死ぬのを救ってくれたのだ。結核，コレラ，チフス，梅毒の原因は既知となった。手術は安全になった。そして，常なる死は年寄りの記憶だけになってしまった。

これらの変化はすべての人びとの目の前で起こったが，科学は新世紀に重要で難解な変化ももたらした。それは，病気に対する身体の反応についての考え方であった。古代ギリシア時代から，人びとは病気を「掴まえた」ことはなく掠めていた。掴むためには，掴む何かがそこに存在しなければならず，媒菌説が受け入れられるまで掴むものはなかった。しかし，「すばらしき」19世紀の半ばには，ルイ・パスツールが，掴むものと特定の防御（免疫性）が可能であることの証明の両方を提供した。クロード・ベルナールとルドルフ・ウィルヒョウは，身体機能の考え方，すなわち，健康時には正常機能，疾病時には異常機能となる身体の内部環境を身体が作り出した細胞と化学物質が維持するのだと，変えてしまった。このことを，患者は知らなかったかもしれないが，医師は知っていた。医師たちは，科学の進歩に対して好奇心はあるが冷静で，しかし，自分たちが従うべき実用的な結果には情熱的に興味を持っていた。彼らが興味を持っていたこと――自分たちの健康と子どもたちの健康――を良い方向へ変化させるということが史上初めてはっきりと分かったのだった。

リスターは，手術部位から細菌を取り除くことによって手術を安全なものにした。コッホは多くの病気の原因を発見した。また，パスツールはそれらの病気に対して特異的な防御が可能であることを示した。彼らは有名人であった。それは，人びとの健康に変化をもたらしている科学を目で見て理解できるように具体化したからであった。メチニコフの貢献はそれほど実用的ではなかったが，本書の言明されないメッセージの一つが，科学が世界の見方であり理解の方法であるということであるなら，身体が病気の原因である微生物の進入に対して積極的に戦うという考えは，新世紀が健康において大きな進歩を遂げるという期待を実現するために重要なものの一つだといえる。物事は，既知の文脈でしか理解されず，当時は感染症で死亡する人が大多数だったので，身体に防御の仕組みが具わっていると真剣に考えることはなかった。いまや，感染症に対する一般的なワクチン接種の期待が実現され，死は征服されるように思われ，科学はそれを理解する文脈を見つけなければならなかった。

ワクチン接種はどのように特異的な防護を与えるのだろうか？メチニコフにとって答えは明らかだった。もちろん，他の要因も重要であるが，進化により，人間や高等動物は，侵入者を破壊する防御の仕組みとして食作用を獲得した。1884年，「細菌の進展を妨げる他の要因の影響を除去してはいないが，食細胞によって細菌が破壊されると信じている」と彼は書いた。真の微生物学者であるパスツールは，ワクチン接種後，実験室のフラスコの中で成長する細菌からの類推によって特異的免疫性を説明した。特定の細菌は成長に必要な特定の栄養素を使い果たすので，ワクチン接種後に人が感染した時には，ワクチンが既に栄養素を使い果たしてしまっていて，細菌が成長できないということであった。しかし，死んだ細菌によってワクチン接種が可能であることが示されたとき，それは特定の栄養を使い果たしたのではないということが明らかとなり，その仮説は消えていった。食細胞が免疫性を起こしているというメチニコフの着想は興味を持たれたが，特異性に結び付けるのは非常に困難であった。しかし，これは，やらなくてはならないことであった。なぜならば，特定の微生物が特定の病気を生じさせるという考えと，ワクチン接種が特異的な防御作用を与えるという考えが受け入れられていたからである。炎症反応が，侵入者に対する一般的な防御であることは議論する必要がある。また，それが特異的な防御であることも議論の必要がある。そして，思想が時代を動かすとすれば，特異性は必須であった。

1901年，エミル・ベーリングは，彼の抗毒素療法が劇的にジフテリアの致死性を減少させたことに対して第1回ノーベル賞を受賞した。抗毒素は，クロード・ベルナールの身体機能に対する化学的根拠と一致し，パスツールの特異性という遺産の真にすばらしい部分を実現させた。ベーリングは子供の恐ろしい殺し屋であるジフテリアからの恐怖を大きく軽減したが，彼の抗血清の仕事を実用化するために，次章に登場するパウル・エールリヒとチームを組まねばならなかった。エールリヒは，酸が塩基を中和するのと同じ形でジフテリア抗毒素がジフテリア毒素を中和し，子供を守っていると論じて人びとを納得させた。要するに，それは化学である！と。そして，ここに，パスツール研究所の人物で，パスツール自身に任命され，細胞が原因であると主張する人物がいた。

科学的論争は，両極から始まり，中間点に向かって進む傾向がある。科学的論争においては，片方だけが全く「間違っている」ことはめったにないが，両端が明確に分かれた場合に，一方が他方の主張の中に多くの正当性を認めることもめったにない。メチニコフは1884年に論争を始めた。食作用が重要であるが「その他の要因」もまた役割を果たすという主張であった。ベーリングもエールリヒも，正常機能においても病気においても細胞の役割はないと主張することを望んではいなかった。しかし，ジフテリア抗毒素の劇的な効果をどのように細胞によって説明できるのだろうか？彼らの立場は両極となった。コッホはますますパスツールの論敵となり，細胞の役割の擁護者と抗毒素の役割の擁護者との間の軋轢は大きくなり，醜く，時には国家的な色さえはらんでいた。1901年には，メチニコフは「免疫性には唯一の確実な要素があり，先天性であれ，後天性であれ，それは食作用である」と言っていた。

科学者が自分たちについて抱く——そして，世界にも彼らがそうであると信じて欲しい——真実の冷静な探索者のイメージとは逆の方向へいがみ合いは続いたが，それは通常のことである。しかし，ベーリングが生涯パスツールの写真を自分の仕事場に置いていたこと，メチニコフがベーリングの子供の一人の名付け親であることを心に留めるなら，本当に偉大な科学者にとって両極の論争や多くの泥仕合は業務処理のようなものにすぎないのかもしれない。真実が見つかる可能性があるのは中間点であることを誰かが確認することが必要なのかもしれない。そして，正しくそのような人物が現われた。

アルムロス・ライト卿：偉大な「予防注射家」

もし，エリ・メチニコフがチェーホフの劇に登場する人物だとするなら，アルムロス・エドワード・ライトはディケンズの小説にでてくる人物である。ライトは，1861年に聖職者の父とスウェーデン人の母（化学の教授の娘）の間に生まれ，幼少期はドレスデンとブローニュで過ごした。そこで，父は最初は英国教会の司祭であったが，その後，英国ジーメンス研究所の設立者となった。この背景から想像できるように，ライトは軽々しい言動には眉をひそめられる厳格なプロテスタントの家庭で育った。日曜日には家のブラインドは全て下ろされ，教会で過ごさない時間は聖書研究と瞑想に費やされた。子供たちは両親に古典や数学や言語を教育された。一人の息子はトリニダードの裁判長，もう一人はロンドン図書館の最初の司書でトルストイの訳者，他の一人は第一次世界大戦時に，中東におけるアレンビー軍の膨大な補給問題を乗り越えた工兵少将となった。家庭の収入は年に400ポンドを越えることはなかったが，後にライトは，自分は知的に裕福で，物質的に貧しい「精神生活に非常に適した」環境で育ったと語っている。後に見るが，彼は「精神生活」を促すようにし続けたが，物質的貧困には勝てなかった。

父親がベルファストへ転属となった際に，ライトはダブリンのトリニティ大学に入学し，そこでイギリス，フランス，ドイツ，スペイン，イタリア文学を専攻して，首席となり，1882年に学士で金メダルを獲得した。同時に，医学についても専攻し，1883年に資格を得た。それは，メチニコフが偉大な洞察を得たのと同じ年であった。フランスやドイツで発展している特異性の新しい科学的医学についてライトが学んだのは，トリニティ大学であった。そして，彼は（他のことをするのと同様に）福音の熱意を持って，その概念を取り入れた。1884年23歳の時，彼はドイツへ行きコーンハイムと共同研究を行い，炎症過程における血液の細胞の観察を学んだ。そして，メチニコフの食細胞理論を学ぶ準備は整ったが，1885年にその準備をするためにロンドンへ戻った時，イギリスの臨床医学は大陸の病理学や生理学から大きく遅れていることに気がついた。そして，臨床現場に入るのでも，大学で職を得るのでもなく，法律を勉強する奨学金を勝ち得た！しかし，そのコースの終了後，自分は全く弁護士になることを望んではいないと思い，官僚試験を受けた。その結果，2つの専門で資格を得て，科学的方式での医学研究に情熱があったので，アドミラルティ島の事務官となった。ディケンズさえプロットとしてこれを使ったことがない！

ライトは，官僚としての業務を容易にこなし，ブラウン動物治療研究所での研究を始めた。そこは，英国で最初の実験病理学試験所であった。トマス・ブラウンという風変わりなアイルランド人からの寄贈で，「人類に役立つ四肢動物と鳥類の病気」を研究し，治療するための機関として設立され，次第に動物病理学の研究所となっていった。管理者もコーンハイムと仕事をしていた人物だったが，自分が1886年にケンブリッジで病理学の教授となった時，ライトにそこでの職を与えた。才気縦横だが変化を求めるライトは，ついに，自分が夢中になる研究ができるようになったと思われた。しかし，直ぐにケンブリッジに飽き（ケンブリッジの科学者は「自分の価値を分かってない」と友人に話した），1888年，大陸で研究する奨学金を取った。

話をもっとディケンズ風にするために，彼は生理学の助手としてシドニーで2年間過ごし，ついに1891年に仕事もなく家に戻り，ロンドンの医学校の実験室に無給で2年間働いた。1892年には，給料が切迫して必要になり，サザンプトン・ウォーター近くのネトリー病院の軍医学校において病理学の教授職の申し出があったとき，それを受けた。傷の感染や感染症が戦争時の主要な死因であったので，軍はそれらの病理に興味をもっていた。リスターの殺菌手術の成功と媒菌説を受け入れたので，軍の外科医は，傷の苛酷な殺菌治療が唯一の感染症を予防する方法であると信じていた。ライトは後にこの方法の実施に反対する運動を行い，強力な殺菌は傷に感染した細菌を破壊するのに重要な食細胞を殺してしまうと主張した。

ああ，しかし，軍生活も彼の求めるものではなかった。軍の彼の実験室助手がパレードへの参加を求められた時，ライトはパレードの場所に忍び寄って，その助手を列から引き抜いてしまった。また，ある時には，軍裁判所にライトが証拠を提出した時，議長は何か付け加えることはあるかと彼に訊いた。「いいえ。私は事実を提出しました。私の頭まで提出はできません」。軍にいるよりは，ケンブリッジやシドニーでの学究生活の方があっているようで，1902年，ネトリーを離れ，ロンドンのセント・メアリー病院で病理学の教授となった。セント・メアリーでの職によって，彼は軍を離れることができたが，割のいい仕事からは程遠いものであった。設備は使い古され老朽化しており，小さな場所しか与えられず，研究のための資金はなかった。そして，日常の病院の細菌学と病理学の他に教育も行わなくてはならなかった。月給はネトリー（300ポンド）よりずっと低く，部屋は病気が降ってきそうな２部屋しかなく，設備が悪く，地下鉄によって数分後ごとに揺れた。しかし，ライトは熱心な教師で，将来の医師は「予防注射師」であろうと学生たちに語り，恐らく，セント・メアリーのこの状況でやられていることだけが，彼の望む世界となるという夢をもっていたのだろう。

ライトは，授業に，パスツールやベルナールやウィルヒョウの新生の現代的な医学の科学的基礎を取り入れた。彼がセント・メアリーへ行く前年，ベーリングがジフテリア抗毒素の業績によってノーベル賞を受賞した。予防注射の効力は「広まっていた」。ライトはこの興奮に飛びつかずにはいられなかったが，真の独立精神の持ち主であるために，どんなパーティにも参列しなかった。ドイツでの経験と軍医としての経験から，食細胞が身体で非常に重要な防御の役割を果たしていることは確信していたが，予防注射における特異性の重要性も認めていた。セント・メアリーの自分の部屋へ戻り，全ての原理を実践した。彼は，食細胞の力を増加させるように予防注射した！

ライトが最初に発見したことの一つは，病気から回復した患者の血液とその病気の原因となる細菌を混ぜると，細菌は食細胞の細胞に早く包み込まれるということであった。それは，正常な人の血液を混ぜた時よりもずっと早かった。ライトはけっして明晰な実験家ではなかったが，才能ある作業人であったので，すぐに，この現象を測定する方法を開発した。細菌性の病気に罹っている患者からの一滴の血液と病気を引き起こす細菌を混合し，設定した時間後，食細胞によって取り込まれた細菌の平均数を顕微鏡下で調べるというものであった。同じことを病気に罹っていない人の血液にも行い，その患者の細胞数と正常人の細胞の食作用能力の比によって，彼が「食細胞指標」と呼ぶものを創り出した。患者が病気から回復するにつれて，彼らの食細胞指標は上昇し，それは，各細胞がより多くの細菌を食菌する（おそらく，殺す）ことができることを示しており，最終的に，患者は回復に至るのだと主張した。もし，人びとの食細胞指標が不自然に上昇するなら，身体は病気から回復しているかのようになり，予防注射はこれを行っているのであると説明した。ライトは彼の経歴の中で，これが免疫性の謎を解く鍵にならないと分かった時でも，この食細胞指標について繰り返し述べていた。後に，彼は影で「サー・オールモスト・ライト（ほとんど正解卿）」と呼ばれた。皮肉の意味は，ほとんど100年離れたところからでもライトが誇張しているのが(灯台のように）見えるというもので，それは，現在では基本的に正しいと分かっていることであり，当時，英雄と愚者の区別は難しかったことをもう一度書いておきたい。

間もなく，ライトは，食細胞を刺激することによって免疫性を機能させる着想と結び付けられるようになった。彼の友人であるジョージ・バーナード・ショーは，彼を『医者のジレンマ』という劇の中のコレンゾ・リジョン卿のモデルにした。ショーはこれを自分の予防接種に対する主張の一部として実際に取り入れた。彼は，病気の原因となる病原体を健康な人に注射することに反感を抱いた。しかし，ショーが真に反対していたことは，病気の特異性という考えと，それに基づく予防の特異性であった。以下のくだりが，劇中のラルフ・ブルームフィールド・ボニントン（B.B.として知られる）の台詞である。

> B.B.　—何ですって！リジョン，今のを聞いたかい？パトリック卿，あなたが今いわれたことに，言葉も出ないくらい大きな衝撃を受けましたよ。あなたのお父さんは，わたしの発見を予測しておられたんだ。いいかい，ウォルボール。ちょっときいてくれ，ブレンキンソップ。みなさんにもきっと非常に興味深いことだよ。ぼくは偶然手がかりをつかんだんだ。チフスの患者と破傷風の患者は病院で隣同士だったことがあるんだがね。教区の役員とロンドンの宣教師だった。彼らにとってどんなに情けないことかわかるだろう？チフスにかかった教区役員に威厳も何もあったものじゃない。破傷風であごがけいれんして口が開かなくなった宣教師が雄弁をふるえますか？できませんね。そこで，ぼくはリジョンからチフスの抗毒素をもらい，マルドゥーリーの破傷風の血清を一本もらったんだが，宣教師がけいれんの発作を起こして，テーブルの上にあったものを全

部ひっくりかえしてしまったんだ。それを拾った時にマルドゥーリーのがあったところへリジョンのやつを置いてしまったんだね。結局チフスの患者に破傷風の方の注射をし，破傷風の患者にチフスの注射をする結果になってしまったのさ。(医師たちは大変心配そうな様子。B.B.は意気そそうするどころか，誇らしげに微笑を浮かべて）ところが，なおったんだ。全快だよ，二人とも。今じゃ，宣教師の方は前よりぴんぴんしているし，教区役員などは前の十倍も元気だよ。

ブレンキンソップ—そういう例をわたしも知ってます。説明はつかないんですが。

B.B.—（きびしく）ブレンキンソップ，科学で説明できないことなんてないよ。ぼくがどうしたと思う？説明がつかないんだ，などといって，漫然と腕をこまねいていたかと思うかい？断じて否だ。ぼくは考えたね。科学の諸原理にもとづいて考え抜いた。ぼくは自問したよ。なぜ宣教師は，破傷風の上にチフスが重なって死ななかったのか？また教区役員の場合はチフスの上に破傷風が重なって？ここが君にとって問題だよ，リジョン。考えてください，パトリック卿。よく考えてみてくれ，ブレンキンソップ。偏見を持たずにこの事実を見てくれ，ウォルボール。抗毒素のほんとうの働きは何なのか？食細胞を刺激すること，これだけだ。いいね？しかし食細胞を刺激することができさえすれば，そのためにその血清を使用してもかまわないんだ。はっはっ！えっ！分かるかな？納得がいきましたか？それ以来というものぼくはあらゆる種類の抗毒素をまったく無差別に使用して，完全に満足すべき結果を得てきたんだ。リジョン，ぼくは王子さまに君のを注射したが，それは君を押し出したかったからなんだ。しかし二年前には，しょう紅熱の患者にパスツール研究所の狂犬病血清で実験してみたが，もののみごとに効いたよ。そいつは食細胞を刺激した。あとの仕事は食細胞がやってくれたわけだ。パトリック卿の父上が種痘がすべての熱病に効くことを発見したのはそういうわけなんだ。(満座を圧倒する熱弁でぐったりして椅子に身を投げ出し，悠然と一同にほほえみかける)

田村敏夫　訳　『医者のジレンマ』より

JCLS 88002-471

ライトは劇場の外で大暴れしたと伝えられているが，食作用と予防接種についての自分の考え方の記述に対してか，もしくは，自分の人格のパロディに対して憤慨しているのかは，分からない。しかし，この話はショーとの友情に影響を及ぼすことはなかったようだった。影響力のある人物との友情は彼の生涯の中で顕著であった。

1907年に，セント・メアリーのクラレンス棟で3病室が与えられたが，病院には設備を整える十分な資金がなかった。ライトは裕福で力のある友人から個人的に資金を自己調達した。そして，有名なワクチン接種部を設立し，個人的な患者によって支払われる料金とそこで作ったワクチンの販売から収入を得た。病院に賃貸料，医療サービスのコスト，給料と実験費用を払うのに十分なカネが入った。ワクチン接種部は，ざ創，膿漏症，せつ，肺炎，気管支の風邪，インフルエンザ，淋病，喉の痛み，腸の不調，結核，癌にまで特別のワクチンを創り出した。ワクチンは「王立協会会員，医学博士，アルムロス・ライト卿の指導の下，ロンドンW1のセント・メアリー病院，治療的ワクチン接種部のワクチン研究室で作られている」という宣伝であった。ワクチンは，製薬会社のパーク・デイビス社によって販売されていた。ワクチンがもたらす膨大なカネの他に，委員会の会員と有志による17,000ポンドの初期基金があった。質素で敬虔な時代は遠い昔のこととなった。

しかし，ライトのワクチンは効果があったのだろうか？もし，そうなら，多くの場合，ワクチンが特異的な病気のために作られたからではない。むしろ，病気と関係ないと分かっている細菌を使って作られたか，もともと，細菌が原因ではない病気であったかである。それは，プラセボ効果か，患者の結果の記録を調べるのが面倒で調べてないのだろうか？ライトが人体に害となるようなことを行った形跡はない。われわれの見地からワクチン接種部について最も重要なことは，それは20世紀初頭の科学の最先端であったということである。これは，いかに潮流が，強く，突然に，身体の体液の全体的なアンバランスとして枠組みを与えられていた病気から，特異的な病気を起こす特異的な病原体へと移ったのかということの見本である。予防接種は新たな大目的となり，次の特異的な治療を発見し，次のノーベル賞を獲得するのは誰かというレースは続いた。

第8章
魔法の弾丸と医学の新しいパラダイム

パスツール，ベルナール，ウィルヒョウは，病気に枠組みを与える方法を変え，その結果，対処の方法も変えた。20世紀初頭には，病気はまだ感染症を意味していたが，それは，結果的に特異的な症状を起こすことになる，特異的な臓器に病理学的変化を生じさせるような特異的な微生物によって枠組みを与えられるようになった。医学を科学的にしたのは特異性であり，一世紀前のニュートンの重力，フランクリンの電気，ラボアジエの酸素と同じように，大衆の心を捉えたのは特異性であった。病気の原因である微生物の狩りがモンゴルフィエ式熱気球を見物する興奮に取って代わった。科学的医学は大成功のうちにガレノス派医学に取って代わった。それは，他の科学と同じように，科学的医学には何かができるという期待があったからであった。微生物学は病気の原因を同定し，免疫学は特異的な予防が存在することを示した。今や，特異的薬品への期待が目標となっていた。

魔法の弾丸：パウル・エールリヒの特異性の探求

エミル・ベーリングは，抗毒素がジフテリアの致死的な影響からネズミを救うことができるという実験室実験による発見を子供に使えるような治療法に転化しようとしていたが，十分に効力のある血清を生産するのは難しく，幾度もつまずいた。その後，パウル・エールリヒが抗血清の生産に化学的理論を応用してそれを救うことになった。四半世紀に渡ってジフテリア抗毒素療法によって救われた子供たちは，パウル・エールリヒに負うところが多い。そうでない人たちは，特異的な病気を治療する特異薬という考えに対して，彼に感謝しなければならない。

本書の中の風変わりで魅力的な人物たちの中で，パウル・エールリヒは冴えたる一人である。彼は，パスツールがリールで学部長になり，生物学的研究に興味を持ち始めた1854年に上シロンスク（上シレジア）のシュトレーレンに生まれた。エールリヒの生涯について知られていることの多くは，マルダ・マルクバルトが1949年に書いた伝記による。彼女は，彼を尊敬する秘書であり，しばしば，彼女が思った以上のことを伝えてくれる。例えば，エールリヒの父親は宿屋の主人であり，「愉快に，たくさんのユーモアを交えて，きびしい判断をする人。しかし，この陽気な性格にもかかわらず，時々，窓辺に座って，数時間も独り言をつぶやき，頭を振ったり，手を振ったりしていることがあった。他の人に話すときは，言葉や文章を予想外の速さで話し，冗談を交え，それを大声で会話中に何度も繰り返し，笑う」というようなものである。何人かの同級生の記憶によって，パウルがかなり幼少の頃から父親に似ていたことが分かっており，マルクバルトによる実験室での毎日の行動の記述では，気まぐれで，夢中になった天才は独り言やありふれた文句を繰り返す傾向があったらしい。しかし，彼と一緒に仕事をした仲間や科学者たちによると，化学的構造や生物学的構造を思い浮かべ，それに基づいて複雑な理論的説明を考え出すことができる非常に鋭い科学的洞察のできる人物であった。

学生の頃，エールリヒは染色の化学に夢中になり，とくに，生物組織の染色に興味を持っていた。そのため，最初の医学校の試験に合格した後，従兄弟である病理学者カール・ヴァイゲルトの尽力で，最終試験の準備の間，ブロツワフのコーンハイムの実験室で働けるようになった。事実，コッホが宿命的にも初めてブロツワフを訪問しコーンハイムに面会した折には，彼は「エールリヒ少年」として，「染色に長けているが，試験に合格していない」と青年のコッホに紹介された。しかし，その後，試験に合格し，染色の理論的分析原理についての論文で医学博士も取得した。1878年にベルリンのカリテ病院で助手となり，コッホが結核の原因である細菌を分離したと発表したベルリン生理学協会での1882年の講演の際には，聴衆の中にいた。エールリヒは結核患者の器官や喀痰を染色しており，知らない竿状の細菌を見たのを思い出したが，それらははっきりとせず，何であるのか分からなかった。恐らく真実ではないと思うがこんな話がある。彼は実験室に急いで戻り，いくつかの新しい組織標本を染色したものの，すでに夜遅く，鉄のストーブの上に置いて乾かしたが，彼はだらしなかったので，それを忘れてしまった。翌朝，掃除の女性がストーブに火をつけ，エールリヒが入室してスライドを再発見した時，標本は美しく染色されていて，彼は標本で結核菌を見た最初の人物となった。おそらく，この話は，結核菌を染色するには，他の多くの細菌と違って，微生物の中に染料が染み込むのを促進させるために少しスライドを加熱する必要があるという事実に基づいているのだろう。染色する際にスライドを加熱することを「染色に長けたエールリヒ少年」がかなり日常的に行っていたと知っていても，この話はできすぎていて，一度聞けば充分である。後にコッホは，「エールリヒの染色方法を用いると，結核菌の確認を診断に用いることが容易となる。喀痰の中に存在する細菌を探る見つけることが一般的な方法となったことに感謝しなくてはならない。もし，それがなかったら，結核菌にたずさわる研究者はほとんどいなくなっただろう」と書いた。

カリテ病院での支援者でもある上司が突然に死亡したために，エールリヒの生活にも，突然，厳しい変化が生じた。新しい上司は風変わりなエールリヒに寛大ではなく，彼が嫌がられていると感じるように仕向けた。エールリヒが感じ始めていた圧迫感は，ドイツの学術医学における組織的な反ユダヤ主義が理由であり，エールリヒが真に管理者の悩みの種であった事実にどのくらい基づくのかは明らかではない。しかし，彼は健康を損ない始め，カリテ病院を退職した。彼は染色の研究の間に結核を発症したと言ったが，近しい同僚は神経疲労だと考えていた。後に，義兄は，エールリヒは新しい指導者の管理下に置かれ拘束されることに耐えられず，「高度に緊張した競走馬がくびき門で震えて走れなくなるように，効果的な努力を進めたり行ったりせず，神経の興奮の結果として体調を崩した。エールリヒの身体は，精神が拘束されている時には，やせ衰えている。彼の病気は肺結核と呼ばれるもので，臨床症状もその病気のものだった。しかし，彼が最も患っていたものは拘束感だった。結核は簡単に治り，二度と罹ることはなく，彼は体力を取り戻した」と死亡記事に書いた。エールリヒはエジプトで2年間過ごし，彼を苦しめていたあらゆるものを克服し，戻ってきてからは新しい人生へ踏み出した。

彼は，その数年前に裕福なシロンスクの工場主の娘と結婚し，エジプトから戻ってきた時にはベルリンに小さな個人の研究所を建てることができた。コッホは染色方法に対するエールリヒの貢献に謝意を表し，無給であったが，コッホの新しい伝染病研究所で働く機会を提供した。研究所で働き出してまもなく，エールリヒは，ジフテリア抗毒素の仕事をしている最中のベーリングと共同研究を始めた。初期の研究では，少量の植物毒素のリシンやアブリンを実験動物に注射すると，毒素の影響が注射された動物の血液によって中和されるのを発見した。注射する毒素の量を増やすにつれて，ゆっくりと時間経過に伴って，血中の抗毒素量を増加させることができた。これは非常に重大なことである。なぜならば，ジフテリア毒素で予防注射した動物の血液からジフテリア抗毒素の活性化した製剤を，ベーリングは確実には得ることができなかったからである。エールリヒは植物毒素の問題を解決しただけでなく，動物の血中に存在する抗毒素量を測定し試験管的には問題を解決した。コッホの伝記作家で，米国細菌学者のトマス・ブラックは「パウル・エールリヒがいなかったら，ベーリングの栄誉はゼロになっただろうと誰もが認めているようであった。ジフテリア抗毒素の適切な定量方法，ジフテリア抗毒素の生産量と効力の分析を可能にした方法を最初に開発したのはエールリヒだった」と言う。

染色の仕事と初期の研修によって，エールリヒは化学の考え方を修得した。相互に作用する特異的な化学群とそれらの量的関係について思考をめぐらせた。ジフテリア毒素と抗毒素は彼の頭の中では，化学的相互反応のように扱われ，直ぐに，予防注射された馬の血清中のジフテリア抗毒素の量を測定する方法を考案した。抗毒素による治療の過程を日常的で現実的なものへと進めていく上でのこの仕事の重要性は，全ての人に認められ，血清療法が明らかに効き始めると，商業的興味の対象から逃れられなくなった。

ベーリングには，ドイツの化学会社であるヘキスト社からジフテリア抗毒素生産への商業投機に参入する申し入れがあった。しかし，ヘキスト社はまず抗毒素の生産方法を特許化することが必要であった。もちろん，エールリヒの貢献は，特許の最も重要な部分であった。1893年，ヘキスト本社において，取締役の一人がいる前で，ベーリングはエールリヒに，政府の研究所の教授と所長職の両方を保証できる政府高官と十分なコネクションを持っていると言った。ユダヤ人にとって教授職を得ることも稀なことであったが，政府の研究所を管理することはエールリヒが夢見たこともないようなことであった。しかしながら，厄介なことがあった。もし，エールリヒが研究結果を商品化した会社から特許権使用料を貰うようなら，おそらく，その話はどちらもないだろうとベーリングは言った。即座に，エールリヒは特許権使用料ではなく名誉を選んだ。そして，不思議なことに，ベーリングの友人である取締役は直ちに経済的権利を譲り渡す署名の紙を渡した。ベーリングは教授職も所長職も提供することができず，彼とエールリヒは二度と話をすることはなかった。エールリヒは後に友人に書いた。

> あの暗い時期とBがわれわれの科学的な協力を覆ってしまったことを考えるとき，いつも落ちつかなくなる。しかし，復讐の機会がやって来た。別離によって私なしで彼がどれほどのことをやってきたかを思い知るだろう。今や，すべてが塞がってしまった。ペスト，

> コレラ，鼻疽，連鎖球菌感染症の仕事。彼はジフテリアに関して何も進展しなかった。そして，十分以上の収入があり，大勢の共同研究者がいて，このザマだ。もちろん，彼がどんなに怒っているか想像できるだろう。彼は，彼の法律を全世界に命じることができる「頂点の人物」になりたかったのだ。それに，加えて，巨額の金を儲けたかったのだ。彼は，スーパーマンになりたかった。しかし，—神様感謝します—彼は必要なスーパー頭脳を持っていなかった。科学の拝金化とともに去れ！

数年後，過去の友人の助けなしに，エールリヒは政府の血清研究所の所長職に就いた。その後，その研究所はフランクフルトへ移動し，エールリヒは所長のまま移った。しかし，ここへきても，ベーリング，今では，フォン・ベーリングが，彼を苦しめた。フォン・ベーリングは，エールリヒの研究所でエールリヒによって行われる，自分が科学的信望と経済的報酬を得た研究に対して政府に資金を払わせようとした。1906年，プロイセン教会，教育，医療省に宛てた，長く，きっちりと論じた手紙の中で，エールリヒは最初の抗毒素の開発における自分の役割をしたためた。そして，その初期の重大な段階で，ベーリングが方法について詳しくなかったために，有効性のある抗毒素を作ることがいかにできなかったのかを伝えた。「私たちが共同研究を始めたとき，彼は私に5クォーターのジフテリア抗毒素の入った瓶を見せました。彼は，それが大工場で50年分の予防注射を作るのに十分な量だと信じていました。しかし，それは一頭の馬にも足りないものでした！」

エールリヒの実験における天才的才能が血清療法を実用化するのに重要な要因なら，彼の論理的才能は全科学的医学に利用できる特異性についての化学的基礎を作るのに必須のものであった。メチニコフは，病気を起こす微生物に対して身体が活発な防御の仕組みを備えているという仮説のための根拠を与えた。そして，ベーリングの抗毒素治療が防御を与えるものは血中にあることを示した。エールリヒは，化学における彼のすばらしい才能で，ワクチン接種の鋭敏な特異性を全ての人に納得させる研究を行った。たとえば，ジフテリア毒素の予防注射はジフテリアからは守ってくれるが，破傷風には効かなかった。また，リシンによる予防注射はリシンから守ってくれるが，ジフテリアには効かなかった。19世紀も終わろうとしている時，どのように身体が特異的な抗毒素を産出することができるのかを（文字どおり）目に見えるようにし始めていた。1900年3月，エールリヒはロンドンの権威ある王立協会でクルーニアン・レクチャーを行うように招待され，身体がどのように特異的に病気と闘うのかという考え方を詳細に述べた。この講演の内容は考え方の根拠を示している重要なものであったが，その永続的な価値は，彼が身体の反応の特異性について知的な基礎を築いたということであった。

エールリヒは骨の髄まで化学者であったので，毒素と抗毒素間の反応のような生物学的反応も純粋な化学反応として研究できると信じていた。彼は，ベーリングのジフテリア抗毒素療法を有用なものに変えることに成功し，そのことによって，彼の考えが価値あるものであることを示した。しかしながら，メチニコフによる身体が能動的防御システムであるという考えや，健康においても病気においても細胞が生命の基本単位であるというウィルヒョウによる考えも正しいと考えていた。これらの相容れないように思われる考えを，それぞれの本質的な特徴を保持したまま一つにする方法が必要であった。構造を明視化する彼の才能を駆使して，独創的な解釈であり，彼の考え方の基礎となるものを案出した。それは，抗毒素（免疫療法）によって特異的に病気を治療するのではなく，化学的に特異的な療法によるもので，それを「魔法の弾丸」と呼んだ。

この考えによって，敵対者たちにはドクター・ファンタジー（空想博士）と呼ばれるようになった。この素晴らしい考えの基礎は，染色についての長い研究経験から生まれていた。ある染料はある身体細胞に特異的であるということを幾度となく観察し，異なる種類の細胞は異なる種類の分子が表面にあり，それが染料と特異的に反応すると推論した。彼は，身体がリシンやジフテリアに対して特異的な抗毒素を作り出せることをすでに示し，異なる毒素が異なる細胞に影響を与えることを知っていた。すなわち，神経系の細胞を破損する毒素があり，呼吸器系の細胞を破損する毒素があり，消化器系の細胞を破損する毒素があるのだった。そして，染料と特異的に反応することができる分子を細胞が持っているならば，毒素と特異的に反応する分子がないことがあるだろうか？

しかし，これは直観に反していた。なぜ，異なる細胞の表面に，異なる分子があるのか，そして，より適切に言うならば，なぜ，毒素に対して特異的な分子をもっているのだろうか？一つの明白な理由は，異なる細胞タイプは，異なる機能をもち，異なる働きをしなくてはならないが，他方で，細胞は身体内（ベルナールの内部環境）から栄養物を取らなくてはならないということもある。おそらく，異なる細胞は，異なる栄養分子を血液から摂取するということだろう。染料や毒物と反応することを目的とする細胞上の分子が身体にあると考える論理的根拠はないので，染料や毒物は栄養物のために使われる細胞の分子と偶然に反応可能であったのだろう。染料や毒素の分子のある部分が，細胞が栄養物として使われる分子の部分と同じなのであろう。もし，細胞がそれを同定するための旗として働く分子のある部分が栄養物にも毒素にも共有されているのなら，細胞には，残りの分子が適切な栄養物なのか，無害な染料なのか，危険な毒素なのかは分からない。エールリヒはこれらの分子，すなわち，染料，毒素，栄養物の独特な化学的配置を同定できる細胞表面のものを側鎖と呼んだ。（生物学に詳しい読者へ——これらが今日は受容体と呼ばれている）

ここまで，すべてが順調であったが，血中の抗毒素から長い道のりであるように思える。さて，馬に免疫を与えるために，少量の毒素から始め，そして，時間がかかることもあるが，血中の抗毒素量が増加して，その血液が治療に使えるレベルになるまで注射する毒素の量を徐々に増加させることが必要であることを示すことで，ベーリングの抗毒素療法を救ったのではなかったか？この有用だが一見すると変な事実が彼の必要とする手がかりであった。どのようにして身体が特異的な抗毒素を作るのかということについて，エールリヒのモデルでは，まず適切な側鎖を持った細胞が旗（すなわち，栄養物を持っていると伝える特異的な分子配置）を見つけるが，栄養物の代わりに毒物を摂取したことに気付き，細胞表面分子を増やすことでトリックに反応するということであった。ばかげている！しかし，従兄弟のヴァイゲルトは数年前に損傷に反応する「細胞の過剰補償」の考えを出し，エールリヒはこの考えに基づいて免疫の側鎖説を考えた。側鎖は栄養物の分子よりも毒素の分子と反応し，側鎖を生産して破損を過剰補償する。その後，毒素が入るたびに，より多くの側鎖が生産され，やがて非常に多数となって細胞表面から離れて血中に入って循環し始める。自由に漂う側鎖の第一の特徴は何か？それは，毒素と特異的に反応することである。抗毒素の第一の特徴は何か？毒素と特異的に反応することである！

エールリヒは，各細胞は数千とはいかなくとも数百の側鎖を表面に持っているが，毒素と反応するのは特異的な側鎖であり，それのみが過剰生産されると考えた。見事な理論で抗毒素と細胞を一つにすることによって特異的な防御を説明した。彼は，ワクチン接種の要素と炎症の要素を併合させた。たしかに食作用はこの概念に入っておらず，エールリヒがアルムロス・ライトを知っていて尊敬していたが，彼が「食細胞を刺激すること」*（次頁脚注）をどのように考えていたかは明らかでない。

エールリヒは「血清療法を並外れて活性化させていたものは，身体を防御する物質が，身体自身の産物であること，そして，それらが純粋に「寄生生物向性」（寄生者に対して）であり，「臓器向性」（臓器に対して）ではなく作用するということであった。これは，進入してきた危険な寄生虫や，身体への異物にのみに作用し，身体自身や細胞には影響がない「魔法の弾丸」といえるだろう。血清療法は，それゆえ，それが実施される時には，明らかに，他のどんな治療の方法よりも優っている」と信じていた。ここには，新しい科学的医学が強調して書かれている。彼は治療法について考える時，体液バランスの回復を目指して身体を治療することは完全に止めてしまった。なぜなら，病気は特異的な原因を持っているのだから，合理的な治療は病気自体を引き起こしているものに対して照準を定めなくてはならない。しかし，1906年には，もし，類似した化学的配置が偶然に出現することによって，染料や毒物が細胞に特異的に反応することができるなら，病気を起こす細菌の表面分子に類似した配置の分子を持った他の化学物質や，特異的に細菌を殺す治療効果のある化学物質をなぜ彼が作り出すことができないのだろうか？という考えが彼の中で徐々に大きくなっていった。抗毒素による治療の見込みはそれが効いた場合と同じくらい大きいが，使用が限定されていることが彼にはすでに明らかであった。結局，二大殺し屋，結核と梅毒の原因となる細菌が毒素を産出して病気を引き起こしていることを示すものは何もなかった。

残りの人生におけるエールリヒの目的は，感染生物と特異的に反応しそれを破壊するが，患者の細胞とは反応しない化学物質を発見することであった。彼の考えは，可能であるなら特異的な血清療法ではなく特異的な化学療法薬を使うというものであった。つまり，その化学物質は，彼の「魔法の弾丸」であった。

エールリヒはフランクフルトで，財産，名誉，そして尊敬を手にしていた。そして，彼の研究所は免疫学研究の中心として世界的に有名になっていった。裕福なフランクフルトの未亡人，フランチスカ・スパイヤー夫人を説得し，化学療法について集中的に研究を行う新しい研究所を既存の血清研究所に近接して建てることができた。試験に合格せず，研究所の所長になるという野望のために生涯の経済的保証をふいにした「エールリヒ少年」は，乗り越えることができないよう

*この独創的な理論は，少々，直観に反した抗体形成理論が出てくるまでの約20年間ずっと物議をかもしていた。しかし，妙な話だが，1950年頃に現代免疫学の時代となった時，免疫学者は，エールリヒの側鎖説の変形に戻っていった。それは，オリジナルの説よりも直観に反したものであった。この理論は，いまだに免疫学の有力な理論である。

な困難にも屈せず，今や2つの研究所の所長となった！染色に対する終生の情熱が彼をここへ導いた。それは，ドイツの染色産業が経済発展したからであり，さらに地方の化学薬品会社とも提携することになった。

19世紀の急激な産業化に伴い，消費志向の中流階級が十分豊かになり台頭してきた。そして，この新しい消費者は染物への飽くなき欲求が高かった。長い間，染料はコールタールから作られていたが，その世紀の中頃から，ドイツ人化学者が鮮やかな色の人造染料の生産方法を発見し，それによって，ドイツ化学産業が形成された。1876年には，競争相手の染料を公然と複製することを防ぐために厳しい特許法を制定する必要が生じ，大きな化学薬品企業は最初の産業研究のための研究所を設立した。運命の妙な偶然によって，1886年にアルザスの2人の医師が腸管寄生虫治療のためにナフタレンと呼ばれる染料を地方の薬剤師に注文した。寄生虫に対する期待した効果はなかったが，医師たちが驚いたことに，それは患者の熱を下げた。彼らが薬剤師に注文した次の注文分は熱には効かなかったが腸管寄生虫に効いた。そこで止まらずに，2人の医師は疑問を徹底して調べ，最初に受取ったものはナフタレンではなくアセトアニリドという他の物質であり，染色産業で使われるコールタール誘導体であることが分かった。アセトアニリドの解熱能力は幸運なことに見逃されず，アスピリンが発見されたのだった！

この偶然の発見がドイツの化学薬品産業を変えた。いまや，染料は増加する消費者のための洋服を生産するのに価値があるだけでなく，現代製薬産業の先駆者となったからだった。1900年代初期に，カセラ染料製造（後に，巨大なI. G. ファブリン社の一部となる）の取締役はエールリヒとともに化学的魔法の弾丸を探索することに強い関心を持った。専任の化学者はエールリヒが自分の化学療法研究所で試した染料を合成することを命ぜられた。この手配のお陰で，エールリヒは彼特有のやり方で仕事をすることが可能となった。研究所へ任命されたルートヴィヒ・ベンダという化学者が，エールリヒの60歳の誕生日についての思い出を書いている。「エールリヒの実験室に入ると，実験室に一般的に見られる多くのものがなく，たいへん驚きました。普通の広さの部屋に，たくさんの実験台が寄せられ，幾百もの小さい，あるものは非常に小さい，異なる化学物質が入っている瓶が並べられていました。それは，どうしようもない大混乱に見えましたが，エールリヒは，彼自身の独特な規則に従って配置していたので，彼が欲しいものは何でも見つけていました。この瓶の大洋から一本の大きなブンゼンバーナーが伸びていました。その近くに，試験管の入った小さな木箱がありました。それらと，ボードや壁に沿ったいつもの試薬や溶液を作る物質が入った棚でこの実験室の設備は構成されていて，そこでエールリヒは助手なしで働いていたのでした。シリンダー，レトルト，漏斗，ビーカー，広口瓶，皿，たらい，冷蔵庫や温度計，管や付属品といった化学的仕事をする人の通常の道具は見当たりませんでした」。

染料や化学誘導体はその潜在的な薬品効能をますます試されていった。そして，主たる健康問題が依然として感染症や，それに伴う熱や炎症であったので，それらに対する薬品開発が進められた。発展途上の製薬産業の科学者とエールリヒが異なる点は，化学物質の潜在的特異性を用いるという彼の考えだった。1906年，2人のイギリス人医師は砒素を含むアトキシルという染料がトリパノソーマ属の住血鞭毛虫の感染の治療に有用であることを実験の中で発見したが，その薬は視神経を害するのでヒトには使えなかった。アトキシルの化学構造は分子がその毒性を失うように変えることが容易にできないと産業化学者は確信していた。エールリヒと働くように任命された産業化学者が狼狽したことに，エールリヒは化学者にとっては非常に異端で奇怪に見える独自のやり方で仕事をし，1863年に作った最初の製法は間違っていたと結論した。実際に，アトキシルは寄生虫に対して毒性があり患者にはないように変化させることができたと言った。産業化学者は，この特異で孤独な人物が認められている化学現象に挑戦していると考え，愕然とし，何人かは退職した。残った少数はエールリヒの指示に従い，毒性が低いがトリパノソーマ属の住血鞭毛虫を殺す化合物に辿り着いた。それが，化合物418番であった。

エールリヒと彼の下の化学者たちは基本砒素化合物を変化させつづけた。その化合物の中の一つで，実験的トリパノソーマ属の住血鞭毛虫の感染症には成功しなかった606番はカセラ社で特許化され棚に置かれた。1909年春，日本へ帰国し東京の研究所で所長を務めていた北里は，秦佐八郎という学生をエールリヒと仕事をさせるために送った。東京で秦はウサギで実験的な梅毒感染の研究をしていた。梅毒の原因である細菌は1905年に分離されたが，エールリヒは秦が来るまで自分の化合物を試す方法がなかった。そこで，全化合物を使って，どれが梅毒に効果があるのかを確かめる実験を秦に与えた。やがて，秦はトリパノソーマ属の住血鞭毛虫に無効であった化合物606が梅毒を起こすスピロヘータ菌に非常に効果があることを発見した。エールリヒの臨床共同研究者は梅毒患者に化合物418を試していたが，エールリヒは606番を試すように主張した。

梅毒に対して化合物606が臨床的に成功したことは1910年春のヴィーズバーデンでの内科医学会で発表された。その影響は電撃的で，化合物606はサルバルサンと呼ばれるようになり，エールリヒの特異的化学療法の探求が合理的であることを知らしめた。科学的医療は，特異性を通じて，本当に世界を変えることができるように思われた。今日，認められている医科学の知識では，エールリヒが彼の魔法の弾丸で化学的療法の道を拓いたことが重要となっている。よくあることだが，認められた知識は事実との一時的な結びつきなのである。

魔法の弾丸はどのくらいすごいか？

エールリヒが化合物606には梅毒に対する効果があると発表するとすぐに，世界中の医師が自分の患者に使いたがった。エールリヒのもとには世界中から毎日数百の手紙や電報が殺到した。そして，オフィスの廊下は医師で埋め尽くされていた。シカゴのある医師はこう書いている。「コッホのツベルクリン以後，これほどの医療関係者がドイツに押し寄せたことがあっただろうか」。しかし，エールリヒは，自由に使える適切な臨床施設と実験施設を持ち，訓練を受けた梅毒学者にしか薬を渡そうとしなかった。アメリカ医学会誌（JAMA）は彼からの電報を載せた。「医師は家で待機し手紙を書かないように，とエールリヒが言っている。606は11月に市場に出る」。

いかに606が梅毒に有効かという噂は，真の効果を評価する研究が活字になる前に，それを使った熱心な学者の口から広まり，それらの主張は自然と一般の出版物に載るようになった。アメリカ泌尿器学雑誌の論説は「すべての文明化した国の日刊紙は，欄を割いてこの新しい治療について論じ，この新しい救済法に力を入れている。ジャーナリズム流の，実際に観察されたものより誇張した形で」。しかし，エールリヒが言及しなかった病気に対しても606が効くという噂に飛びついたのは，医師たち自身であった。壊血病，マラリア，乾癬，悪性貧血，シデナム舞踏病，らい病，いくつかの皮膚病，がんにまで一これらはすべて，お調子者の医師たちが，この「魔法の弾丸」で治療したと主張したものであった。サルバルサンは科学的医療の特異性の偉大な功績であったが，医師と患者はどちらも旧式の何にでも効く治療法を望んでいたのだった。

揺り戻しが起こったのは驚くことではない。過剰使用や誤用によって，606は魔法の弾丸ではなくなった。多量に使用されたときには，重度の悪影響を及ぼす単なる毒物であった。エールリヒは，今度は606の適切な使用法を説明するのに時間を費やし，守勢であると非難された。JAMAの編集者はエールリヒと門下が「非常に巧妙」であったと嘆いた。エールリヒたちは606の副作用に関する主張を，長い間，梅毒を研究した人が「鈍すぎて認識できなかった」梅毒の症状だとして，うまくかわしているように思えた。編集者は606が有害なのではないかという疑問さえ呈した。ある人たちは，当時一般的であった水銀を用いた恐ろしい治療と同じようなものだと言い，1914年にはJAMAは606が水銀の適切な代用物となるという期待に対して警告を発した。戦争感情がフランス人の学者に「606あるいはドイツの毒物」という題の記事を書かせ，その中で，606は決して梅毒を治療したことはなく，治癒させずに梅毒潰瘍の上に皮膚が成長するように促しただけだと主張した。結局，医師たちは，水銀，後にはビスマスで拡散させて，適量の606は梅毒治療に用いることが可能であることを発見したが，初めの頃の熱狂と魔法の弾丸という考えは消えてしまった。

事実，エールリヒが血清治療と化学療法において絶対的な特異性を示したにも関わらず，抗毒素が完全に特異的であるという主張に対して闘う免疫学者がいた。そして，化学療法の仕事を始めた当初から，魔法の弾丸について考えていたときでさえ，エールリヒは患者に有毒な影響を与える細菌に対する薬の毒性を調べるための，今日も薬の評価に使われている測定方法を考案していたのである。彼の頭の中では，「一つの病気に，一つの治療」という完全な特異性は可能であるという展望を持っていただろうが，現実には，そこまで到達しなかったことを自覚していた。特異性は医学を科学的にする推進力ではあったが，特異性を医学に応用することはとても簡単なことではなかった。

成熟した科学になる途中で

特異性の理論が治療技術に転用されるようになるために，科学的医療には新しい社会構造，全科学者が機能できるような共通の概念基盤が必要であった。この共通の基盤は，実験の基礎としても，科学的不一致としても働き，パラダイムと呼ばれている。パラダイムを知ることは，ある科学的考え方をどのように，そして，なぜ持つのかということを理解したい人にとって非常に重要なことである。しかし，科学者がこの共通の基盤に辿り着いた道のりは，語られることのない，科学的生活の日々の働きが積み重ねられたものであることを，非科学者が理解することも同じように重要である。それは，科学者たちが，トレーニングの初めから，当然のことと考え，自分たちの学生に伝えたことの一部なのである。

いかに科学が進められてきたのかということに関して，現代において最も影響力のある本はトーマス・クーンの『科学革命の構造』である。この本は広く読まれ，科学史，科学哲学，科学社会学を研究する人びとの中で大いに議論された。

クーンは物理学者として訓練を受け，科学がまだ，非常にロマンチックに扱われている時代（1962年）に，どのように科学者が仕事をしてきたかということを非ロマン化して書くことを試みた。クーンの考えは，科学論と呼ばれる新しい研究領域で進行中の多くの仕事の基礎となった。一方，歴史家，社会学者，哲学者は，原型の考えを超えてしまったので，本書の目的のためにはもともとのクーンについて見ることが役に立つだろう。

20世紀の偉大な哲学者であるカール・ポパーは，反証の概念を科学がいかに機能するのかについての分析に導入し，哲学者の間で議論を始めた。彼の主張は単純である。科学的仮説は証明されることはない。それは，反証され得るのみである。たとえどんなに多くの証拠を「証明する」ために集めても，重大な反対の証拠が常に発見される可能性がある。スコットランドの啓蒙哲学者のデビッド・ヒュームがかなり以前に指摘したように，すべての白鳥が白いと証明することはできない。もし，河岸に座って，通り過ぎる白い白鳥を数えて，すべての白鳥が白いことを証明しようと，どんなに多くの白い白鳥を数えても，すべての白鳥が白いとは言い切れない。なぜならば，次に河の湾曲部から現れる白鳥は黒いかもしれないからだ。しかし，黒い（もしくは，灰色や青）白鳥が出現したら，その時は絶対的な確信をもって，すべての白鳥が白いとは限らないと言える。そして，真実でないことを示すことによって世界について非常に具体的なことを学んだのだ。すべての白鳥が白いという主張を反証することはできるが，証明することはできないのである。さて，ここにある論理を理解する訓練された哲学者になる必要はないが，それは科学者がどのように仕事を進めるのかということではなさそうである。それでは，どのように科学者は仕事をし，どのように科学の進歩は起きるのだろうか？

クーンの分析の基礎は，科学はパラダイムを獲得した時に，「成熟した」科学となるということである。パラダイムの正確な本質は明確にするのがかなり難しく，クーン自身が彼の著書の中でもこの言葉を様々な使い方で使用している。われわれにとって，パラダイムは科学領域で仕事をしている人全員が同意する重要な仮説である。これが真実だとか，これが神聖だと言っているのではない。全く逆である。進歩は科学の本質的な要素であるので，科学が進歩するにつれて，パラダイムも変わるのである。それゆえ，主な科学的進歩はパラダイムシフトと関連している。そして，パラダイムはその領域で働いている人全員が同意可能な，その領域の状態を表している。この同意が重要なために，科学が排他的な雰囲気になっているわけではない。事実はまさにその逆である。その領域の全員に始点となる共通の基盤があれば，彼らの中で議論の拠り所となる共通の基盤を持つことができるのである。科学は基本的に問題を解決するものであり，提起される問題について同意がなくてはならない。科学者は子供のようであると指摘されているが，それは，彼らが決して疑念を抱く感覚や理屈っぽさを失わずにいて，パラダイムはその疑念の感覚と理屈っぽさを合理的に整然としたやり方で進めるものである。例えば，天文学者はすべて太陽が太陽系の中心であることに同意する。それは，彼らが太陽系の性質について同意を形成したこの仮説に則っているからである。生物学者はすべて自然淘汰を通じた進化が生物学にとって重要な仕組みであることに同意する。議論は，自然淘汰が重要な生物学的現象であるということを仮定して，いかに生物学的システムが機能するかに残されている。一揃いのパラダイムなしには，科学は前進できないことは明らかである。なぜならば，ゲームのルールについての絶えず続く論争が起こるからである。(聖書の創造を「科学」と呼ぼうとする宗教的原理主義者に対する科学者の反応の激しさを見れば分かるであろう)

一度，パラダイム（または，一揃いのパラダイム）が領域の基本となる仮説として確立されると，その領域の科学者は彼らのゲームのルールを手に入れるのである。そして，彼らは疑問を呈し，実験をデザインし，結果を解釈し，その実験や解釈の，その領域での進歩が評価される基準となる境界内での意味について論争を行うのである。若い科学者でその学問分野に詳しくない人は，その領域に入った時に，使用すべき明確な原理の一揃えを持ち，いかにパラダイムという頭上にアーチをなす仮説内で疑問を問うことに長けているかということで評判を得るのである。権威が確立し，問題，すなわちパラダイムが定義する境界，の解決でいかに優れているかによって成功したり失脚したりする。これはクーンが「通常科学」と呼ぶものであり，一般大衆も科学者も当然と認める科学の絶え間ない前進なのである。通常科学を退屈な科学と間違えてはいけない。細菌学の黄金時代には媒菌説は頭上にアーチをなすパラダイムであり，通常科学は様々な病気の原因となる微小有機体の胸が躍る発見であった。

いかに科学が機能するかについて，クーンの分析においてもう一つ重要な要素がある。それは，もちろん，いかにパラダイムは変化するのかという問題である。もし，全ての進歩がそのパラダイム内で機能することだけで成立していたら，コペルニクスやダーウィンやアインシュタインの入る余地はなかっただろう。つまり，明らかにパラダイムは変化するのである。しかし，どのように？パラダイムはその領域を安定させるので，よほど大きな抵抗がない限り変化しないのである。

つまり，科学の学問分野がその安定性と継続性に払う代償は，急進的な変化をその進路に導入するという大きな難事である。クーンもクーンの仕事に論評したり分析する人びとも，パラダイムがいかに，そして，なぜ変化するのかに対して明確な考えを持ってはいない。おそらく，単一の答えも，答えのセットもないだろう。しかし，クーンにとって明らかであったことは，変化が起こる時には，それは漸進的ではない，ということである。パラダイムの腐食が徐々に進むことはない。それは革命のように生じるのである。

特異性が科学的医学のパラダイムとなり，これが定義されることにより，20世紀初頭には成熟した科学となった。他の基準，地道に取り組まれた実用的なことを科学が実施可能にするという基準にも合致する。ジフテリア抗毒素とサルバルサンは技術的奇跡に対する一般の人びとの期待と一致した。病気が特異的に治療されるという考えは，新世紀がもたらしてくれるだろう未来像の一部となっていた。気球の上昇，蒸気動力，電気化がすばらしいのなら，科学がすぐそこにきていると語る世界，病気のない世界は比較にならないのではないだろうか。科学者にも，また，自分の子供が死ぬのを見たり，自分たち自身も病気の危険にさらされていた人びとにも，科学がどのように役立つかは，蓄音機や電信や内燃機関がどのように役立ったのかと同様に興味を持たれなかった。権威のない成熟した科学は誰にも興味を持たれず，人びとの生活に接することによって権威を獲得したのである。科学的医学は今や人びとの生活に確実に接し，そういう中で病気が完全に無くなる世紀への期待は高められていったのである。

JCLS 88002-471

第9章
治療革命

20世紀初頭の人びとにとって，非常に多くの病気の原因である微生物を同定する速さが科学の力であり，抗毒素治療と化合物606の成功によって，特異的な治療は可能であるだけでなく既に手中にあることが劇的に証明された。社会変化をもたらす科学の力を信じることは，社会改革者のビアトリス・ウェッブが終わったばかりの後期ヴィクトリア時代の「時代精神」と呼んだものに反映されていた。それは「科学への信頼と人類への責任」である。「時代精神」（ドイツ語ではZeitgeist）について語ることは今では時代遅れだが，この言葉は後期ヴィクトリア時代には使われていた。分析のためには時代の「精神」という要素を切り離すことは不可能だろうが，その時代に生きた人は「精神」を言葉で表現し，分析ができなくてもそれが存在したことに賛成しない人は少ないだろう。そして，20世紀初頭の時代精神の大部分は科学の力への信頼であった。

芸術では，新印象派画家ジョルジュ・スーラが写真に類似した小さな点によって描かれた絵に応用した方法を完全に「科学的に」説明した。振り返ってみると，彼が科学的テクストや方法を参考にして印象派からの脱却を正当化したことは明らかであり，おそらく，彼が行っていることに権威づけするためだけに科学を用いていた。特許の薬品の製造者さえも細菌学によって科学の権威をアピールした。世紀の曲がり角にウィリアム・ラダムという名のテキサス人が特許薬を売った。それは微生物の殺し屋という名前で媒菌説に基づいていた。少量の赤ワインをたらした水と塩酸と硫酸を混ぜたものは大成功し，1890年にはエリクシルを生産する17の工場を持った。この考え方は大衆に完璧に受け入れられた。細菌学（大衆にとって科学の最高分野と考えられていた）によって病気は微生物が引き起こしていることが示されたのに，病気の原因である微生物を殺す妙薬よりも良いものがあるだろうか？ある歴史家が，科学が初めて病気を説明できたのは「特許薬が頂点に達したその時代であった」という皮肉な事実を記した。いまや，医学は病気の特異的な原因の科学となり，あらゆる病気について特異的な治療を期待しない人がいるだろうか？

それまで，治療者はできることを全て行い，身体を健康といってもよい程度までにし，そして，後は神に任せた。しかし，新しい科学的な世界やその中でのわれわれの位置の捉え方によって，それは変った。病気の転帰が神に委ねられてきた信仰は科学に移行していった。今や，科学の力が苦痛と死を予防してくれるのである。T. H. ハックスリーが19世紀後期に科学と科学者の増大する権威を教会に喩えた理由が理解できる。彼はそれを科学的教会と呼んでいた。

しかしながら，「科学的教会」が約束した新しい治療法はなかなか現れなかった。有名な医師で，かつ，科学者であるルイス・トマスは，生物学，医学，そして，科学的医学がわれわれの生活にもたらした変化について雄弁に書いた。彼の父親がコロンビア大学の医学部で学生だった1901年と，彼がハーバード大学で学生だった1933年の間に，医療と医学教育にはほとんど変化がなかったという考えさせられる比較を示した。

> 父が入学した当時の（コロンビア）大学医学部では，おもに診断法を教えていた。病の進行や病理学的変化の追跡をつうじて病を特定することこそが医者の仕事だった。正確な診断ができれば，患者ひとりひとりについて今後の経過を予想できるわけである。医者は病気の決着がつくまでは，必要なときにはいつでも患者のそばにいることができる態勢になくてはならない。・・・よい医科大学は，正確な診断をくだし，病気のさまざまな姿に精通していて，信頼のおける予測をたてられる医者を世のなかに送りだすことができた。予測こそが医学における科学のすべてであり，また父の世代の医者が診断や経過予測のよりどころとした知識の集積は，二十世紀はじめとしてはきわめてあたらしいものであった。
>
> 石館康平，中野恭子　訳　『医学は何ができるのか』より

32年後，ルイス自身が医学校へ行き，大して変わっていないと思った。

> 学生は薬学便覧という100ページほどのうすいポケット判の本をわたされ，3年になって実習病棟や診察室へはいったときには，白衣のポケットにいれて持ち歩いたが，指導教授のだれひとりとしてこの本をひきあいに出したことはなかった。そればかりでなく，4年

間医学部で学ぶあいだ，外科の医者をのぞけばだれも，病気の治療について多くを語らなかった。・・・私たちが教えられた医学は，じっさいはオスラーの医学が基本だった。これからの仕事は診断と説明であると考えられていた。説明こそ医学のほんらいの仕事だった。患者や家族がもっとももとめているのは病名を知ることであって，できればつぎにどうしてこの病気にかかったのかを知りたいと思うのであり，病気のさきゆきを知ることがさいごで最大の関心事だった。

石館康平，中野恭子　訳　『医学は何ができるのか』より

1933年ほどのごく最近でさえ，科学的医師が提供できたものはなぐさめであった！なぐさめは「ベッドサイド式」に端を発するが，とりわけ，患者に病名を告げ，患者が待ち受けている運命に十分に対処することによるものだった。臨床実験室の発展や診断のための道具の導入は，医師がこの役割を果たすのに役立った。こうして，記述や診断は科学的正確性を目に見えるようにした。しかし，これは患者にとって十分ではなく，彼らは，当然ながら，より多くの治療法による科学的医療が約束している見込みを実現させることを要求した。患者は深く失望することになった。治療法はなかなか現れなかったのだった。

ワクチンへの期待

特異的治療という新しい時代に，科学者も大衆も同様に大きく期待した研究がワクチン開発であった。サルバルサンによって細菌感染症を治療する他の「魔法の弾丸」が存在するだろうという期待が膨らんだように，ジフテリア抗毒素によって予防のためのワクチンが間もなく出るだろうという期待を高めた。ワクチン接種の一般的な原理は20年前にパスツールによって確立されたにもかかわらず，世紀の変わり目に新しく重要なワクチンの開発への応用はうまく進まなかった。その時代のある学生がこのように書いている。

予防注射についての膨大な文献を研究していて，パスツールによって開発されたワクチン接種の効果に感動した。・・・ワクチン接種の開拓者によって築かれた基本原理は，曲解され，しばしば，無視された。ワクチン生産のための適切な培地の選択は表面的で，管理

> された用量の慎重な評価は欠けていた。・・・臨床医学におけるこの混乱は，20世紀初めの四半世紀の間，続いた。

この問題の代表例は，コレラワクチン開発の試みである。ワルデマール・ハフキンはパスツールの学生であった人物で，コレラを起こす細菌の減毒化を試みてインドでワクチンの試験を実施した。このワクチンを「非常に多くの茶栽培園や，連隊，刑務所，そして，家庭で使用した。接種を受けた人数と受けていない人数は，しばしば，同数ではなかった。2グループは感染の危険に不均等に暴露した。コレラが流行している時に接種を行ったこともあった。接種後，一年以上も病気が発生しない場合もあった。そして，発症した患者が少なすぎて，2グループの免疫性を比較して正しい考えに至ることができなかった」。これらの試験が，彼の師によるプイイ・ル・フォールでの立派な実地試験と比較すると，大失敗であると判断するには訓練を受けた科学者である必要はない。

ハフキンは無能であったわけではなかった。全く逆である。このエピソードは，実験設定で動物を使って行うのに比べると，ヒトにおいて行う臨床試験がいかに難しいかを示している。パスツールは正確な数の動物を接種群と非接種の対照群に入れることができた。そして，両群が正確に同時刻に，毒性のある微生物を正確に同様に投与することができた。プイイ・ル・フォールの実地試験は，ワクチン非接種の対照動物が目撃者の目の前で死亡したので大成功を納めた。しかし，どうやったら，ヒトに対するワクチンの研究ができるのだろうか？非接種の対照群を作ることは倫理的だろうか？もし，その接種が効くのなら，それを知った上で非接種の対照群に入りたいと思う人はいるだろうか？そして，接種群と非接種群が，等しく，疾病原因の微生物に暴露したと調査者はどのように確かめるのだろうか？パスツールは全ての動物に細菌を注射することができた。ハフキンは，もし，彼が彼の師と同じくらい能力があっても，同じように厳密な試験を行うことはできなかったのである。

ジェンナーは，ヨセフ・フィップの腕に膿汁を比較的害が少ないようにワクチン接種して，彼の天然痘ワクチンが通常見られる発疹を防いだことを示すことしかできなかった。赦免された囚人が天然痘の少年と同じベッドで寝かされた王室実験のように，自分の主張を証明するために少年を天然痘に曝すことはジェンナーには考えられなかった。なぜならば，もし，最初のワクチン接種が効いていなかったら囚人は天然痘になったのである。ベーリングさえ，それほど恐ろしくはない研究によって抗ジフテリア血清療法の効力を証明した。既に症状を呈している子供たちが二つの病院に入院していて，抗血清治療は一つの病院では使われていたが，他方の病院では病院の方針として使われなかったというものである。抗血清が使われていた病院の患者死亡が50％低下したことは，誰の目にも明らかであった。実地試験ではそのように明確で完璧な状況は稀で，特定のワクチンや用量や注射計画が正しいと証明することは非常に難しい。文明化した社会がナチの医師や米国のトゥスカーギ梅毒実験の「科学」に対して抱く憤激は，基本的な人間の価値がいかに深く浸透しているかを表しており，現実の設定で人びとに対して「クリーン」な科学的実験を行うことの難しさをはっきりさせなくてはならない。しかし，また，救命の治療に転化できる科学の産物を手に入れたいという欲望が同じくらいに存在する。新しい科学的医学のこの初期段階においてすら，人びとは，ただより高いものはないことを知り始めた。科学の医学への応用は恩恵をもたらすが，それには代償が伴うのである。これらの疑問や問題は今日でも存在している。それは21世紀初めのエイズワクチンの開発である。HIVや今まで述べた全ての問題の潜伏期間が10年間だとすると，人びとのもどかしさが理解できる一方で，ワクチンによって状況を技術的に修復するような能力には明らかに限りがあるのだった。

このような初期にもっとも失望し，未だに問題であり続けていることは，これらの大きな困難に直面しつつワクチン開発を行っている科学者の多くが，このワクチンは成功であると主張したり，他の人がそう発言することを許していることである。事実，アルムロス・ライトは「インドのコレラ流行時に，効果が認められたワクチン接種の方法は，おそらく，必要な変更を加えれば，腸チフスの予防に応用できるだろう」と考えていた。1897年から1908年の間，ライト自身は様々なチフスワクチンで試験を実施し，常に成功したと主張した。けれども，「罹患率，死亡率に関心があるにもかかわらず，ライトはワクチン評価にきわめて必須である人口統計に熟達することさえできなかった」。結果はいつも論議をかもした。彼のワクチン接種部で，ざ瘡，膿漏症，せつ，肺炎，気管支の風邪，インフルエンザ，淋病，喉の痛み，腸の障害，結核，がんにまでも，「ワクチン注射」を行っていたことは前述のとおりである。多くの場合，病気を起こさない細菌から作られたワクチンを使っていて，もし，今日あるような取締り機関によって彼の治療法がある種の監視を受けていたら，継続していられたかは疑問である。しかし，ワクチン接種への信頼の力がライトと仲間を裕福にし，たとえ治らないにせよ，患者には大きな希望を持たせた。FDAのような政府の取り締まり機関がなぜ必要なのか，半世紀後に人びとが不思議に思ったら，この時代を振り返らせねばならない。

まるでヒトでのワクチン効力試験の研究を遂行するのがさほど難しくなかったかのように，ワクチン開発の初期にはこの仕事はしばしば臨床医の手に委ねられていたが，臨床医はワクチンの開発や試験に必要な方法の訓練を受けていなかった。結果として，次の半世紀の間，ワクチン開発は免疫学の「純粋な」科学から切り離され，理論と実践はゆっくりと，しかし確実に2つの別々の分野へと分化していった。大衆と科学者は，双方とも科学が確実にすばらしい実用的成果を提供しつづけると熱心に信じる「時代精神」の中にいたが，「純粋な」科学者のエネルギーはいかにワクチン接種が働くのかという疑問に向き，「応用の」科学者はワクチンと診断の開発に向いていた。ワクチン開発が科学の応用の一部となり，製薬会社の仕事と考えられるようになるにつれて，ますます，この2つのグループは互いに話しをしなくなっていった。幸運なことに，今日では分子生物学の方法論がワクチン開発に導入されたことによって，基礎と応用の科学者は一緒にワクチンについて仕事ができるようになっている。

ようやく1955年になって，プイイ・ル・フォールと同じくらいドラマチックなワクチン試験がなされた。その年の4月12日，ジョナス・ソークのポリオワクチンの実地試験が成功したという発表があり，国中に安堵のため息がもれた。「生と死のドラマ，幼児のお守り，世に知られない困難な研究の数十年にわたる壮絶な光景，そして，偉大で無私の努力に家族や一般人の人間としての関心が注がれた」という記事が書かれた。また，それは疑問の余地なく有名な現代のワクチン成功例の一つであるが，このワクチンの試験でさえ衝突や科学的反発があった。試験は「観察された」対照を持つべきか，「目隠しされた」対照を持つべきか？各グループの何人の子供がワクチンを，何人が偽薬を受けるべきか？偽薬は必要なのか？ポリオは主に夏に子供たちを襲う。そして，散発的で予期できないので，ワクチンが効いたか効かなかったかを証明することの難しさは，コレラやチフスのワクチン試験に比べると，暗闇の中を歩くようなものであった。可能な限り大勢の子供たちに予防の可能性を与えたいと思う人と，どんなに費用をかけても試験が統計的に正確に実施されなくてはならないと主張する人との間に緊張があるだけで，ワクチンの効力については疑いがないようだった。幸運なことに，結果は非常に明らかで洗練された統計分析が要らないほど明白であった。

ソークワクチンから後のセービンワクチンの間に，世界の子供たちが肢体不自由から守られるようになり，他のワクチンだけでなく，あらゆる医薬品の効力の評価についてポリオワクチンは基準となった。パスツールがその時代に有名人であったように，ジョナス・ソークが有名人となるのは不思議なことだろうか？ただ，違いは，パスツールが大衆と同様に科学者にも賞賛されたのに対して，ジョナス・ソークは名声のある国立科学アカデミーには選出されず，その名誉が実践的に応用できる発見をした者に与えられるものと明示されているにも関わらず，ノーベル賞も与えられていないのである。たしかに，われわれの命を救う医薬をもたらす科学の力への信頼は減じてないが，専門的な名誉を当然受けるべき人に与えることを止めてしまったように思われる。

抗生物質の時代

われわれに，医学，医薬，科学ができる，そして，なすべきことに対しての期待を，おそらく最も大きく変化させた治療の進歩はペニシリンの発見である。この薬は抗生物質の時代を開いた。人びとの中でのペニシリンに対する名声は，アレクサンダー・フレミングというスコットランドの細菌学者で業績の大部分をアルムロス・ライトの影響と影の中で幸せに過ごした人物に集まった。無口で，おもしろみのない，野望の少ないフレミングはセント・メアリーのワクチン接種部でライトのワクチン療法で使われる細菌を分離し純粋培地で生育させることによって多額の収入を得ていた。ペニシリン発見のロマンチックな物語は，フレミングと妻の努力によって非常に有名になっている。それは，夏の休暇から戻った時にニワトリコレラの減毒した培養菌を見つけたパスツールのように，フレミングは実験室に戻って培養皿の一つで細菌の成長が全くない部分があるのを発見したというものだった。この神話的なストーリーでは，フレミングには，殺しているものが何であっても培地皿の細菌は傷の細菌を殺すのに使うことができるということがひらめき，その時，ペニシリンは発見されたのだった！しかし，その時，他の人びとがその発見に対する権利を主張し，最終的に，正義が勝利を収めたのである。これこそ，まるでジェームズ・スチュアート主演の映画のような歴史である！でも，本当の話は，もちろん，まったく違っている。

ペニシリン発見の起源は第一次世界大戦に遡る。それは，セント・メアリーのワクチン接種部が，ブローニュで創傷感染症部隊として働くためにフランスへ移動した時であった。部隊の構成員は軍外科医がリスターに倣って強烈な化学物質で創傷の感染微生物を殺そうとしているのを見た。直接的な損傷よりも創傷の感染症によって死亡する兵士が多いので，軍外科医は最も科学的な理論を治療に取り入れようとしていたのだった。しかし，ライトはこれらの強い化学物質は食細胞を殺し，そのため，創傷による生命や四肢の損失を減じるというより，厳しい治療は実際には逆の影響を与えると考えていた。彼とそのスタッフは，感染症を管理するには「食細胞を刺激する」方法としてのワクチンを開発することだという確信を増して戦争から帰ってきた。そのため，創傷や感染症に対する苛酷な治療を減らす必要があるということが，フレミングの心に長い間残っていた。

ペニシリンの実際の発見は，この後に再現されることに近く，起こりそうもない2つの稀な出来事が同時に起こったのだった。フレミングは細菌学辞典のブドウ球菌の章を書くことを依頼され，手に入る限り多くの菌株と変種を収集し始めた。彼の関心は，病気を起こす能力と色素の間に相関があるのかどうかを見るために微生物の色素産生の目録をつくることであった。それは，このように起こった。ヒトに感染する細菌の多くと同様に，ブドウ球菌は摂氏37度（華氏98.7度，または，正常な体温）で成長する。しかしながら，その色素は成長が止まった後，室温（約摂氏20度）でしか生産されない。実際にフレミングは実験台に大量の皿を置いていたが，それは彼が倹約家で捨てられないからではなく，外から戻ってきて仕事に戻る前に洗浄しようとしていたからであった。皿は室温に置かれ色素産生を見ることができた。皿の細菌の色素を調べるために時おり蓋を上げねばならず，細菌学者なら誰でも知っているように，そうしていると一度ならず空中からのカビが皿の表面に付着した。これは稀なことではなく空中のカビに汚染された皿がなかったら驚くべきであろう。しかし，ある時，フレミングは，一つの皿にカビのコロニーの周囲数ミリメートルの部分に細菌の成長がなく，きれいな部分があるのに気づいた。「わかった」といって風呂から跳び出したアルキメデスと違ってフレミングは落ち着いて出来事を見つめ，リソチームと呼ばれる細菌酵素の作用の新たな追加例をまた見ていると考えた。

リソチームはフレミングの最初の仮説であった。なぜならば，彼のそれまでの重要な科学的発見で唯一のものであったからである。リソチームは細菌によって生産される酵素で，リーシス（細胞や細菌の溶解）や細菌の破壊を起こす生きた組織である。発見時，彼もライトもリソチームは細菌感染症を扱う上で治療的価値があるかもしれないと高い期待を抱いた。しかしながら，非常に失望したことに，リソチームはペトリ皿の上や試験管の中で細菌を殺したが実験動物では治療的効果がないことが分かった。そのため，フレミングがペトリ皿の上でカビの周囲の細菌叢にリソチーム部分を見たとき，また新たなリソチーム源を見つけたと考えたのは自然である。考えられるリソチームの生きた源を一つ一つ実験するのに膨大な時間をかけ，実際にその中にあるのを見つけたので，彼にとっては歴史的な瞬間ではなかった。それにもかかわらず，純粋培地でそれを分離し，本当にそれがリソチームを作るのかどうかを確かめる適切な実験を行った。驚いたことに，違っていた。したがって，彼は他の抗菌性の物質を発見したことになる。そこで，彼の興味が頭をもたげ，下の階で働いている菌学者（この人物こそが，もともとの汚染したカビの源であったと多くの人に考えられている）に，自分が分離したカビの種類を同定するよう頼んだ。答えは，非常に普通な種類のカビで，ペニシリウムという一般的なパンカビであった。フレミングはペニシリウムがペトリ皿の寒天を通じて放散し細菌を殺す能力のある物質を作り出していると考えた。その物質をペニシリンと名付け，その名を誇った。それは，彼が一人で名前を考えたからで，一方のリソチームはライトが主張した名前だった。それを発見したフレミングにとって無念であったのだった。

何がその発見を非常に稀なものにしたのか？ペニシリンを生産するカビは室温（摂氏20度）で成長するが，細菌は正常体温（摂氏37度）で成長する。これが意味するところは，最初の偶然的なカビは細菌が摂氏37度で成長した後に，培地の皿に定着したということである。それは理屈に合っているが，カビが生産したペニシリンが，成長し終わった細菌を殺すということも意味しているのである。他のブドウ球菌も含めて様々な種類の細菌を殺す能力を調べると，フレミングのカビは奇妙で，それは細菌が成長している間にしか殺さないことが分かったのだった。それは，すでに育った培地に加えられた場合は，どんな細菌を殺すこともなかった。カビが生産した物質によって殺された最初の皿のブドウ球菌の培養菌は，成長を終えた後にペニシリンによって殺された稀な変種だったに違いなかった。残念なことに，フレミングはその細菌の培地を保管していなかったので，これが事実かどうか知ることはできない。そして，後に，故意にそのような変種を見つけようとしたが，それが非常に稀なもので見つけ出すことはほとんど不可能であることが分かった。

2つ目の起こりそうにない出来事は，変種のブドウ球菌が育った皿に降りた特定のペニシリウムカビが，大量のペニシリンを生産できる能力があったことである。後にフレミングが入手可能な全てのペニシリウムカビの見本を試したが，どれも抗菌性の作用が大きくはなかった。奇想天外に感じるが，成長していないときに溶菌される稀な変種の細菌の皿が，大量のペニシリンを生産する稀な変種のペニシリウムカビに汚染されていたということである。ジェームズ・スチュアートであってもそんな話を信じられるようなものにするのは大変だ！

ここには3つ目の起こりそうもないこともある。フレミングはペニシリンの治療的効果を少し試そうとしたが，彼は直ぐにそれを諦めたようだった！戦争の負傷を経験した後，強い化学物質での治療に反対し，リソチームの生物学的創傷の消毒効果に失敗し，この新しい抗菌性物質が，性病は言うまでもなく，ブドウ球菌や連鎖球菌による細菌性感染症の大量の臨床問題を解決できるかどうかを確かめるのに，彼が猛進していたと想像されたかもしれない。結局，彼が発見した最も良いペニシリンの応用法は，セント・メアリーの収益の多いワクチン接種部のワクチンを作るために使われる患者から分離した細菌の混合培養菌のブドウ状球菌を殺すことだった！彼がブドウ状球菌をすばやく殺すことができれば，ワクチンに使うために，純粋培地で育成したい他の細菌を簡単に分離することができることになる。

1932年，フレミングは，これは「数多くの無痛の腐敗性創傷に使われてきて，効力のある化学物質を含む外傷用医薬材料に優ることが分かっている」と言って，腐敗性の創傷の治療にペニシリンを用いた。明らかに，強い殺菌剤を用いる者へのあてこすりであるが，抗生物質の新しい時代のトランペットの響きでもなかった。1941年に再び，そして，1945年にまた再び，症例に治療薬としてペニシリンを試みたが大したことはないと思い込むに至った。1945年の講演で，「試験的に病院のいくつかの古い副鼻腔炎の患者に試した。その結果は順調であるにもかかわらず，奇跡的なものはなかった」と述べた。あまり彼を崇拝していない伝記作家はこう書いている。「フレミングがペニシリンを用いた初期の臨床効果について発表した文献は，彼自身，または，彼がペニシリンを提供した臨床医の大きな努力や熱意を伝えるものではなかった。どちらも治療薬としてのペニシリンに自信がなかったという結論に達せざるを得なかった」。

ペニシリンの実験を組織し生産するために産業の助けを得る手筈を整えるためには，ハワード・フローリーの援助が必要であった。フローリーはオーストラリア人の病理学者であり，イギリスの研究医学界で短期間に地位を築き，イギリスが第二次世界大戦に備えていたので，オックスフォードの彼の研究グループは損傷の感染症による死亡数を減らす方法を探し始めていた。産業規模で生産できる抗菌作用を持つ生物学的物質についての報告を見つけて試すために，彼の同僚でドイツ生まれのエルンスト・チェーンという生化学者に発表された文献を検索することを任せた。チェーンはほとんど忘れられたフレミングの初期の報告を見つけ，しかも，培地コレクションの中に保存しつづけた人から最初のカビのサンプルを入手することもできた。前述のように，有効に使えるほど十分な抗生物質を生産するカビの菌株は本当にめったにないのである。

直ちに，オックスフォードのグループはペニシリウムカビが育った培地液が，創傷の感染を起こす種類の細菌（ブドウ球菌や連鎖球菌等々）の成長を抑える物質を含んでいるというフレミングの最初の発見を確かめることができた。しかし，フレミングとは違い，彼らはペニシリンが実験動物やヒトで治療的薬品として非常に将来有望な性質を備えていることを発見した。オックスフォードグループは，ほとんど初めから，これが潜在的に途方もなく重要な薬であることに気付き，戦時の圧力があったので，即座に，作用物質を抽出する方法を考案し始めた。

アレキサンダー大王の時代から，軍隊は直接的な戦いよりも病気によって多くの死者を出していた。第一次世界大戦では，米国軍の病気による死亡率は兵士1,000人あたり14.1であった。第二次世界大戦では，サルファ剤とその後のペニシリンによって率は落ち，兵士1,000人あたりわずか0.6になった。ペニシリンの威力に大衆が気付き始め，それは本当に「奇跡の薬」となった。サルバルサンとその後のスルフォンアミドは科学が細菌感染の治療に使える物質を見つけることが可能であることを示したにすぎないが，今や，科学の力は無限のように思われた。ペニシリンは戦傷に見られる種類の細菌だけでなく，梅毒，淋病，細菌性ずい膜炎など様々な種類の感染症に効いた。しかも，有害な影響が全くないように思われた。試験管でヒトの血球を害する用量は細菌を殺すのに必要な用量の25,000倍以上であった。赤痢，コレラ，結核，百日咳には効かないとしても，科学がこれ以上に奇跡的な薬を提供することはあっただろうか？

ペニシリンの発見は抗生物質時代の幕開けだった。抗生物質を使って医師は各感染症を治療し，集団における伝染性の病気を管理することもできるようになった。製薬産業は，抗生物質時代のおかげで今日あるように変貌し，医薬品の治療能力と強く結び付くようになった。しかし，ペニシリンの発見と開発に関わった多くの研究者は，もし，戦争の圧力がなく，米国政府が開発費用の大部分を積極的に引き受けてくれなかったら，産業が進んで開発したり，薬の開発費用を払うことさえほとんどなかっただろうと感じている。

フローリーはカビの抗生作用を最初に観察したことを誇ろうとはしなかったが，フレミングは積極的にペニシリンの発見に対する功績を主張した。報道機関は，孤独で，世の中から見捨てられながら先駆的な仕事を成し，真実からは遠く隔ってはいないものの手柄を横取りされた，寡黙で風変わりなスコットランド人の英雄伝として大きく扱った。1945年，フレミングはフローリーとチェーンと共にノーベル賞を受賞した。

1944年，セルマン・ワクスマンとラトガース大学の彼の学生は結核に対して作用するカビを系統的に研究し始めた。それは成功し，最初の臨床試験での落胆の後，ストレプトマイシンは「病気を征服する」抗生物質のリストの中に加えられた。クロラムフェニコール，オーレオマイシン，ネオマイシン，テラマイシンも続いた。大衆，報道機関，科学者，そして，医師にとって，抗生物質の時代は科学的医学の力が持つ有望性の目に見える証明であった。なぜならば，抗生物質は病気のない世界を与えてくれる，まさに最初のタイプの薬に見えたからである。

病気のパターンは変化する

エドワード・カスの会長講演を思い出してもらいたい。衛生と生活状況の改善の成果が定着するにつれて，普通の感染症による死亡率は，着実に，そして，外見上，明らかに減少した。また，幼児と小児の死亡が減るにつれて平均寿命は延びた。1800年ごろ，米国人口の2％が65歳以上であったが，1900年には約4％にまで増加した。しかし，1925年には，さらに上昇し始め，2000年には12％の米国人が65歳以上となり，2050年には20％となることが予想されている。21世紀に近いわれわれの平均寿命は75歳以上である。感染症による恐怖や犠牲が小さくなるにつれ，人びとは自分たちの周囲に常に存在する他の不健康な状況に目を向け始めた。糖尿病，ガン，甲状腺腫，クレチン症，矮小発育症，リウマチ――これらは遠い昔から知られていたが，様々な熱や疫病の深刻な悲劇の陰になっていた。急性感染症が舞台の中心から消え始めるにつれて，人びとはこれらの慢性で非伝染性の病気に注意を向け始めたのだった。科学的医学が急性感染症にもたらした特異的な治療への期待が，今度は慢性非伝染性疾患に向けられた。クロード・ベルナールの研究は，これらの慢性疾患の中の一つを理解し治療するための道を敷いた。

植物の抽出物が治療者によって使われてきたことは知られているが，われわれの多くは動物からの抽出物の使用といえば，『マクベス』の秘薬を連想する。イモリの目と蛙の足，コウモリの毛と犬の舌，などである。しかし，実は，動物の器官は，非超自然的治療において非常に長いあいだ広く使われてきた。その長い間に，治療者が体液のバランスを整えようとした時には，「身体の各器官は身体全体にとって必要で有用な発散を行う」ことを知っていたので，身体バランスを回復させるために，これらの動物器官からの抽出物を使うことは道理に適っていた。農民は去勢された動物を見て，動物の雄の特性が睾丸によって支配されていることをかなり以前から知っていたし，卵巣と子宮が女性の特性（ヒステリーのという言葉はギリシア語の「子宮」という語に由来する）を支配していることは誰でも知っていることであった。それなのに，睾丸の抽出物を男らしさを増すために，肝臓を青ざめた人の顔色を回復させるために，心臓をいくじなしに勇気をあたえるために使わないだろうか？クロード・ベルナールが「内分泌」という考えを身体の働きの科学的理解に導入し，それは新たに出現した特異性のパラダイムと一致し，パラダイムが確立するのを助けたのだった。

今ではホルモンを含んでいることが分かっている内分泌腺の抽出物は，長い間，治療に用いられていて，医学が科学化する過程で，その特異的な役割が発見され始めた。1855年という早い時期に，イギリス人医師のトマス・アジソンは副腎の病理と患者が生きているときの症状が相関することを示し，アジソン病と呼ばれる疾患を記述した。生前の症状と解剖時の病理の系統的な相関が進み，内部環境を維持するためにクロード・ベルナールの内分泌の重要性が認められていたので，動物組織の抽出物を用いた治療には十分な「科学的」正当性があるように思われた。治療者は，全体的なバランスを安定させるためではなく，身体が特異的なバランスを必要とする各器官の内側のレベルを維持するために抽出液を使うところが以前とは違っていたのである。

コレージュ・ド・フランスの医学教授クロード・ベルナールの後継者としてシャルル・エドゥアール・ブラウン・セカールは内分泌の系統的な研究を進めて秀抜な先輩に続いた。1889年のパリにおける生物学会において，若く健康なモルモットの睾丸抽出物を自分自身に注射することによって，睾丸抽出物の顕著な若返り特性を報告し，聴衆を沸かせた。その後の数年間，各器官には異なる，特異的な内分泌があると考えたためであろうが，他の動物からの他の器官に治療的効果があることを示しつづけた。科学のこのすばらしい利用法は医師や大衆には無用ではなかった。1890年には，12,000人の医師が睾丸抽出物を患者に与えていたと推計される（多くはブラウン・セカールをまねた自分たちへの注射に違いない)。正直なところ，ブラウン・セカールは動物抽出物の見境のない使用に不安になり怒った。それは，「細菌性製品によって非常に少量で作られた科学的化合物がいかに作用が大きいのかが分かり，類推すれば，器官に属する各組織の生きている細胞は，何かを分泌するはずで，その効力は小さくはない」からである。彼は純粋に，身体機能に関する知識が合理的で科学的な治療に使われるようになることに関心を持っていた。

日和見主義者は常にいるものだが，真の治療的有用性が示される前に動物抽出液の治癒力に飛びついた医師たちは，大部分が患者にとって一番のものを求める誠実な人びとであっただろう。患者も，新聞雑誌で睾丸その他の器官の抽出物の不思議な特性について大げさな話を読み，最も近代的な「科学的」治療を要求したのだった。特異性の概念が科学専門家や医学専門家の中で急速に成長していたならば，それに本当にかかわりのある人びと，すなわち普通の患者にもおそらく伝わり始めただろう。明らかに，人びとは説明ではなく治癒を望んでいた。しかし，残念なことに抽出物の乱用は期待した治癒をもたらしはしなかった。

動物組織の抽出物の使用による，この新しい科学的時代の最初の治療的恩恵はインシュリンだった。糖尿病は，国が豊かになり人びとの栄養状態が良くなり，そして，感染症による死亡率が下がり始めると大衆が注目するようになる病気の一つである。糖尿病は感染症ではない。――それは代謝の病気であり内部環境の変化の結果である。糖尿病では糖を分解するための正常な身体の仕組みに機能不全があることを化学が示した。今日，われわれは病気の症状は血中の糖レベルが高いことに由来することを知っている（高血糖症）。糖尿病といえば，インシュリンを定期的に注射しなくてはならない人びとのことを思い浮かべる。インシュリンは糖を分解するのに身体が使う重要な分子であるが，病気をもつ人の身体では生産されない。実際には，糖尿病をもつ人のたった10％しかこのカテゴリーに入らず，インシュリンは米国やヨーロッパの人口の2～4％の糖尿病を持つ人びとの大部分には通常は必要ない。しかし，インシュリン依存性の糖尿病の人びとにとって症状は重く，インシュリンが導入される以前の診断は事実上，死刑宣告であった。これらの人びとは大部分が子供であり，インシュリンの発見と疾病管理は医学の科学的応用の成功話であった。それは，「奇跡」が本当に報道関係が賛美する通りの事例であった。

内分泌腺（例えば，下垂体，甲状腺，副腎など）の機能は世紀の変わり目に発見され，クロード・ベルナールの内部環境の最も劇的な証明となった。科学的医学の到来により，信じられないほど少量で身体の離れた部分に働き，そこの機能や発達を支配しているホルモンをこれらの腺が生産していて，腺のどれか一つを乱すことで身体の離れた部分に特定の病気を生じることがあることが分かった。

正常なヒトの身体の甲状腺で分泌されるサイロキシンの全量は一年間でたった約0.004オンスであるが，「このわずかな量の物質が，完全に不能と正常で健康の間の違いをもたらす」のであった。インシュリンは糖尿病で欠乏しているホルモンであり，すい臓の分化した細胞で生産されるが，それがないと生じる糖の高濃度化の影響によって，失明，性不能症，切断しなければならなくなる四肢の組織の退化を引き起こす可能性がある。

1920年には，特異的治療に使うために，内分泌学の科学は世界中の何人かの研究者がすい臓の分泌物の追跡をするところまで進んだが，インシュリンの分離と治療的試験はフレデリック・バンティングが成功させたのであった。インシュリンの発見の話は人類の偉大な感動の一つであり，その臨床的な影響はほとんど信じられないほどの大きさであった。インシュリンの生産に欠陥が生じると炭水化物の代謝異常をきたすので，インシュリンが発見され使用される以前は，糖尿病に対する唯一の特異的治療法は炭水化物の摂取を絶対的に最低限まで減らすことであった。それは唯一の治療法が飢餓であることを意味する！その結果として，気の毒なことに，インシュリン患者は生きている唯一の理由が，いつか自分の病気の治療が見つかるだろうという期待であったのだった。

1920年，フレッド・バンティングはオンタリオの小さな町の外科医であったが，すぐに開業に失敗した。彼はトロント大学では平凡な医学生であった。そして，その後，ほとんど存在しないような診療所での診療による不十分な収入を土地の大学で病理学の講義をすることによって補うような，卓越したところのない医師となるように運命づけられているようであった。インシュリンの発見にまつわる神話は，ある夜，講義の準備をしている時に，器官の管を縛って血行を止める単純な外科的方法を使ってすい臓の細胞から分泌されたホルモンを得ることができるのではないかという考えがバンティングに閃いたというものだった。1920年10月31日のノートに次のことが書かれた。

Diabetus（Diabetes［糖尿病］の誤り）

イヌの膵管を縫合する。膵島を残して腺胞が退縮するまで，イヌを生かしておく。糖尿を和らげる内分泌物を膵島から単離することを試みる。

丸山工作　編　『ノーベル賞ゲーム』より

後年，バンティングはその時の物語を続け，病気との戦いだけでなく，確立された学問分野の権力欲とも闘わなくてはならなかった，孤独で，論争をした天才として自分を作り上げていった。事実，歴史家がインシュリン発見の周囲の出来事を調べてみると，バンティングの元々の考えは部分的にしか正しくなく，彼は熱心ではあるが熟達した実験者ではなく，考えを試すための難しい実験をしたり，命を救うための分子を分離し続けたり，それを薬に変える経験も訓練も受けていない，という見解で一致しているようである。

しかしながら，バンティングは，自分の考えが追う価値のあるものと考え，自分の考えとそれを試すために数ヶ月を費やす可能性について議論するために，トロント大学の生理学の教授のJ. J. R. マクラウドとの会合を求めた。1920年11月8日にマクラウドのオフィスで会合を持ったが，その会合については後に各々が全く異なる回想をしている。バンティングは「(マクラウドは) 最初，辛抱強かったが，明らかに私がテーマを上手く説明しなかったために，彼は机上の手紙を読み始めた」と回顧した。マクラウドは「バンティング博士は，糖尿病患者のすい臓抽出物に影響を与える研究について，中身のない教科書的な知識しか持ち合わせてなく，実験室でそのような問題が調べられる際に用いられる方法に経験があまりないようであった」と言っている。しかし，どういうわけか，マクラウドは経験不足ではっきり意見の言えないトロントの若い大学卒業生に，自分の考えを試すための小さな実験場所と何匹かのイヌを提供した。また，若い大学院生であるチャールズ・ベストに，一緒に仕事をさせた。それは，思いもよらぬように見えたが，実験室の2人の新参者は糖尿病の症状を緩和するようなすい臓の分泌物を分離し始めた！

二人の実験室での経験不足が露呈し，マクラウドは激励し，おだて，そして，最終的にはもっと厳密な実験を行わせた。最後には，すい臓からの分泌物の分離が現実に可能かもしれないと考えるようになり（しかし，バンティングのノートに最初に書きとめられた方法によってではなく），マクラウドは，その物質から化学的分離を行うという手ごわい問題を解くために，ジェームス・コリップというきわめて有能な化学者を引き入れた。コリップは成功し，トロント大学は糖尿病患者で試験するのに十分に高純度で十分な量のインシュリンを生産しようとしたが，直ぐに越えられない困難が発覚した。実験室で少量の物質を生産することと，十分な純度で臨床試験や商業流通するのに十分な量を生産することの違いは，やる気をなくすほど大きかった。幸運なことに，ジョージ・クロウズというインディアナの製薬会社のイーライ・リリーで研究部長となったばかりの英国化学者が，トロント大学での研究の噂を聞き，会社での製造を申し出た。リリーは他の腺製品の分離を意欲的に行っていた。さらにまた，インシュリンの分離と精製の手順を実施するだけでなく，会社は製造過程における成果をトロント大学と分け合うことを申し出た。もっとも重要なことは，リリーが臨床試験のためのインシュリンにかかる全費用を提供してくれることだった。その代わりに，実験期間終了時に，大学が他の製造物を許可するのと同じ条件でインシュリンの製造権を持つことを会社は望んだ。

これによって，イーライ・リリー社は製薬のトップ企業となり，発展途上の製薬産業が現代的治療の開発において学術機関と密接な関係を持つことの例となったのであった。こうした会社では基本的な発見はほとんどなされなかったが，製造に関する専門技術，設備，「産業科学者」を組織する力を提供した。産業科学者というのは，実験室の中の概念から患者に薬を供給するために働く，現実的な問題を解決することができる重要な人びとである。後年，いま世界的に収益を上げているいくつかの製薬会社が，本当にお互いに欠くことのできない同等なパートナーであるのに，重要な薬の発見の所有権を全て要求するようになったことは非常に残念なことである。

インシュリンが患者に初めて使われた時には，ほとんど奇跡のようであり，科学への期待の実現であった。バンティングとマクラウドは1923年にノーベル賞を一緒に受賞した。バンティングは，劇的なしぐさで，賞金はベストと半分にすると発表し，マクラウドはコリップと分けると応酬した。

リウマチは早死を免れた後の不快な症状の一つとずっと考えられてきた。しかし，高齢者の数が増え出し，生活がかなり多くの人にとって楽になるにつれて，人びとはリウマチを深刻な病気として捉え始めるようになった。リウマチは多くの慢性疾患と同じように慢性的な炎症の結果である。炎症が身体の主な防御の一つであるのを思い出してもらいたいのだが，非常に多くの慢性疾患が炎症反応を誘発する身体内での変性が起こった結果なのである。現代の考えでは，引き金として働くものが何であれ消失せず身体は継続的に生理学的「攻撃」に反応するということである。細胞，分泌液，そして，他の炎症の産物を蓄積させていき，最後には組織の破壊をすることになる。副腎皮質からのステロイドホルモン分泌物が抗炎症薬として作用することができるという発見は，様々な関節炎の症状が管理され得るということを意味した。

人びとは常にアレルギーに悩まされてきた。それは，花粉やハウスダストのような一見無害なものに対する免疫反応である。アレルギー症状の多くは，身体の細胞から放出されたヒスタミンによって起きる。しかし，12世紀半ば以前に人びとが直面した他の健康問題に比べれば，くしゃみ，かゆみ，皮膚発疹は，おおかた単なる不快なものと思われていた。しかしながら，現代では，生活する上での深刻な障害ということになり，抗ヒスタミン薬と呼ばれる各種化合物がアレルギー症状を管理できることが発見された。それは，アレルギーを持つ個人が通常に近い生活を送れることを意味した。同様の話は，高血圧症，うつ病，そして，多くの慢性疾患について語ることができる。

医科学が医療技術に取って代わる時代に入ったのだった。科学によって，いかに身体が働くのかを理解することが可能となり，その結果，新しい医学的問題に特異的な治療法を用いることができるようになった。それらの治療法に価値があるのと同じように――インシュリン，コーチゾン，そして，抗ヒスタミン薬を使うと慢性疾患の症状は緩和された――しかし，ワクチンや抗生物質が感染症に果たしたような予防や治療ではない。もう一つ，たいへん重要な違いがある。感染症には単一で同定可能な原因があり，戦略は明確で，予防，または患者の治療のための原因の除去であった。科学は慢性疾患の原因である内部環境の問題の実態を記述できたが，いったい何がその問題を生じさせたのかを同定することはできなかった。糖尿病はすい臓のインシュリン分泌が不十分なために生じるということや，リウマチ関節炎は関節での慢性的な炎症によるのだということと，何がすい臓を機能不全にしているのか，あるいは，何が関節を慢性的に炎症させているのかについて言うことができるのは，全く別のことである。われわれは非常に長い間，感染症と共に生きてきて，それを支配下に入れて安堵したので，科学的医学の目標を慢性疾患の原因の同定と除去に設定したのであった。私たちは医科学が完全に医療技術に取って代わった時代に入り，科学が慢性疾患の特定の原因と特定の治療法をもたらしてくれると信じている。そして，遺伝学の革命がその確信を実現にできるように思われた。

遺伝子の革命

植物や動物の品種改良家は大昔から，親から子へ特性が受け継がれることを知っていた。現代的な考え方を代表する遺伝の法則の記述は19世紀半ばに発表されていたが，1900年になって初めて，ブルノのアウグスチヌス修道院で行った園芸用のエンドウの特性伝達に関する実験を実施したオーストラリアの僧，グレゴール・メンデル（1822-84）の「法則」に光が当てられた。1866年，メンデルは実験結果を地方の無名の科学雑誌に発表した。その結果は実用的な目的にも関わらず，1900年に3人の別々の研究者に見つけられるまで読まれずにいた。すぐさま，遺伝特性の伝達を担っているものは何でも遺伝子と名付けられ，その全過程を研究する科学は遺伝学と呼ばれ，確立された。

1900年には，特性が単位としてどのように遺伝するのかというメンデルの法則を科学的世界は受け入れる準備ができていた。これまで見てきたように，メンデルの論文が読まれずにいた間，医学の発展において生命の最小単位である細胞の機能を研究することは重要であった。ダーウィンが科学者の心を準備し，一般の人びとに種の起源（そこから，生物学的性質の可変性）の重要性を教えた。科学的時代思潮のために遺伝の科学的法則が存在することは当然とされ，そのため遺伝学的研究は本格的に実施された。論文が見つかって，僅か2年後には，アーチボールド・ギャロッドというイギリス人医師が，尿の「無害だが普通の色ではなく黒い」という特性がいくつかの家族で数世代に渡っていることを追うことによって，メンデルの遺伝の法則はヒトでも働いていていることを示した。昔から，家族内に発生する非常に重いヒトの病気があることは分かっており，この研究は遺伝学の研究には大きな医学的有用性があることを示したので，無害で医学的珍奇なものの研究だが重要であった。

しかし，目的とする遺伝の仕組みについて知るためには簡単に扱うことのできる実験対象が必要であり，やがて，ショウジョウバエが遺伝学的研究の理想的な対象であることが判明した。繁殖が速く実験的に管理することができ，伝達する特性が容易にモニターできるのである。ヒトにも簡単にモニターできる特性はあるが，「再生産は遅く，個別的で，個人的なので研究の良い対象ではない」。遺伝的に伝わる障害を治療するための研究の手段として，もしくは，もっと不気味に，優生学の理由で「人種の向上」の方法として，遺伝学のヒトへの適用は遺伝学が生まれた当初から明らかであった。ヒトに対して重大な関心が向けられるようになるまでは，ネズミのような小さな哺乳動物における外皮の色の遺伝，一般的なカビであるアカパンカビの生化学的特性，ショウジョウバエの目の色や体の形は遺伝子による特性の伝達を支配する法則を見つけるために使われなくてはならないモデルであった。遺伝学の実験にショウジョウバエやネズミやアカパンカビと同じくらい有用，おそらく，もっとも有用な実験手段は細菌であることが判明した。腸に住んでいる普通の細菌（短く，E.Coli（大腸菌）と呼ばれる）は，実験室では20分で2倍に増殖しプライバシーを必要としない。細菌学者は細菌の再生産の形式が無性生殖によるものであっても，世代から世代へと伝えられる遺伝学的特性がある（それゆえ，遺伝子がある）ことを直ぐに見つけた。それだけでなく，細菌はウィルスによって感染させることが可能であり，細菌性ウィルスも研究の対象となる遺伝子と遺伝学的特性を具えていた。

1941年には，これらのモデル系を用いた研究は遺伝子の機能がタンパク質の生産を支配するということを厳密に示した。一遺伝子一タンパク質は，遺伝学のテーマを定義する法則となった。研究の範囲は，すでに扱いやすい大きさにまで小さくなり，遺伝学は遺伝のパターンの調査から特異性の根本原理の研究，各遺伝子が特定のタンパク質をどのようにエンコードしているのか，に移行した。

第二次世界大戦の終わりには，遺伝学は科学として十分に確立され，医学における重要性は疑いの余地のないものとなっていた。それは，輸血のための血液型から遺伝学的障害の同定まであらゆる場面で重要で，自分の子供に障害を潜在的に伝えてしまう可能性のある人びとに遺伝子診断をする希望を与えた。しかし，科学の力への期待は遺伝子が機能する仕組みを解明することにあった。そして，目標は遺伝子の本態とそれを作る物質を発見することに定められたのだった。

DNA発見と現代の分子遺伝学誕生の話は頻繁に語られている。マックス・デルブリュックは，第二次世界大戦直後に遺伝学を科学のテーマの中でもっとも抜き出たものにした中枢の人物であった。デルブリュックは，1937年にドイツから米国へ移住した時にはすでに有名な物理学者であった。1949年の「物理学者，生物学を見る」と呼ばれる論説の中で生物学は物理学の新しい開拓地となるだろうと予言した。

デルブリュックとサルバトーレ・ルリアは，ロングアイランド河口のコールド・スプリング・ハーバー研究所で細菌遺伝学について，後に有名なサマーコースとなるものを組織した。物理学者や化学者，その多くが原子爆弾の仕事をし，生命の理解と向上のために科学的仕事の新しい展望に惹きつけられ，文字通り，新しい仕事のための道具を学ぶことができた。この個人的な資金で建てられた研究実験所はデルブリュック周辺グループの夏の家であり知的なセンターとなった。そして，冬はカルテック（カリフォルニア工科大学）が本部であった。カルテックとコールド・スプリング・ハーバーは分子遺伝学における革命を形成した大半の人物の養育場となった。DNAの二重らせんの共同発見者であるジェームス・ワトソンはルリアの大学院生として始まり，この科学的エリートグループ卒業生の最初の世代にいた。

これは，植物の繁殖や空気中で黒色になる尿の家族的遺伝の遺伝学ではなかった。細菌とそのウィルスの遺伝学であり，数量的に，還元主義的に，物理学者の抽象的な言葉で思考する人びとによって進められていった。そのグループを体現する物理化学的還元主義の分析の様式は，成長して分子遺伝学の魅惑的な分野となり，生物工学を生み出した。新しい種類の生物学者が現れ，彼らは生物学を変え，そして，医学を変えることを可能にしていくことになった。新しい学問分野を起こした物理学者は，彼らが原爆をもたらした時に直面した道徳と倫理の問題に，彼らの後継者が直面するだろうということにほとんど気付いていなかった。

二重らせん，DNAの構造は分子遺伝学の象徴となったが，その二重らせんに含まれた遺伝子の構成と機能を理解することこそが，新しい遺伝学的革命のもたらしたものであった。現代遺伝学における研究プログラムの頂点は1980年代に到来し，DNAの中の遺伝コードを化学的に「読む」こと，遺伝子を分離すること，クローンを作ること，複製することが可能となったのだった。どのように遺伝子が機能しているのかということや，何からできているのかということを理解するために用いられた技術は生物工学産業の基礎となり，それは特異性の考えを限界ぎりぎりまで導入することに基づいていた。特定の遺伝子産物がなかったり，遺伝子の欠損によって生じる病気や状態を，今ではタンパク質をコード化している遺伝子を分離し，その遺伝子を使って目的のタンパク質を大量に生産することによって治療することができるようになった。インシュリンはバンティングの時代以来ブタのすい臓から分子を抽出して作られていたが，今では製薬会社の塵ひとつない清潔な産業の場所で生物工学の新しい方法によって生産することができる。成長ホルモンは微小な脳下垂体から分離しなくてはならないので希少なタンパク質だが，今では，それが欠乏して矮小発育症に罹っている人にも入手できるだろう。科学者が遺伝子配列を知り，究極の複製を手に入れるための技術は，遺伝特性のキャリアの短時間試験の前奏曲であり，また，「悪い」遺伝子を良い遺伝子で置き換えることによって遺伝特性を矯正する能力でもあることに気付くには，想像力を使う必要もない。これこそ，科学者や企業家と一部の医師たちが，患者が期待すべきハイテク未来であると提唱してきた科学的医学の未来像である。医学的将来のこの展望からすれば，「実験室医学」から，ハイテク「遺伝子医学」の新しい時代へと移っていくのだろう。

生物学における最初の「大科学的」プロジェクトであるヒトゲノム*プロジェクトは，1990年代初めに始まった。この計画の目標は，ヒトの全遺伝子のクロ

*ゲノムとは1個体に存在する遺伝子の総体。

ーン化と配列解明にほかならない。ゲノムプロジェクトは遺伝疾患の大規模な遺伝実験を奨励し，科学的医学を治療の方法として遺伝子を移植する領域へ進ませる推進力となった。科学，医学，そして産業は，医学を 21 世紀に進ませるための技術を提供する力強い連合となった。一般的な言葉で健康と病気が語られてから 2 千年の後，パスツールやベルナールやウィルヒョウによって始められたパラダイム変化は非常に完璧で，われわれは長い 20 世紀を自分たちの遺伝子を操作するという特異的医学への究極の期待とともに後にする。

150 年の間に，常に死が存在する生活から，生命の中身そのものである自分自身の遺伝子を操作することができるようになった時代へと来てしまった。治療者の善意を信じる時代から，科学や医学に対して本当にしてもらいたいことに関する社会的，道徳的，倫理的，経済的問題に立ち向かう必要にまで来てしまった。そして，科学がもう一度，病気と治療についての概念を再構成しなくてはならない時代になった。しかし，今回は，医学の目標と限界が新しい再構成の結果によって変化することになるだろう。そして，今回は，われわれは誰も，何が選択肢で何が結果なのかを知っている。自分たちが知っていることを知れば，未来の医学に対して，未来の患者が受身である必要はないのである。

第３部　未来への再構築

第10章
慢性疾患時代の医学のゴールの再形成

遺伝子と病気

病気の特異性が科学的医学の基礎となっているという主張が本書の中心テーマである。遺伝子は特異性の究極であり，感染症の時代は極端な特異性の時代であったので，生物学，生物医学科学者の多くは，慢性疾患の原因を明らかにするための遺伝子の力や，遺伝子研究が特異的な治療の方向を示すという考えに強い信頼を置いている。しかし，その過程のどこにわれわれがいるのか，そして，原因や治療の解決策が本当に遺伝子に見つかるのかということについては，科学者の間でも意見が分かれている。

再構成の流れはすでに1981年に端を発した。スティーヴン・ジェイ・グールドの広く読まれている著書『人間の測りまちがい』は，「生物学は運命である」という生物学的決定論に対する強い批判であった。グールドはIQテストにおける人種間差の考えと対決し，悪い社会政策は科学に対する誤解と誤用による可能性があることを示した。これは，1984年の『遺伝子では決まらない（Not in Our Genes)』へと続いた。この本は，立派だが論争ずきなハーバードの進化論の生物学者であるリチャード・レウォンティンと2人の仲間，神経生物学者と心理学者によって書かれたものだった。著者たちは常に自分たちの政治的立場に率直で，IQの遺伝学的基礎に対する「非常に壮大な主張とともに，生物学的決定論者の著作が大きな潮流となっている」ことや「西洋社会における階級や性別や人種間に存在する地位，富，権力の不平等」について発言し始めた。しかし，『遺伝子では決まらない』の真に重要な点は，生物学者が自分たちの仕事に持ち込んでいる仮定について重大な疑問を投げかけていることである。このタイトルが著者の主張，遺伝子だけがわれわれの行動を決定するのではないということを伝えている。彼らによれば，非常に特別な場合を除いて，どのような複雑な生物学的機能においても遺伝子の役割を予測することは非常に難しいのである。つまるところ，彼らの著書は，科学の完全な還元主義者，すなわち「内在する身体の部分の特性から全体の特性を引き出そうと試みる」人々に対する議論であった。しかし，還元主義はパスツール，ベルナール，ウィルヒョウからワトソンとクリックに至る現代生物学の基礎であり，そのため，この本は遺伝子の役割や社会における遺伝学的情報の誤用に対する非難であるだけでなく，科学それ自体の進められ方についての批判であり，われわれは生物学にいったい何を期待できるのかという疑問を提起したのであった。

10年後，同じくハーバードの生物学者であるルース・ハバードが，生物学的決定論，還元主義科学，そして，遺伝子の役割に対するこの議論を著書の中で取り上げた。その10年間に遺伝子が特異性の究極であるという考えは生物学の優勢なパラダイムとなり，大衆は様々な遺伝子のクローニングにおける新しい「ブレイクスルー」を頻繁に聞かされてきた。もちろん，「ブレイクスルー」についてのどの新しい報告にも，その発見の実用的な重要性の記述がついており，新聞やテレビの夕方のニュース報道をちょっと見れば，遺伝子の時代は慢性疾患に対する究極的に特異的な治療法の時代へ続くと科学者が信じていると報じている。さらに，ヒトゲノムプロジェクトは全ての恩恵が湧き出る中心とされている。米国国立健康研究所（NIH）によって推進されているゲノムプロジェクトの指導者は，このプロジェクトを「人類がかつて着手したことのない，最も重要で意義のあるプロジェクト」と呼んでいる。

ハバードの著書のタイトル，『遺伝子万能神話をぶっとばせ：遺伝子情報が，科学者，医師，雇用主，保険会社，教育者，警察司法当局によって，どのように流出し，扱われるのか』は，彼女がこの評価に賛同していないことを明らかにしている。ハバードのメッセージは，われわれの遺伝子は全身や環境という文脈の中で働き，それゆえ，還元主義の手法を使って単一遺伝子について全てを知り尽くせば，身体の正常および病理学的機能に影響する他のあらゆる要因の文脈で遺伝子が何をするのか予言できるだろうと考えることは誤りである，ということである。

還元主義の考え方は，歴史家ダニエル・ケブレスと遺伝学者のリーロイ・フード編集の『ヒト遺伝子の聖杯／ゲノム計画の政治学と社会学』と呼ばれる本にはっきりと力強く表されている。1992年に発行されたこの本の序文で，編者はノーベル賞受賞者である遺伝学者のウォルター・ギルバートの言葉を引用している。ヒトゲノムは，「われわれを人間たらしめているもの，ホモサピエンスの一員としての可能性と限界を決めているものへの重要な手がかりである」と。

フードは「21世紀の生物学と医学」という章で，遺伝学の力の可能性をやや控え目に，かつ現実的に展開している。どのように遺伝子が構成されているのかについての解明と技術との大きな進歩について次のように議論している。

> この技術は，一つの遺伝子の変異によって引き起こされることが明らかになっている遺伝疾患の診断において，大変役立つものになるであろう。たとえば，ガンにかかりやすくなる原因となるような優性もしくは劣性のガン原遺伝子の存在が決定されたり，エイズ（AIDS）ウィルスのような感染因子が検出されるようになる。・・・おそらく，DNA診断の分野において最も重要なのは，ヒトが疾患にかかりやすくなる原因となる遺伝子の検出であろう。しかしながら，心臓血管系や，神経系や，自己免疫などの多くの疾患は，複数の遺伝的要素をもつ。・・・ヒトの遺伝的マッピングによって，疾患にかかりやすくなる特殊な遺伝子の同定が可能になり，DNA診断によって，容易にたくさんのヒトの遺伝子の解析を行うことが可能になるだろう。
>
> 石浦章一，丸山敬　訳
>
> 『ヒト遺伝子の聖杯：ゲノム計画の政治学と社会学』より

二つの立場の見解の違いが明らかなのは，この最後の文である。これまで，知識人や善良な人が両極に分かれるのは驚くことではなく，この議論の結果はパスツールがドイツ人の化学者やフランス人医師と戦わせた議論と同じように重要である。われわれの健康と病気に対する枠組みの与え方，われわれが開発する治療法，そして，21世紀の医学の目標そのものにかかわる問題に他ならない。

議論が重要だとすれば，遺伝子を理解するための還元主義的アプローチが，正常な機能の理解と慢性疾患の治療法を提供するだろうと信じている科学者の主張と，遺伝子の機能はあまりに複雑であり，伝統的な還元主義的アプローチでは理解できないので，これは無駄な事業だと論じる科学者の主張を天秤にかけなくてはならない。科学者でない読者はどうしたらいいのだろう？ いつも，極端な見解が取られると真実は中央あたりに落ち着くものだが，この2年間以上を見るところ，この事例においては，非還元主義側が還元主義側より進んでいるようである。還元主義はいまだに強力な道具であり，ほとんどの場合，絶対的に必須であるが，実験室での新たな実験や遺伝子の働きについて得たデータを見ると，遺伝子の機能の研究法のみならず，新しい，より統合された方法によって多くの慢性疾患の原因と治療を見つけ出さねばならないという確信を私はもつようになっている。

囊胞性繊維症という非常に一般的な遺伝子疾患は，問題をより詳しく考えることができる例である。科学者でない読者もどのように科学者が問題にアプローチするのかを一見でき，しばしば，調査されていない仮説がいかに，これらのアプローチを動かしているのかを見ることができるだろう。

17世紀という早い時期に，若年で死亡し，そして「塩味」がする不思議な子供の症例について時おり報告があった。乳児死亡率の非常に高い時代には，この子供たちは単に面白い異形として注目され議論されるにすぎなかった。しかし，300年後，幼児と子供の死亡率が劇的に低下した時代には，この不思議な症例がきわめて頻繁に現れ，肺とすい臓に影響を与える特殊な病気であることが明らかとなった。第二次世界大戦後，生物医学の基礎研究が急速に発展し始め，皮膚の高レベルの塩（そのため塩味だった）と衰弱やたいてい早死となる肺とすい臓の悲惨な症状の両方を説明する一つのメカニズムが発見された。当時，細胞膜を通過する水と塩の動きの実体が生理学研究の「注目の」主題で，囊胞性繊維症の子供にはこのメカニズムに欠陥があることが分かった。その結果，皮膚への塩の蓄積だけでなく，最も重大なことに，正常であれば水で薄められ流されているはずの粘液で肺が詰まっていたのだった。

1930年頃には，その病気が遺伝的に伝わっていることが分かっていた。囊胞性繊維症に罹った子供は，不運にも両親からその病気の遺伝子を受け継いでしまっていた。しかし，両親自身はその病気を患ってなく，その遺伝子（囊胞性繊維症の）の「欠損」，あるいは，突然変異型を全員ではなく何人かの子供に伝えていたのであった。両親それぞれが保有者かもしれない——つまり，それぞれが一つの変異型遺伝子を持っている——が，彼ら自身は病気ではない。それは，囊胞性繊維症を発症させるには変異型遺伝子が2つ必要だからである。もし，両方の親が変異型遺伝子の保有者であったら，一人の親がその遺伝子を子供に伝える確率は半々である。つまり，平均すると，子供のうちの四分の一が2つの変異型遺伝子を持つことになる。それが発症した子供である。

生理学者と遺伝学者はどちらもメカニズムに興味をもち，もちろん，治療法にも関心をもっていた。機能不全の実体は塩化物の細胞膜透過であることが生理学者によって解明されており，膜透過のカルシウム運搬に影響を与える薬（心疾患で使用されているカルシウム・チャンネル・ブロッカー）の開発の前例があったので，治療に続く希望の道は存在していた。しかし，1980年代まで，生物医科学はすべて遺伝子の虜となった状態で，大衆の関心は科学に注がれ，この病気をもつ人の期待は「嚢胞性繊維症遺伝子」のクローニングに集中していた。科学的医学の歴史が遺伝子の究極の特異性に向いていたので，この考え方は科学者が取るごく自然なものであったことが，ここでの重要なポイントである。1985年には，遺伝学者は嚢胞性繊維症遺伝子のある染色体を同定し，1989年に分子生物学の技術を使って遺伝子そのものを分離しクローンを作ることに成功し，新聞は華やかにそのことを報道した。予言どおり，遺伝子の正常型は塩化物を運搬するのに使われる膜のチャンネルの一つをコードしていた。いまや，欠陥遺伝子が正常なものとどのように異なるのかを同定するのには長くはかからないだろうと期待された。

この問題についての自分の見方を変えさせられるような複雑さが，この時点で現れ始める。非常に驚くことに，嚢胞性繊維症の患者の遺伝子には膨大な数の異なる変異があることが分かってきた。これまでに，遺伝子の350以上の異なる場所で変異が見つけられた。この病気を発症するには2つの変異型の遺伝子――各親から一つずつ――が必要であることを考えると，可能な組み合わせの数は天文学的になることを意味する。変異の異なる組み合わせは全く違う影響となることが明らかになりつつある。例えば，肢体不自由な嚢胞性繊維症を起こす組み合わせもあれば，かなり軽度の病気ですむものもある。嚢胞性繊維症とはならないが，喘息や慢性気管支炎，睾丸から陰茎に精液を通す管である精管がないために生じる不妊症になるものもある。しかし，おそらく，もっとも驚くべき発見は，ある変異の組み合わせは，ある人びとでは嚢胞性繊維症を発症させるが，他の人びとでは何も病気の徴候を発症させないことであった。こうした結果は，「嚢胞性繊維遺伝子」と呼ばれた以外の遺伝子が遺伝子の変異型の発現には重要であるという考えを導いた。

同様の種類の複雑さはハンチントン舞踏病にも浮上した。これは，稀な神経学的障害で遺伝的に伝わる。この病気はフォークシンガーのウディ・ガスリーが罹ったことで初めて広く人びとの注意をひくことになった。この病気の独特な症状のために神経学者は脳の特定の細胞だけが侵されると信じてきたが，変異した遺伝子が脳の事実上全ての細胞に見られることが発見されている。同一遺伝子が，冒された細胞だけでなく多くの異なる種類の細胞に見られる理由は解明されていないが，「ハンチントン遺伝子」となんらかの相互作用がある他の遺伝子や遺伝子群があるという説明は合理的である。

病気に関与する遺伝子の同定に対する期待の大部分は，「欠損」遺伝子が遺伝子置き換え治療によって正常なものと取り替えられるだろうという考えである。すでに論じたように，複雑であるにしても嚢胞性繊維症が「欠損」遺伝子によって生じていることはやはり真実であり，その遺伝子を正常なもので置き換えるという考えは論理的である。しかし，遺伝子治療はまだ実験の初期段階であり，生物学が過去10年間に経験した革命の中でわれわれが遭遇した驚きからすれば，より大きな驚きが来ることに身構えるべきであろう。一方，遺伝学的アプローチに費やした努力は注目を集め，嚢胞性繊維症を治癒することはないが，インシュリンが糖尿病の症状を管理するのと同じくらい効果的に症状を緩和する薬をもたらす可能性があるという報道価値の低いアプローチに研究費が流れないようにしていた。われわれはこの病気や他の病気に対して特異的で絶対的な治療法を求めていたが，遺伝学的アプローチは科学者が予想していたよりもはるかに複雑であり，多くの新聞記事が素人に期待させたよりも間違いなく難しいものであるように思われる。嚢胞性繊維症の日常的でそれほど費用のかからない治療法としての遺伝子置き換え治療は数十年先には可能となるかもしれないが，それにしても，これは原因である主な遺伝子が既に分かっている病気なのである。

差し迫った大きな問題は，遺伝的要素をもつ大部分の病気は複合遺伝子の関与があることが分かっていることである。精神分裂病，アテローム性動脈硬化症，躁鬱病など，ここでは少ししか挙げられないが，これらは遺伝的要素が重要な役割をしていることが分かるような病気である。しかし，多くの遺伝子が関与していると考えられるので，どの遺伝子が重要であるのか，いかにそれらの遺伝子がお互いに，また，身体や環境の他の要素と相互作用を及ぼすのかが判明するのに数十年待たなくてはならない。この複雑性を解明することが，21世紀の生物学の大きな挑戦となることは間違いないだろう。特定の遺伝子を欠損させた遺伝工学マウスを使って遺伝子の機能を調べる非常に魅力的な実験のいくつかにおいて生物学の眺望の複雑性が見え始めている。

数十年にわたる実験は最高潮に達し，酵母やショウジョウバエからネズミやヒトへ，生物学者によって使われた実験系によって何百もの遺伝子の同定，クローニング，塩基配列の解読に成功してきた。還元主義的実験は，その多くは非常に素晴らしいが，遺伝子の機能を同定はしたものの実験動物において遺伝子を故意に機能不全にする方法がないので，実験者は還元主義的実験が生命系の複雑性において生じていることについての正しい記述を与えていると確信していたようである。

善良な人びとは実験動物の虐待と不必要な使用が起こりそうなことを懸念した。私は動物に必要のない痛みや犠牲を好んで与える科学者を知らないし，動物での実験の実施を止めるべきだという科学者も知らない。しかし，コンピュータによって知るべきことの全てを知ることができるのだから，生きている動物を使う必要はないと主張する人はやはり間違っている！異議を唱える人は，実験動物の犠牲によって科学的知見を得ることに興味はない，と言う権利を確かに持っている。しかしながら，「遺伝子ノックアウト」マウスのケースで明らかになるように，われわれが得ているその種の情報が実験なしに得ることができると言うのなら，彼らは間違っている。

数年前，試験管実験から得られた遺伝子機能についての情報の妥当性を検証することが可能となった。欠損をクローン遺伝子に導入し，その遺伝子が正常に機能できないようにさせるという方法であった。この役に立たない遺伝子をネズミに入れると，そのネズミは保有者となり，そして，2匹の保有者ネズミをかけ合わせると，4分の1の子供は2つの機能不全遺伝子の複製を持つようになる。この「遺伝子ノックアウト」マウス（遺伝子の機能が文字通りノックアウトされているので，そう名付けられた）の最初の報告は世の中を興奮させた。それは，これで還元主義的実験の正式な証明となるからである。還元主義的実験はある遺伝子がある特定の機能に必要なあるタンパク質をコードしていることを示した。理論的にいえば，遺伝子ノックアウトマウスはその機能を持っていないはずで，還元主義的実験の正確性を検証することが可能であるだけでなく，完全な動物において遺伝子の生産物が果たす他の役割を見ることもできるのである。

遺伝子ノックアウトマウスは絶えず驚きを与えてくれたが，嚢胞性繊維症や他のヒトの病気の遺伝子分析で見ているものと合わせると，身体の見事な複雑性を一瞥することができる。ノックアウトマウスにおいて遺伝子が不活性化された場合，ノックアウト遺伝子が初期の発達で関与するなら，発達は初期の胎児段階で止まるか，または，その遺伝子が成体になって支配すると考えられる単一遺伝子機能を欠損するだろうと考えられた。期待通りの遺伝子ノックアウトマウスもあったが，多くはそうではなかった。ある場合にはマウスは完全に正常であった。別の場合期待した影響はあったが，非常に小さくてほとんど確認することができなかった。そして，もっとも興味深いのは，その遺伝子の期待された機能とは関係のない欠陥が生じたことであった。

遺伝子の機能の予想が的中した実験についての最近の文献では，分子生物学者が「(筋肉の発達で重要と考えられる遺伝子が）欠損している工学マウスが，本当に骨格の筋肉に重篤な影響を受けていたのが判明した時には，(筋肉研究の)グループから安堵のため息が漏れた」とやや滑稽に記していた。安堵の理由は，その一年前にmyf-5と呼ばれる遺伝子がノックアウトされた時，その動物は筋肉が発達しないために胎児の発達初期に死ぬだろうと予想されていたことにあった。その動物は確かに発達初期に死んだが，動物たちは正常な筋肉を持っていた。しかし，重度の奇形を肋骨にもっていた！　研究グループにとりあえず「安堵のため息」が出た理由は，新しい実験によってミオゲニンと呼ばれる分子をコードしている別の遺伝子をノックアウトした場合に，筋肉の発達に欠陥が生じることが示されたためである。これら2つの実験は，この分野の研究者に筋肉の発達の複雑性を明示した。そして，2つの遺伝子の機能の関係を分析し始めることができるようになったのであった。

他にも驚くようなことがある。研究者はTGF α と呼ばれる分子をコードする遺伝子をノックアウトした。そのTGF α は胎児の正常な発達と成人の細胞の正常な機能において重要であることが知られている。言い換えれば，ネズミは正常に発達しないか，もしできたとしても，成体として細胞機能に重度の障害があるだろうと科学者は予想していた。しかし，ノックアウトマウスは正常に発達し，成体での唯一の機能不全は，縮毛とカールした髭を持っていたことのようだった！この場合，TGF α は発達と成体機能の両方で重要な他の分子とレセプターを共有していることが分かった。ノックアウトの結果は，他の分子がTGF α の機能に取って代わったということを意味しているのだろうか？それは後の実験が証明するだろう。しかし，ここでも，われわれは身体の豊かな複雑性を垣間見ているのである。

このような結果は，一人の分子発達生物学者に「答えを与えるのではなく，もっと疑問を挙げさせる実験なんて好きになれるかい？」という質問を同僚に投げかけさせることになった。これは科学者なら誰もが共感できる質問であり，われわれ全員が賛同する感情であるが，科学的発見は真理へ確実に続き技術的修復へ真直ぐに続く道へ導いてくれると信じさせられてきた素人をしばしば不安にさせるものでもある。

私見としては，ヒトにおける遺伝子疾患の複雑性と遺伝子ノックアウトマウスによる結果は21世紀の生物学への扉を開いたので，われわれはその扉の中に踏み入り，求める治療目標を再検討してその科学的発見を科学的医学に変えていく必要があると考える。驚いたことに，遺伝子医学の時代に入ったことについて科学者や生物工学企業家が，報道で語ることの多くが高い頻度で行き当たりばったりであることに気付く。将来において遺伝子と病気の間に一対一のはっきりした関係がある場合には，治療に対してわれわれが持つ選択肢の一つが「欠損」型の遺伝子の置き換えになると考えない人は殆どいないだろう。しかし，病気の本態を見つけるために実験という手段で遺伝子を研究したために，遺伝子を置き換える治療という手段を期待する方向に進むことは，大衆が理解し議論し始めなくてはならない医学の目標と科学知識の応用についての意思決定であるといえるのだ。

医学の限界

本書の冒頭で言ったことをここで強調しておきたい。すなわち，予防接種，ペニシリン，安全な手術，そして，インシュリンのない世界は考えられない。科学的医学は感染症の着実な除去に関して過分な名声を受けてきたが，われわれの中に自分自身や愛する人を科学的医学に助けてもらったことがない人がいるだろうか？それは，今では多くの医師が実験室と高度な技術に依存する専門家となったので，歴史を通じて行われてきた治療と全く異なる社会的枠組みの中で，科学的医学の恩恵をわれわれが受けていることを意味している。しかし，ほとんど誰もその現実の恩恵を捨てようとはしない。けれども，科学は宗教のレベルまで昇り，科学的治療者がもっとも個人的で心の奥底の本質的な個人についての情報の守衛となった世紀に，科学的医学からわれわれは何を得たいのだろうか？　結局のところ，患者として多かれ少なかれ喜んでこの変化に参加してきたのだから，もし，不満足であるのなら，これまで行ってきたことを変えればいいのである。

問題は，現代の医師が科学から派生してきた技術を用いてわれわれの生活のあらゆる部分から，多くの先祖の運命であったあの苦しみを取り除いてくれるだろうと，期待するようになってしまったことである。しかし，奇妙なことに，産業化した国々に暮らすわれわれは，自分たちはかつての人びとよりも明らかに健康であると考えるべきであるにも関わらず，21世紀に入っていく時点で技術と医学について不安や心配をしているのである。近隣の原子力プラントや変圧器の悲惨な健康影響，都市生活のストレスやりんごの殺虫剤残留量，あれこれの治療自体の影響さえ恐れるのである。われわれが健康について考え，感じることの責任を科学的医学の実施者に渡すように求められていることに対する反動として，多くの人びとはまさにその治癒力に疑問をもち始めている。1990年にアメリカ人

JCLS 88002-471

の3人に1人は，リラクゼーション療法，ハーブ薬，鍼灸，カイロプラクティック，霊的癒し，そして，その他の「代替」医療アプローチを「標準」医療に加えて受けている。推計で，のべ4億2500万人が「代替」医療開業者を訪れ，一方，延べ3億8800万人が家庭医やプライマリーケア医を訪れていた。金額でいえば，137億ドルが標準治療以外の治療に費やされ，そのうち103億ドルは自費（保険で支払われない）であった。これだけの量の時間，カネ，期待が治療の「代替」療法に費やされているとすれば，科学的医学が相当数の人びとに彼らの望むもの全てを与えてはいないことは明白である。しかし，われわれは何を望むのか，それをはっきりと表現し，『ニューイングランド医学雑誌』の前編集者であるアーノルド・レルマンが「医学・産業連合体」と呼ぶものの意味を理解する方法があるのだろうか。そのことを物語る統計は，「代替」治療を求める人びとのうち多数は医師にかかるのに加えてそうしていることを語っている。この事実は，人びとが完全に科学的医学に見切りをつけてしまったのではなく，むしろ，そこからもっと良い何かを切望しているということ伝えていると私は思う。

問題は，科学と医学の目標と限界が吟味されないままになっていることである。第二次世界大戦後，特異的治療への期待は抗生物質と予防注射によって劇的に現実となった——大衆には，ペニシリンやソークワクチンで具体化された。戦時中に広がっていた心理状態で，科学は成長し始め，病気への全力を挙げての「攻撃」が行われた。媒菌説が受け入れられる以前には治療は明確な「敵」に対する戦いではなかったが，病気が特異的であると認識されるようになって，病気は他の敵と同じように扱うことができる敵となった。そして，現実の戦争に勝つための技術をもたらすように化学を導いたのと正しく同じように（第二次世界大戦は科学によって勝利した最初の戦争と言われている），冷戦を行うために技術を駆使するエンジンとして科学的権威を築き，そして，また，病気や苦しみ，そして，死さえも負かす技術ももたらしてくれるように化学を先導した。カネが医科学へ流れることを軍事の比喩が後押しし，スプートニクの打上げとともに「国家安全保障」の一部として科学に投入する費用の増大は，医科学の研究が潮に乗った船であることを意味していた。その後，われわれが，がんに対する「戦争」を遂行して以来，今では活動家がエイズに対する「戦争」を行うことを要求し，このために数十億ドル規模で健康産業が参入している。たいして考えもせず，この新しい技術主導型医学での優勢なイデオロギーとして治療がケアに取って代わってしまった。そして今また，ほとんどの人が両方を望んでいることに徐々に気付き始めている。

冷静になってみて，こうしたことが起きている間，考えるべき何かがそこにあるのだろうか？科学と医学が，常にある死を取り除いたと一般には考えられていないのではないか？科学によって生まれた技術の力は，医師や製薬産業の技術的専門化と結びつき，そして，冷戦が民主主義と同義語にした資本主義の十全な力と結びついているが，それが健康と永遠の若さを与えてはくれないだろうと言い出すつむじまがりはいるのだろうか？しかし，米国における抑制できない医療ケアの費用と科学的医学に対する代替物を探していることが明白なことから，このシステムの目標や限界を吟味せずにおくとか，グループごとに自分たちの計画を立てるというような余裕はないことが分かる。それは技術主導なので，新しい技術を導入する前にわれわれが何を医学に望むのかを知っておくことが重要なのである。科学は直接的に技術になっていくのではなく，誰かがどの種類の技術を発展させるのか決めているのである。支払う人間たちがそれをやってもよいではないか。

現代医学の技術に転用できる科学的知識の圧倒的多数は，納税者が自分たちにとって良いことのために使われるという理解の下で費用を負担した科学から来ている。残念なことに，どの種類の技術を発達させるか，そして，どの種類の医学を行うかということを決定する過程に大衆が参加する仕組みはほとんどないのだが，われわれが医学に何を望むのかは自分たちで決定し始めなくてはいけない。科学に通じている人びとだけがそれを行えるが，科学に通じることは「前進」や「奇跡」の発表を単に追うことだけではない。どのように科学が機能しているのか，何を提供できるのか，もっと重要なことは，何ができないのかを理解することである。

一つのことははっきりしている。それは，もし，科学のために費用負担している人たちが，その使われ方を決定しないならば，他の誰かがするだろうということである。軍事産業連合へ向かう国防目標を信用できないことが分かったように，医学産業連合へ向かう科学的医学の目標を信用できないということが分かり始めている。医学産業連合は悪魔の秘密結社ではない。その大部分は社会のために正しいことを行っていると思っている人びとによって構成されている。もちろん，行われたことの多くは公益方面の仕事である。しかし，別の見解を入れる余地はほとんどなく（私は科学や生物工学分野の友人や同僚に自分は敵ではないと常に強調していることに気がついた），支持者の集団が奮う力は強い。それらは，専門職の科学者や医師の総体であり，製薬企業や生物工学産業，大きな研究大学，

JCLS 88002-471

政治的に有力な基金調達団体へと組織された患者団体，感情的で煽情主義なメディアの過度の惑わし，様々なグループの宗教的信条であり，全てが作用する力である。これらすべてから，社会として，われわれはどうにかして望むものを定めなくてはならないのである。

科学が医学にもたらす技術の管理が可能であるべきだと言うことは正しいが，それを実行するために，われわれは自分たち自身に難しい問いかけをしなくてはならない。社会として，いつまでも死を予防する，または，あらゆる苦しみから解放されるために健康と病気の責任が全て自分たちの手から離れる，もしくは，もう少しその中間となることを科学的医学に望んでいるのだろうか？ 通常の人間の寿命は70年をわずかに超える程度であるという強い証明がなされるだろうが，科学的医学はどこまでも死を押し返すように社会からシグナルを受けてきたのだろうか？これまで見てきたように，20世紀には歴史上初めて死が高齢者と結びついた。今ではどの年齢における死も科学の敗北と考えられるのだろうか？『ニューヨークタイムズ紙』の経済面に「若さの源のためにモノ申す」という見出しの人物紹介があった。それは，良い歯ブラシをデザインして富を築いた企業家が，臓器や組織移植の技術を向上させ，人びとを200年生かすのが目標である会社に巨額の投資をすることを決めたというものであった。スペア部品を取り入れさせたいと望む人びと全員が，今までより長くなった130年を過ごす場所や行うこと，あるいは，精神機能の低下を防ぐために脳移植も予期しているのかどうかということを，彼はいったいどのくらい考えただろうか？現代技術を良い歯ブラシのデザインに用いることができる企業家は，技術を用いて人生を2倍以上の長さにできるというアイデアを信じ込む可能性があると考えなければならないのだろうか？――特に，自分の設立した会社が10億ドルの年間販売額を見込んでいるときには。

これが，どのように科学が技術に変えられるのかについての意思決定に関して人びとの望んでいることなのだろうか？企業家は合法的であれば自分の選択した方法で自分のカネや投資家のカネを費やす全権利を持っているが，それに反対する力は何だろう？ 自由市場経済において，市場を形成する力は科学的発見から何の技術を得るかということを決定するのにもっとも大きな力である。しかし，産業化した世界では，技術の基礎となる研究の大部分を支払っているのは納税者であること，そして，その研究は学究分野や非営利団体で実行されていることを忘れてはならない。合理的な人はだれもソヴィエトの経済システムを作り直そうとはしないが，人びとのカネが研究に支払われているのに技術の発達に関して何も言わなくてよいのだろうか？ 自由市場から医学技術開発を離そうとする熱意はほとんどないようにみえるが，人びとの関心に注意が払われるような道がなければならない。

もし，科学的医学の目標が個人の寿命を際限なく延ばすことでないなら，短時間のうちに生命を奪う稀な疾患の悲嘆に焦点を絞るのだろうか？社会は個人の悲劇のために個別化した高度技術の治療を望んでいるのだろうか？われわれの遺伝子は同定されクローンが作られるようになり，技術は，嚢胞性繊維症，ティーサックス病，鎌状赤血球貧血，あるいは，感染病原体や身体部品の消耗ではなく「適切に」機能しない遺伝子による無数の病気のような，病気をもたらす遺伝子を保有しているかどうかを告げるところまで来ている。これまで見てきたように「欠損」遺伝子を適切に機能する遺伝子で置き換えることを含む，これらいくつかの病気に対するこの種の治療の開発に公的資金や個人資金の投入の猛烈な動きが既にある。短期的にはこの種の療法のコストは巨大であるが，そのうちに日常的になり高価でなくなることが期待される。しかし，産業化していない国々では麻疹やポリオに罹るのを防ぐことができる予防注射を未だに受けていない子供がいる。そして，栄養失調の成人は心臓や腎臓の障害を起こして非常に衰弱し，機能不全になり寿命を縮めている。また，教育をあまり受けていないために，自分たち自身や子供が結核を発症した際に簡単な薬物療法を続けない人々がいる。エリック・カッセルは「人類の苦難を救う医師の義務は，古代から続いている」と書いたが，知識や技術を傾けるのは誰の苦難なのかを，われわれはどのように決めるのだろうか？今日の科学的医学が持っているものを手に入れられない，あるいは，利用できない人びとの苦しみを救うための基礎的医療ケアを提供する安価な方法を見つけるために，科学からの技術を応用すべきだろうか？もしくは，科学が，非常に高度で，非常に高価な技術の基礎を提供することができることに疑いはないという理由で，これらは，21世紀の高度技術医学へ移行する間に社会が処理しなくてはならない政治的問題なのだろうか？同じように，目立たない，コストのかからない技術を提供することができることも疑問の余地はない。

ダニエル・カラハンは「健康というのは，それ自体，手段であって，目的ではないことを時おり思い出す必要がある」，そして，「健康増進の飽くなき欲望と結びついて寿命を延ばすという目標は，・・・偏執狂や底なし消費に至る道である」と言っている。彼は，より合理的な「早死の回避と苦しみの軽減を強調した医学の目標」を考えている。この賢明な勧告に目が向けられるなら，科学者，全知の医師も，また，企業家も，勝利を得ることはない。しかし，何が目標であり，何を科学から医療医術に変えたいのかについてのコンセンサスに，どうやって辿り着くことができるのだろうか？

21世紀の科学的医学にどのくらいの技術を望むのかを問わなくてはならない。慢性疾患に直面しようとする時に，ペニシリンとソークワクチンから得たのと同じ効果を全ての薬に期待するという感染症の精神構造をわれわれが持っていることを考えると，医学の目標の一つは患者に新たな現実を教育することであらねばならない。これを『健康テクノロジーアセスメント学会雑誌』の編集者であるスタンレー・ライサーの発言から考えてみよう。「病気が，病気の経過についての基礎的な原因に関する知識による迅速な処置や，その結果としての単純な医療で治療される見込みはない（実に望ましいのだが）。そのような治療の主な例——細菌性の病気をペニシリンで治療する——は，近い将来，高齢化する人口の慢性疾患や退行性変化の広がりを扱うことにとって代わられるだろう。ごく近い将来の現実的な見通しとしては，増加する健康問題に対して，ますます複雑で高価な技術が用いられるようになるだろう」。ライサーは増加する健康問題により高価な技術を提唱しているのではなく，何もしなければ，その方向に向いていると警告しているのだ。

それで，われわれは何ができるのだろうか？

治療への追求を作り直す

もし，感染症方式の考え方が慢性疾患時代に不適切なら，医学に何を期待できるだろうか？また，科学は遠い目標に向ってさらに何ができるのだろうか？われわれができることは3つあると考える。短期のものが2つと長期のものが1つである。

- 低度技術での解決が既に存在している問題については，高度技術で解決する可能性に多大に期待することを直ちに止めることができる。

過去十年間にわたる科学者，HIV感染者，大衆，報道の万華鏡のような変化を見ると，非常に心が痛む。エイズが突然に出現した経緯，最初の反応としての激しい同性愛嫌悪，絶望，そして，最近著しくなったゲイコミュニティの交戦状態が頻繁に語られてきた。しかし，そこにはいつでも，メディアの顔となり，新聞や雑誌やテレビに日々引き合いに出されるような科学者が組織されていた。これらの科学者は，誰もが聞きたいメッセージを持っていた。それは，このようなものである。カネがあれば，科学が治療を提供するだろう。世紀末前にワクチンはほとんど約束され，ウィルス研究からの科学的知識に基づいた新薬が間もなく手に入るだろう。どの科学雑誌に掲載されたどの科学論文も新たなメディア的科学者の一人が引き合いに出される記事のタネとなった。

その結果，悲惨なことに，エイズの原因病原体（HIVウィルス）やその広がり方（無防備なセックスと汚染した注射針），そして，非常に危険性の高い人びとが分かっているのに，われわれは技術への信頼を選択してしまった。エドワード・カスの会長講演を思い出してもらいたい。結核をはじめとしてほとんどの病気は予防接種や抗生物質ではなく，公衆衛生によって鎮圧されたのである。しかしながら，彼らが同性愛という事実を嫌悪している人びとや，無防備なセックスをする10代の若者に宗教的信念からコンドームについて知らせたくない人びとを，社会の一部であることは言うまでもないが，社会として刺激しないことを選んだのである。相当数の人がどうして薬物に走るのかということを問わないことは簡単である。しかし，注射針交換プログラムが制定されていたら，問わなくてはならなかったはずである。これらの疑問を追いやることができたのは，間もなく科学が悩みからわれわれを救ってくれるからであった。たしかに，科学は高度技術治療を与えようとしていたのである。

周知のように，ワクチンに対しては悲しみと絶望が大きくなりつつある。世紀の変わり目のコレラワクチン，第二次世界大戦後のポリオワクチンの開発で直面した問題は巨大であった――しかし，エイズワクチンについての問題はさらに大きい。10年以上にわたるウィルス潜伏期間のために，たとえ今日，完全なワクチン候補を手にしたとしても，それが何年もの間，効果があるか正確には分からないだろう。しかも，まだ候補となるワクチンはない。事実，医学産業連合の欲深さ，大きいが限られた資源の配分を決めることの難しさ，そして，対照群を使うことの難題などなどのために，ワクチンが完成するのがいつなのか，できるのかさえ語ることができない。そのうえ，多くのワクチンが天然痘やポリオや麻疹に対するほど効果はないという現実がある。われわれは効果60％のワクチンに満足するだろうか？

一方，中流階級の男性同性愛者集団においては行動変容が起こり，HIVウィルスに感染する人やエイズを発症する人の数は減少した。公衆衛生政策と教育が効いたのだ！しかし，汚染した注射針で病気を伝播させている都市貧困層についてはどうだろうか？誰が彼らの習慣を変えるのか？彼らの中で結核が大きく増加して，ようやく，その世界での病気の広がりに拍車をかける貧困や絶望やホームレスに対する低度技術による解決に向き合わねばならないと気付くのだろうか？

● 「ペニシリン型」の期待を「インシュリン型」の治療に変えることができる。

私は，われわれが抗生物質によって感染症の原因を劇的に根絶するという「ペニシリン型」の考え方に慣れてしまっていると言いたい。しかし，多くの慢性疾患は原因が複雑なために，現実には原因を撲滅することはできず対処療法しかできないことが多い。私は，これを「インシュリン型」と呼んでいる。なぜなら，インシュリンは糖尿病を治癒はさせないが糖尿病の人びとにかなり普通な生活を送ることを可能にしたからであり，われわれが受け入れていく治療の型となるべきものだと思われる。これは，科学が実行可能で入手可能な完全な治療を探し続けるべきではないとか，しないだろうと言っているのではなく，次世代の治療が登場することの可能性のみを当てにしてはいけない，そして，痛みを取り除き，正常に近い生活が送れるようにしてくれる治療を見つけることにもエネルギーやカネを向けなくてはならないということである。

DNAの二重らせんは現代医学の象徴となり，同時に，生命の深い神秘を発見する科学的研究の力と，痛みと苦しみからの救済を与える研究の可能性を表している。医学の象徴である使者の杖の巻きついたヘビと遺伝物質の構造との類似は，科学と医学への期待に深くしみ込んでいる。インシュリンが1920年代，コーチゾンが1940年代に導入された時に人びとが感じた戦慄は，遺伝子工学，交換部品，合成分子によって病気や苦難を除去する期待へと変わった。糖尿病のために早死を宣告された人びとやリウマチ関節炎や高血圧のために中年期やその後に不自由を負った人びとは，科学の応用によって，医学が病気を治癒はさせなくとも正常に近い生活を与えることができることを知っている。

遺伝学が明らかにしている新しい複雑系生物学は多くの科学者の計画に警告を発し始めている。明らかとなってきた驚くべき複雑性が続くなら――そして，そうなることを誰も疑わないのだが――ますます驚くことになっていくだろう。複雑性を理解し始めた上での独創的な治療への新たな道がすべて開かれるのは大変良いことだが，奇跡を待っているのではなく，生涯における最適量の健康をそれぞれの人に与える治療法の着実な進歩を望んでいるということを明らかにし始めなければならない。

● 加齢と死についてのわれわれの考え方を変えるために，時間のかかる困難な手順を始めなくてはいけない。

寿命がわずか30年であったとき，死はたいてい突然にやって来る，どこにでもいる敵であった。今では，寿命は80年に近づいたので，死への近づき方を熟考したり，加齢する身体と心に慣れるための時間がある。これらの問題をどのように扱うかということが，延長された人生の質を決定するだろう。

この二千年間を振り返ると，死が早く訪れ，治療者が体液バランスを回復させる試みしかできない頃には，死を妨げることが治療者の最も崇高な目標であり，死を防ぐべき治療者がそれをできないことが医学の主な限界だった。いまや，治療者の役割は変った。われわれは必ず死ぬのであり，死は治療者の敗北や患者の弱さと考えられるべきではない。誰かが「がんとの戦いに負けた」と言うのは何を意味するのだろうか？身体の弱さや人格の弱さのしるしなのだろうか？終わりが来た時に，どのように死に向き合うのかは誰も知らないし，88年生きた誰かに現代高度技術医療の全力を注ぐのは限られた資源の無駄であると理論的に論じることはできる。私の母は，そのくらい生きているが，その時が来た時，どのように彼女が反応し英雄的な対応をするか—そして，大事なことは，どのように私は対応するのか？自分自身の母親というのは抽象観念ではない。

以上が，2つの解決策は比較的短期的であるが，1つは長期的であると言った理由である。科学的医学が現れてからは比較的日が浅く，ガレノス派医学の2000年に比べると150年であるけれども，われわれには古い時期の記憶はなく，両親や祖父母から習ったようにしか，どのように加齢と死を捉えるのかということを知らない。技術は短期間にわれわれの期待を変えることができるが，いかに加齢と死を捉えるかということは精神的な問題である。ゆっくりと次の世代に向けて，年を取っていくに従って，他人も，自分たちも，どのように自分自身の価値を評価するかということについての新しい精神的感覚を開発しなくてはならず，最期の時に死のための居心地の良い場所を作ることを学ばねばならない。医学の目標と限界は，健康を最大化し早死を妨げることでなければならず，ダニエル・カラハンの言葉によれば，「不愉快で悲惨な死の原因を取り除き，そして，死を，恐れの対象から管理可能で受け入れられるものに変えなくてはならないのである」。

おわりに

産業化した国の人びとは，どのような客観的基準からしても昔の人びとよりも健康なのに，ヘルスケアに対して不満は増大し，自分が健康でないと感じていることが次第に明るみに出ている。医療にかかる費用は手に負えないものになっている。例えばプライマリケア医は非常に少なく，待ち時間はきわめて長く，治療は非人格的であり等々と項目はまだまだ続く。高齢者は尊厳がなく苦痛を伴う病床の日々について心配している一方で，僅かな人にしか恩恵を与えないような，苦痛な状態でほんの数ヶ月長く生かしておくだけのハイテク技術による解決に巨大な金と資源が費やされている。あまり効果のない苛酷な治療は，非常に効果的な治療と同じ割合で行われている。このような混乱したシステムで社会のどの部分も他の部分を責めている。このうんざりする状況に本質的な要素があるのなら，科学的医学に奇跡を期待し希望を生み出すことに喜んで加担したわれわれは，悲しいことに全員が責められなくてはならない。科学者は基礎研究の結果としてすばらしい治療を約束し，医師は専門化とハイテク技術医療で死を撃退し苦痛を除去すると約束し，製薬産業は利益が小さくなるのなら新しい救命薬の開発は止めると警告し，報道機関は息をつかずに次々と医学的奇跡を報道し，患者はそれらのどれもを必死に信じたくて全部をせき立てる。

しかし，歴史を振り返って，現在われわれがいる所にどのように辿り着いたのかを見ると，何もかもが失われたわけではないように思えてくる。本書の中で，長い歴史の廊下を通ってわれわれの現在の状況は発展してきたもので，動かし得ないものになっているのではないことを見てきた。われわれの知っている科学的医学は長い20世紀の産物であり，その非常に悪い面が現れたのは最近50年に過ぎない。高価な機械装置に人生の最期の時間を費やすことによる経済的崩壊を心配する高齢者は，現代を生きてきた最初の世代である。2000年に80歳の人はインシュリンが開発された年に生まれた人である。ペニシリンが普通に手に入るようになり，ソークワクチンが開発された時に10代だった人は，まだ，生産年齢にいる。われわれの両親や祖父母の大部分は，「現代」医学として当然と考えているものの多くが存在しない状況で人生の大半を生きてきた。過度の期待の問題が比較的最近のことだとしたら，この状況は適切に調整を行うことができる。ピューリツァー賞受賞劇作家で，「エイズ危機を終わらせる時が来た—われわれには十分な資金があり，意志があり，クリントン大統領がいる。われわれはあなたを見守っている」と発言した人物を教育するのにまだ遅すぎはしない。それは，世界中のカネと意志が，現実的な可能性と期待なしに浪費されるということである。

しかし，自分たちの行動についての責任を放棄する個人がいる社会，自分は他人の行動の被害者であると考える人が増加する社会は，限られた資源と慢性疾患関連の健康状況に関する成果の配分についての判断と意思決定を市民自らが行えるような歴史的文脈の中に現代を置くことが難しい時代だろう。ヘルスケアにおけるわれわれの危機は，21 世紀における現代世界の問題が本当に直面している危機である。本書において，現在われわれがいる所にどのように辿り着いたのか，この地点にはどれ位の期間停まるのかについての誤解こそが難しさの中心であることを論じてきた。それは，部分的には，科学を世俗的な宗教にし，それからの奇跡を期待したことが理由であり，科学世界における身体的な苦しみと死を理解し，扱うための流れを創ってこなかったことに原因がある。簡単な解決策はない。そして，私は，自分たち自身のための意思決定を行うために必要な情報を得ることよりも，何をすべきかというアドバイスを与えるような専門家に頼ることについて警告を発してきた。

おそらく，われわれの期待を変え始めることができる方法の一つは，比喩を変えることである。現代の科学的医学に対する高い期待や目標が，第二次世界大戦後の科学研究の大きな伸展期に形成されたことは偶然の一致ではない。科学が全体主義を圧して勝利をもたらしたのと全く同じように，病気と死を制圧してくれることを犯しがたい真理として受け入れるようになった。勝利のためにカネは問題ではないと学び，この比喩は冷戦時代にわれわれの思考と結びついた。そして，安全を保証するのが技術であったので技術に疑問を持つことはほとんど反逆罪的であった。この半世紀の間に，病気と死を不自然なものとして，闘って征服すべき敵として捉えることを学んできた。われわれは，がんやその他の慢性疾患で死ぬ人びとについてではなく，彼らが戦いに負けたことについて語る。科学者は原因や治療法を見つけるために働いているのではなく，破壊的な殺し屋と戦っている。そして，医師は患者を治療するのではなく，病気と死を相手に闘っている。感染症は比喩のイメージに役立っていた——まさに，微生物は侵入し，そして，身体は応酬する——しかし，慢性疾患，退行性疾患，そして遺伝疾患について，この比喩は失敗したのだった。

敵に自由や土地を奪われるのを見たいと望む社会はなく，病気という敵に1インチも譲りたい人もいない。しかし，代謝や遺伝子における内部変化や加齢による力の衰えは本当に敵なのだろうか？嚢胞性繊維症遺伝子の様々な「欠損」型によって生じる病気に見え始めた複雑性の記述やノックアウトマウスがもたらす驚きは，われわれが感染症的精神構造で慣れてしまった考え方よりも身体機能は複雑であるということを告げる警鐘である。21世紀の生物学が見え始め，それが複雑性の生物学であると思う。皮肉なことに，この複雑性によって，健康が本当に内的バランスの表現形態であることの理解へと立ち返るようになると考えている。もちろん，それは，神秘的な考えやギリシア時代の体液説に基づいたバランスではない。細胞，分子，遺伝子の表現型のバランスであり，その理解は現代の生理学と細胞生物学に由来するだろう。筆者は，本書を書いて，21世紀にはクロード・ベルナールを再発見し，彼はルイ・パスツールへの敬意のレベルまで押し上げられるだろうと信じるようになった。なぜならば，内部環境というバランスの考えは慢性疾患に適合しているからである。21世紀には，微生物の狩人の時代から受け継いだ厳格な特異性の考えよりは，もっと現実的な捉え方で，生と死を学ぶようになるだろう。そして，そうした時，われわれの比喩は変り始めるだろう。

スーザン・ソンタグに戻ろう。「身体は戦場ではない。病気は避けられない因果律でも敵でもない・・・その比喩について，軍事的な比喩について，もしルクレティウスを言い換えるならば，それを戦争屋へ返してしまえ，と言わせてもらうでしょう」。しかし，単に比喩を返すことだけでは十分ではないだろう。軍事的な比喩を止めることは，専門家がわれわれのために仕事を行ってくれるだろうという考えを止めることである。それは，患者として，医師として，そして，科学者として，われわれが科学と医学から何を得たいのかというビジョンを立て始めければいけないということである。医学の限界は技術的なものではなく，概念的なものであり，われわれ全員が共にその概念を定めなくてはならない。

訳者あとがき

本書『医学の限界』の原題はThe Limits of Medicineであり，そこには副題「科学はいかにしてわれわれの治療に対する期待を形成したか（How science shapes our hope for the cure)」がつけられている。初版は1994年に出版され，1997年にシカゴ大学出版からペーパーバック版が出された。現在，すでに21世紀となってしまったが，本書の内容は，20世紀終わりの米国において，21世紀に向けて医学と医療に何を期待できるかを考えるものになっている。1970年代，米国の医療制度は経済的圧迫から壊滅状態に陥った。そのため，米国は制度の大変革を余儀なくされ，議論が行われる中で医療自体の再考も行われた。それでも，二極化した医療に対して専門家の批判や一般の人の不満が澱んでいる。そのような現状が生み出された医療の歴史的背景を理解し，考察することによって，状況を打開する一手を考え出そうと試みている。

医学の限界とは穏やかではないという印象を受ける方も多いだろう。しかしながら，著者は現在の医療を否定しているわけではないし，その他の治療行為を推奨しているのでもない。本書でテーマとするのは「技術」ではなく「概念」であることを強調しておきたい。テーマとして概念を扱うことは副題からも理解していただけるだろう。科学という思想がいかに大きな影響を，人びとの生活だけでなく精神にも与え，人びとが医学に対して抱く期待にまで及んでいるのか，ということを考察するのである。

著者はまず，疾病というものが人々にどのように捉えられていたのかを眺望する。疾病にどのように対処するか（治療や医療）ということは，疾病をどのようなものと捉えるのかに基づくからである。そして，古代ギリシア時代の捉え方が19世紀まで大きく変化せず受け継がれ続けていたことや，19世紀まで治療や医療にはほとんど変化が無かったこと，ヨーロッパにおいて20世紀になるまで死が日常的に存在していたことなどを振り返る。その長い歴史に終止符を打ち大革命を起こしたのは17世紀に誕生した科学という新思想であり，医学とは別の分野で発達した科学思想がどのように医学に影響を及ぼし20世紀の繁栄をもたらしたのかを考える。その中には多数の個性的な人物とその人物に関わる興味深いエピソードが登場する。

ところで，医療制度が行き詰っているのは米国だけではない。日本でも以前から同様の懸念は存在していたが，それが大きく表面化したのは1990年代であり，政府は健康保険法の改定や健康増進法の制定を行っている。現在の日本の医療，当世流行のEBM（科学的根拠に基づく医療）の源流となる西洋の医療が日本で公に施術されるようになって約130年となる。それ以前に施されていた治療行為あるいは医療は東洋医学というカテゴリーに入れられ，東洋的な概念に基づいた治療と理解されることが多い。さて，現在のわれわれは西洋医学の技術の恩恵を受けているが，その概念について考えたことのある人はどれ位いるだろうか。当然のことながら，東洋医学というものに概念（思想）があるように西洋医学にも概念があるのである。それが一体どんなものなのか考えてみてもよいのではないだろうか。しかも，本書にみるように，その西洋医学の概念も科学の登場以前は全く別物であったことは非常に興味深い。

米国で「代替療法」と呼ばれる非科学的医療が流行となり，世界では，毎年，新種のウィルスや新たな疾病が発見され，その治療開発には時間が必要と発表されている。今まで直線的に進歩してきた科学的医学に閉塞感が漂い始めている，少なくとも，人びとがそう感じ始めているのである。そろそろパラダイムシフトが必要なのかもしれない。医学や医療に対する「期待」が過大であったり誤っていたりすると，人びとは現実に直面して幻滅を味わうことになる。私たちは何を，どこまで医学に期待すべきなのだろうか。この問題はパズルではなくミステリーであり，答えは過去のストーリーに隠れていて，視点を変えれば得られるのかもしれない。西洋医学，西洋哲学，西洋史，科学史，それぞれについてもっと詳細な専門書も多く，また，時代区分別に論じる書物も多く出版されているだろう。しかし，本書は広範囲な時代と内容を比較的コンパクトに網羅しており，人びとの健康，そして人びとの中の自分の健康を考える多くの現代人が入り口として読む一冊にふさわしいと考えられる。

最後に，医学史にも，西洋史にも，科学史にも知識が少ない私に，豊富な知識を惜しみなく提供してくださった恩師である丸井英二先生（順天堂大学教授）に心から尊敬と感謝を表す。

JCLS 88002-471

引用文献

第1章

久保正彰訳 「戦史（上）」岩波書店 東京 1966 p.236-237
塚本利明訳 「汚穢と禁忌」思潮社 東京 1985（再版） p.77

第2章

渡辺正雄訳 「近代科学の誕生（上）」講談社 東京 2002（第21刷） p.14

第3章

館野之男訳 「パリ病院：1794-1848」思索社 東京 1978 p.35

第6章

久保正彰訳 「戦史（上）」岩波書店 東京 1966 p.239
竹田多恵 竹田美文訳 「ルイ・パストゥール（3）」講談社 東京 1979 p.119-120
長木大三 添川正夫訳 「ローベルト・コッホ：医学の原野を切り拓いた忍耐と信念の人」シュプリンガー・フェアラーク東京 東京 1991 p.173-174

第7章

宮下義信訳 「メチニコフの生涯」岩波書店 東京 1939 p.163-164
田村敏夫訳 「医者のジレンマ」現代演劇3 英潮社 東京 1980 p.143-144

第9章

石館康平 中野恭子訳 「医学は何ができるのか」晶文社 東京 1995 p.32
石館康平 中野恭子訳 「医学は何ができるのか」晶文社 東京 1995 p.41
丸山工作編 「ノーベル賞ゲーム 科学的発見の神話と実話」岩波書店 東京 1998 p.11

第10章

石浦章一 丸山敬訳 「ヒト遺伝子の聖杯：ゲノム計画の政治学と社会学」アグネ承風社 東京 1997 p.193-194

序　論

Callahan, Daniel. *Setting Limits: Medical Goals in an Aging Society*. Simon & Schuster, 1987.

Chorover, Stephan. *From Genesis to Genocide: The Meaning of Human Nature and the Power of Behavior Control*. MIT Press, 1979.

Cummings, E. E. *Six Nonlectures*. Harvard University Press, 1965.

Delaporte, François. *Disease and Civilization: The Cholera in Paris, 1832*. MIT Press, 1986.

Duster, Troy. "Genetics, Race, and Crime: Recurring Seduction to a False Precision," in *DNA on Trial: Genetic Identification and Criminal Justice*. Cold Spring Harbor Laboratory Press, 1992.

Kass, Edward. "Infectious Diseases and Social Change." *Journal of Infectious Diseases* 123 (1971) 110.

Rosenberg, Charles. "Framing Disease: Illness, Society, and History," in Rosenberg, *Explaining Epidemics and Other Studies in the History of Medicine*. Cambridge University Press, 1992.

第１章　常に存在する死

Amelang, James S. *A Journal of the Plague Year: The Diary of the Barcelona Tanner Miquel Parets 1651*. Oxford University Press, 1991.

Aries, Philippe. *Western Attitudes Toward Death: From the Middle Ages to the Present*. Johns Hopkins University Press, 1974.

Barroll, Leeds. *Politics, Plague, and Shakespeare's Theater: The Stuart Years*. Cornell University Press, 1991.

Braudel, Fernand. *The Structures of Everyday Life: The Limits of the Possible—Civilization and Capitalism 15th–18th Century*. Harper & Row, 1979.

Cipolla, Carlo M. *Faith, Reason, and the Plague in Seventeenth-Century Tuscany*. W. W. Norton, 1979.

Cipolla, Carlo M. *Fighting the Plague in Seventeenth-Century Italy*. University of Wisconsin Press, 1981.

Corbin, Alain. *The Foul and the Fragrant: Odor and the French Social Imagination*. Harvard University Press, 1986.

Delaporte, François. *Disease and Civilization: The Cholera in Paris, 1832*. MIT Press, 1986.

Douglas, Mary. *Purity and Danger: An Analysis of Concepts of Pollution and Taboo*. Praeger, 1969.

Fitzgerald, Frances. *Cities On a Hill: A Journey Through Contemporary American Cultures*. Simon & Schuster, 1986.

Grmek, Mirko. *Diseases in the Ancient Greek World.* Johns Hopkins University Press, 1983.
Hopkins, Donald. *Princes and Peasants: Smallpox in History.* University of Chicago Press, 1983.
Lederberg, J., R. E. Shope, and S. C. Oaks, Jr., eds. *Emerging Infections: Microbial Threats to Health in the United States.* Institute of Medicine, National Academy Press, 1992.
McKeown, Thomas. *The Origins of Human Disease.* Blackwell, 1988.
McNeill, William, H. *Plagues and Peoples.* Doubleday, 1977.
Nathan, Carl F. *Plague Prevention and Politics in Manchuria 1910–1931.* pub. The East Asian Research Center, Harvard University; distrib. Harvard University Press, 1967.
Powell, J. H. *Bring Out Your Dead: The Great Yellow Fever in Philadelphia in 1793.* The University of Pennsylvania Press, 1949.
Reid, Donald. *Paris Sewers and Sewermen: Realities and Representations.* Harvard University Press, 1991.
Riley, James. *Sickness, Recovery and Death: A History and Forecast of Ill Health.* University of Iowa Press, 1989.
Stone, Lawrence. *The Family, Sex and Marriage in England 1500–1800.* Harper & Row, 1977.
Temkin, Owsei. "An Historical Analysis of the Concept of Infection," in Temkin, *The Double Face of Janus and Other Essays in the History of Medicine.* Johns Hopkins University Press, 1977.
Thucydides. *The Peloponnesian War.* Penguin Classics, 1954.
Vigarelly, Georges. *Concepts of Cleanliness. Changing Attitudes in France since the Middle Ages.* Cambridge University Press, 1988.
Whitehead, Barbara. "Dan Quayle Was Right." *The Atlantic Monthly,* April 1993, p. 47.
Winslow, C.-E. A. *The Conquest of Epidemic Disease: A Chapter in the History of Ideas.* Princeton University Press, 1944.
———. *Man and Epidemics.* Princeton University Press, 1952.
Ziegler, Philip. *The Black Death.* Harper & Row, 1971 (first published in 1969).

第２章　長い期間

Ackerknecht, Edwin H. *Therapeutics: From the Primitives to the Twentieth Century.* Hafner Press, 1973.
Baldwin, Martha. "Toads and Plague: Amulet Therapy in Seventeenth-Century Medicine." *Bulletin of the History of Medicine* 67 (1993) 227.
Brooke, John Hedley. *Science and Religion: Some Historical Perspectives.* Cam-

bridge University Press, 1991.
Bury, J. B. *The Idea of Progress: An Inquiry into its Origin and Growth.* Macmillan, 1932.
Butterfield, Herbert. *The Origins of Modern Science, 1300–1800.* Bell, 1949.
Dobell, Clifford. *Antony van Leeuwenhoek and His "Little Animals."* Russell & Russell, 1958.
Febvre, Lucien. *Life in Renaissance France.* Harvard University Press, 1977.
Forster, Robert, and Orest Ranum, eds. *Medicine and Society in France: Selections from the Annales, Economies, Sociétés, Civilisations.* Johns Hopkins University Press, 1980.
Foucault, Michel. *The Birth of the Clinic: An Archaeology of Medical Perception.* Vintage Books, 1975.
Grmek, Mirko D. *Diseases in the Ancient Greek World.* Johns Hopkins University Press, 1989.
Gundert, Beate. "Parts and Their Roles in Hippocratic Medicine." *Isis* 83 (1992) 453.
Hale, J. R. *Renaissance Europe: Individual and Society, 1480–1520.* Harper & Row, 1971.
Hall, Marie Boas, *Promoting Experimental Learning: Experiment and the Royal Society 1660–1727.* Cambridge University Press, 1991.
Hamburger, Jean. *The Diary of William Harvey: The Imaginary Journal of the Physician Who Revolutionized Medicine.* Rutgers University Press, 1992.
Hunter, Michael. *Establishing the New Science: The Experience of the Early Royal Society.* The Boydell Press, 1989.
Knight, David. *The Age of Science: The Scientific World-View in the Nineteenth Century.* Blackwell, 1986.
Laqueur, Thomas. *Making Sex: Body and Gender from the Greeks to Freud.* Harvard University Press, 1990.
Lindberg, David C., and Robert S. Westman, eds. *Reappraisals of the Scientific Revolution.* Cambridge University Press, 1990.
McKnight, Stephen A. *Sacralizing the Secular: The Renaissance Origins of Modernity.* Louisiana State University Press, 1989.
Merton, Robert K. *Science, Technology and Society in Seventeenth-Century England.* Fertig, 1970.
Nicolson, Marjorie. *Pepys' Diary and the New Science.* University of Virginia Press, 1956.
Nutton, Vivian. "Healers in the Medical Market Place: Towards a Social History of Graeco-Roman Medicine," in Andrew Wear, *Medicine in Society: Historical Essays.* Cambridge University Press, 1992, pp. 15–58.
Porter, Dorothy, and Roy Porter. *Patient's Progress: Doctors and Doctoring in Eighteenth-Century England.* Stanford University Press, 1989.

Porter, Roy, ed. *Patients and Practitioners: Lay Perceptions in Medicine in Pre-Industrial Society*. Cambridge University Press, 1985.
Rabelais, François. *The Histories of Gargantua and Pantagruel*. Penguin Books, 1965.
Rosenberg, Charles. *Explaining Epidemics and Other Studies in the History of Medicine*. Cambridge University Press, 1992.
Rossi, Paolo. *Francis Bacon: From Magic to Science*. Routledge & Kegan Paul, 1957.
———. *Philosophy, Technology, and the Arts in the Early Modern Era*. Harper & Row, 1962.
Sarton, George. *Galen of Pergamon*. University of Kansas Press, 1954.
Schmitt, Charles, and Quentin Skinner. *The Cambridge History of Renaissance Philosophy*. Cambridge University Press, 1988.
Shapin, Steven, and Simon Schaffer. *Leviathan and the Air-Pump: Hobbes, Boyle, and the Experimental Life*. Princeton University Press, 1985.
Siraisi, Nancy. *Medieval and Early Renaissance Medicine: An Introduction to Knowledge and Practice*. University of Chicago Press, 1990.
Smith, Wesley D. *The Hippocratic Tradition*. Cornell University Press, 1979.
Solomon, Julie R. "Mortality as Matter: Towards a Politics of Problems in *All's Well That Ends Well*." *English Literary Renaissance* 23 (1993) 134.
Stewart, Larry. *The Rise of Public Science: Rhetoric, Technology, and Natural Philosophy in Newtonian Britain, 1660–1750*. Cambridge University Press, 1992.
Temkin, Owsei. *Galenism. Rise and Decline of a Medical Philosophy*. Cornell University Press, 1973.
Wear, Andrew, ed. *Medicine in Society: Historical Essays*. Cambridge University Press, 1992.

第３章　変化の種

Abelove, H. "Some Speculations on the History of Sexual Intercourse During the Long Eighteenth Century in England." *Genders* 6 (1989) 125.
Ackerknecht, Edwin. "Anticontagionism Between 1821 and 1867." *Bulletin of the History of Medicine* 22 (1948) 562.
———. *Medicine at the Paris Hospital. 1794–1848*. Johns Hopkins University Press, 1967.
———. "Elisha Bartlett and the Philosophy of the Paris Clinical School." *Bulletin of the History of Medicine* 24 (1950) 43.
Burnet, F. M., and D. White. *Natural History of Infectious Diseases*. Cambridge University Press, 1972.
Coleman, William. *Death Is a Social Disease: Public Health and Political Economy in Early Industrial France*. University of Wisconsin Press, 1982.
Crouzet, François, *The Victorian Economy*. Methuen, 1982.

Edsall, Nicolas C. *The Anti–Poor Law Movement 1834–44*. Manchester University Press, 1971.

Evans, Richard J. *Death in Hamburg: Society and Politics in the Cholera Years 1830–1910*. Penguin Books, 1987.

Foucault, Michel. *The Birth of the Clinic: An Archaeology of Medical Perception*. Vintage Books, 1973.

Gay, Peter. *The Enlightenment: An Interpretation—The Science of Freedom*. Knopf, 1969.

Gelfand, Toby. *Professionalizing Modern Medicine*. Greenwood Press, 1980.

Hankins, Thomas L. *Science and the Enlightenment*. Cambridge University Press, 1985.

Hobsbawm, E. J. *Industry and Empire*. Penguin Books, 1968.

Holloway, S. W. F. "Medical Education in England, 1830–1858: A Sociological Analysis." *History* 49 (1964) 301.

Jewison, N. D. "Medical Knowledge and the Patronage System in 18th-Century England." *Sociology* 8 (1974) 369.

———. "The Disappearance of the Sick-Man from Medical Cosmology, 1770–1870." *Sociology* 10 (1976) 225.

Lewis, R. A. *Edwin Chadwick and the Public Health Movement 1832–1854*. Longmans, Green & Co., 1952.

Maulitz, Russel. *Morbid Appearances: The Anatomy of Pathology in the Early Nineteenth Century*. Cambridge University Press, 1987.

McKeown, Thomas. *The Origins of Human Disease*. Blackwell, 1988.

Pelling, M. *Cholera, Fever and English Medicine, 1825–1865*. Oxford University Press, 1978.

Porter, Roy. *The Enlightenment*. Humanities Press International, 1990.

Risse, Guenter B. "Medicine in the Age of Enlightenment," in Andrew Wear, *Medicine in Society: Historical Essays*. Cambridge University Press, 1992, p. 149.

Rose, Michael, R. *The Relief of Poverty, 1834–1914*. Macmillan, 1972.

Schama, Simon. *Citizens: A Chronicle of the French Revolution*. Knopf, 1989.

Smith, F. B. *The People's Health, 1830–1910*. Weidenfeld and Nicolson, 1990 (first published in 1979).

Taylor, James S. *Poverty, Migration, and Settlement in the Industrial Revolution: Sojourners' Narratives*. Society for the Promotion of Science and Scholarship, 1989.

Thomson, David. *England in the Nineteenth Century*. Pelican History of England, Penguin Books, 1950.

Thompson, John, and Grace Goldin. *The Hospital: A Social and Architectural History*. Yale University Press, 1975.

Waddington, I. "The Role of the Hospital in the Development of Modern Medicine: A Sociological Analysis." *Sociology* 7 (1973) 211.

Wrigley, E. A. "The Growth of Population in Eighteenth-Century England: A Conundrum Resolved." *Past and Present* 98 (1983) 121.

第４章　「パスツール」と科学の権威

Brock, Thomas D. *Robert Koch: A Life in Medicine and Bacteriology*. Science Tech Publishers, 1988.
Brooke, John Hedley. *Science and Religion: Some Historical Perspectives*. Cambridge University Press, 1991.
Darton, Robert. *Mesmerism and the End of the Enlightenment in France*. Harvard University Press, 1968.
Dubos, René. *Louis Pasteur: Free Lance of Science*. Scribners, 1960.
Hankins, Thomas L. *Science and the Enlightenment*. Cambridge University Press, 1985.
Latour, Bruno, *The Pasteurization of France*. Harvard University Press, 1988.
Rosen, George. *A History of Public Health*. MD Publications, 1958.
Vallery-Radot, René. *The Life of Pasteur*. Garden City Publishing Co., 1926.
Wellman, Kathleen. *La Mettrie: Medicine, Philosophy, and Enlightenment*. Duke University Press, 1992.

第５章　歴史を書き直す：科学の勝利

Ackerknecht, E. H. "Anticontagionism between 1821 and 1867." *Bulletin of the History of Medicine* 22 (1948) 562.
Delaporte, François. *Disease and Civilization: The Cholera in Paris, 1832*. MIT Press, 1986.
Evans, Richard J. *Death in Hamburg: Society and Politics in the Cholera Years 1830–1910*. Penguin Books, 1987.
Fee, Elizabeth, and Dorothy Porter. "Public Health, Preventive Medicine and Professionalization: England and America in the Nineteenth Century," in Andrew Wear, ed. *Medicine in Society: Historical Essays*. Cambridge University Press, 1992, p. 249.
Hamlin, Christopher. *A Science of Impurity: Water Analysis in Nineteenth-Century Britain*. University of California Press, 1990.
Morris, R. J. *Cholera 1832: The Social Response to an Epidemic*. Croom Helm, 1976.
Pelling, M. *Cholera, Fever and English Medicine, 1825–1865*. Oxford University Press, 1978.
Riley, James C. *Sickness, Recovery and Death: A History and Forecast of Ill Health*.

University of Iowa Press, 1989.
———. *The Eighteenth-Century Campaign to Avoid Disease*. St. Martins Press, 1989.
Rogers, Naomi. *Dirt and Disease: Polio Before FDR*. Rutgers University Press, 1990.
Rosen, George. *A History of Public Health*. MD Publications, 1958.
Rosenberg, Charles E. "Cholera in Nineteenth-Century Europe: A Tool for Social and Economic Analysis," in Rosenberg, *Explaining Epidemics and Other Studies in the History of Medicine*. Cambridge University Press, 1992.
Rosenkrantz, Barbara G. *Public Health and the State: Changing Views in Massachusetts, 1842–1936*. Harvard University Press, 1972.
Snow, John. *Snow on Cholera*. Hafner Publishing Co., 1965.
Thomson, David. *England in the Nineteenth Century*. Pelican History of England, Penguin Books, 1950.
Vandenbroucke, J. P., H. M. Eelmlkan Rooda, and H. Beukers. "Who Made John Snow a Hero?" *American Journal of Epidemiology* 133 (1991) 967.
Wilson, Charles-Edward A. *The Conquest of Epidemic Disease: A Chapter in the History of Ideas*. Princeton University Press, 1944.

第6章 「将来，病気では死なない」

Brock, Thomas D. *Milestones in Microbiology*. Prentice-Hall, 1961.
———. *Robert Koch: A Life in Medicine and Bacteriology*. Science Tech Publishers, 1988.
Chase, Allan. *Magic Shots: A Human and Scientific Account of the Long and Continuing Struggle to Eradicate Infectious Diseases by Vaccination*. Morrow, 1982.
Creighton, Charles. *Jenner and Vaccination: A Strange Chapter of Medical History*. Swan Sonnenschein, 1889.
DeLacy, Margaret. "The Conceptualization of Influenza in Eighteenth-Century Britain: Specificity and Contagion." *Bulletin of the History of Medicine* 67 (1993) 74.
Dubos, René, *Louis Pasteur: Free Lance of Science*. Scribners, 1960.
Duclaus, Emile. *Pasteur: The History of a Mind*. W. B. Saunders, 1920.
Frank, Robert, and Denise Wrotnowska. *Correspondence of Pasteur and Thuillier Concerning Anthrax and Swine Fever Vaccinations*. University of Alabama Press, 1968.
Hopkins, Donald. *Princes and Peasants: Smallpox in History*. University of Chicago Press, 1983.
Parish, H. J. *Victory with Vaccines: The Story of Immunization*. Livingstone, 1968.

Silverstein, Arthur M. *A History of Immunology*. Academic Press, 1989.
Vallery-Radot, René. *The Life of Pasteur*. Garden City Publishing Co., 1926.

第７章　内的世界の再構成

Ackerknecht, Edwin H. *Rudolf Virchow: Doctor, Statesman, Anthropologist*. University of Wisconsin Press, 1953.
Brock, Thomas D. *Robert Koch: A Life in Medicine and Bacteriology*. Science Tech Publishers, 1988.
Knight, David. *The Age of Science: The Scientific World-View in the Nineteenth Century*. Blackwell, 1986.
Mazumdar, P.M.H. "Immunity in 1890." *Journal of the History of Medicine and Applied Science* 27 (1972) 312.
Metchnikoff, Elie. *Immunity in Infective Diseases*. Johnson Reprint Corporation, 1968. See Introduction, by Gert Brieger.
Metchnikoff, Olga. *Life of Elie Metchnikoff: 1845–1916*. Houghton Mifflin Company, 1921.
Olmsted, J.M.D., and E. Harris Olmsted. *Claude Bernard and the Experimental Method in Medicine*. Henry Schuman, 1952.
Rosenberg, Charles E., and Janet Golden, eds. *Framing Disease: Studies in Cultural History*. Rutgers University Press, 1992.
Silverstein, Arthur M. *A History of Immunology*. Academic Press, 1989.
Stilwell, Craig R. *The Wisdom of Cells: The Integrity of Elie Metchnikoff's Ideas in Biology and Pathology*. PhD. thesis; University of Notre Dame, 1991.
Tauber, Alfred I., and Leon Chernyak. *Metchnikoff and the Origins of Immunology: From Metaphor to Theory*. Oxford University Press, 1991.
Tauber, Alfred I. "The Birth of Immunology: III. The Fate of the Phagocytosis Theory." *Cellular Immunology* 139 (1992) 505.
———. "The Immunological Self: A Centenary Retrospective." *Perspectives in Biology and Medicine* 35 (1991) 74.

第８章　魔法の弾丸と医学の新しいパラダイム

Beer, John. "Coal Tar Dye Manufacture and the Origins of the Modern Industrial Research Laboratory." *Isis* 49 (1958) 123.
Colebrook, Leonard. *Almroth Wright: Provocative Doctor and Thinker*. William Heinemann Medical Books, 1954.
Dowling, Harry. *Fighting Infection: Conquests of the Twentieth Century*. Cambridge

University Press, 1977.
Ehrlich, Paul. "On Immunity with Special Reference to Cell Life." Croonian Lecture, in F. Himmelweit, ed. *The Collected Papers of Paul Ehrlich*. Pergamon Press, 1957.
Hounshell, David A., and John Kenly Smith, Jr. *Science and Corporate Strategy: DuPont R&D, 1902–1980*. Cambridge University Press, 1988.
Knight, David. *The Age of Science: The Scientific World-View in the Nineteenth Century*. Blackwell, 1986.
Kuhn, Thomas. *The Structure of Scientific Revolutions*. University of Chicago Press, 2nd ed., 1970.
Lakatos, Imre, and Alan Musgrave. *Criticism and the Growth of Knowledge*. Cambridge University Press, 1970.
Mann, Charles C., and Mark L. Plummer. *The Aspirin Wars: Money, Medicine, and 100 Years of Rampant Competition*. Knopf, 1991.
Marks, Harry. "Notes from the Underground: The Social Organization of Therapeutic Research," in R. Maulitz and D. E. Long, eds. *Grand Rounds: One Hundred Years of Internal Medicine*. University of Pennsylvania Press, 1988.
Marquardt, Martha. *Paul Ehrlich*. William Heinemann Medical Books, 1949.
Parascandola, J., and R. Jasensky. "Origins of the Receptor Theory of Drug Action. *Bulletin of the History of Medicine* 48 (1974) 199.
Silverstein, Arthur. *A History of Immunology*. Academic Press, 1989.
Starr, Paul. *The Social Transformation of American Medicine*. Basic Books, 1982.

第9章　治療革命

Baldry, Peter. *The Battle Against Bacteria*. Cambridge University Press, 1965.
Bliss, Michael. *The Discovery of Insulin*. University of Chicago, 1982.
Cairns, John, Gunther S. Stent, and James D. Watson. *Phage and the Origins of Molecular Biology*. Cold Spring Harbor Laboratory of Quantitative Biology, 1966.
Chase, Allan. *Magic Shots: A Human and Scientific Account of the Long and Continuing Struggle to Eradicate Infectious Diseases by Vaccination*. Morrow, 1982.
Colebrook, Leonard, *Almroth Wright, Provocative Doctor and Thinker*. William Heinemann Medical Books, 1954.
Corbin, Alain. *The Foul and the Fragrant: Odor and the French Social Imagination*. Harvard University Press, 1986.
Hare, Ronald. *The Birth of Penicillin and the Disarming of Microbes*. George Allen and Unwin, 1970.
Himmelfarb, Gertrude. *Poverty and Compassion: The Moral Imagination of the Late*

Victorians. Knopf, 1991.
Judson, Horace F. *The Eighth Day of Creation: Makers of the Revolution in Biology*. Simon & Schuster, 1979.
Kevles, Daniel. "Out of Eugenics," in Kevles and Leroy Hood, eds. *The Code of Codes: Scientific and Social Issues in the Human Genome Project*. Harvard University Press, 1992, p. 3.
———. *In the Name of Eugenics: Genetics and the Uses of Human Heredity*. Knopf, 1985.
Krause, Richard M. *The Restless Tide: The Persistent Challenge of the Microbial World*. National Foundation for Infectious Diseases, 1981.
Lechevalier, Hubert A., and Morris Solotorovsky. *Three Centuries of Microbiology*. McGraw-Hill, 1965.
Maclean, Ian. *The Renaissance Notion of Woman: A Study in the Fortunes of Scholasticism and Medical Science in European Intellectual Life*. Cambridge University Press, 1980.
Macfarlane, Gwyn. *Alexander Fleming: The Man and the Myth*. Chatto & Windus, 1984.
Marks, Harry M. "Cortisone, 1949: A Year in the Political Life of a Drug." *Bulletin of the History of Medicine* 66 (1992) 419.
Parish, H. J. *Victory with Vaccines: The Story of Immunization*. Livingstone, 1968.
Rosenberg, Charles E. *Explaining Epidemics and Other Studies in the History of Medicine*. Cambridge University Press, 1992.
Shryock, Richard. *The Development of Modern Medicine: An Interpretation of the Social and Scientific Factors*. Knopf, 1947.
Smith, Jane S. *Patenting the Sun: Polio and the Salk Vaccine*. William Morrow, 1990.
Spink, Wesley. *Infectious Diseases: Prevention and Treatment in the Nineteenth and Twentieth Centuries*. University of Minnesota Press, 1978.
Starr, Paul. *The Social Transformation of American Medicine*. Basic Books, 1982.
Swazey, Judith, P., and Karen Reeds. *Today's Medicine, Tomorrow's Science: Essays on Paths of Discovery in the Biomedical Sciences*. DHEW Publication No. (NIH) 78–244, U.S. Department of Health, Education, and Welfare, 1978.
Thomas, Lewis. *The Youngest Science, Notes of a Medicine-Watcher*. Viking, 1983.
Wilson, G. S., and A. A. Miles. *Topley and Wilson's Principles of Bacteriology and Immunity*. 4th ed., Williams and Wilkins, 1957.

第 10 章　慢性疾患時代の医学のゴールの再形成

Callahan, Daniel. *Setting Limits: Medical Goals in an Aging Society.* Simon & Schuster, 1987.

———. *The Troubled Dream of Life: Living with Mortality.* Simon & Schuster, 1993.

Hubbard, Ruth, and Elisah Wald. *Exploding the Gene Myth: How Genetic Information Is Produced and Manipulated by Scientists, Physicians, Employers, Insurance Companies, Educators, and Law Enforcers.* Beacon Press, 1993.

Kevles, Daniel J., and Leroy Hood, eds. *The Code of Codes: Scientific and Social Issues in the Human Genome Project.* Harvard University Press, 1992.

Lewontin, R. C., Steven Rose, and Leon J. Kamin. *Not in Our Genes: Biology, Ideology, and Human Nature.* Pantheon Books, 1984.

Reiser, Stanley J. *Medicine and the Reign of Technology.* Cambridge University Press, 1978.

———. "The Machine at the Bedside: Technological Transformations of Practices and Values," in Reiser and M. Anbar. *The Machine at the Bedside: Strategies for Using Technology in Patient Care.* Cambridge University Press, 1984.

Wills, Christopher. *Exons, Introns, and Talking Genes: The Science Behind the Human Genome Project.* Basic Books, 1991.

索　引

A

アクィナス（トマス）……33
アスクレピオス ……29
アスピリン……143
アテネの疫病 ……15
アナール学派 ……23
アリストテレス ……28
アレルギー……166
暗黒時代 ……32

B

バランス ……25
バンティング（フレッド） ……164
ベーコン（フランシス）……35
ベーリング（エミル） ……108
ベスト（チャールズ） ……165
ベッドサイドの医学 ……44
ベルナール（クロード） ……112
ベンサム（ジェレミー）……57
ボイル（ロバート）……40
ボッカッチョ ……33
媒菌説 ……72
梅毒……142
微生物……150
病院 ……50
病院の医学 ……49
病原菌 ……91

C

チャドウィック（エドウィン）……57

D

ダグラス（メアリー）……18
デカメロン ……33
DNA ……169

E

エールリヒ（パウル） ……135
衛生運動 ……56
衛生学 ……88

F

フィロゾフ ……48
フーコー（ミシェル）……25
フラカストロ（ジロラモ）……66
フレミング（アレクサンダー） ……156
フローリー（ハワード） ……159
風土病 ……14
複雑性……193

G

ガレノス ……28

H

ヒトゲノムプロジェクト……174
ヒポクラテス ……26
ホイッグ史観 ……24
破傷風……109
秦佐八郎……144
発汗病 ……17
反証……147
百科全書 ……48

平均寿命……6

I

インシュリン……163
遺伝学……168
遺伝子……169
遺伝子治療……178

J

ジェンナー（エドワード）……93

K

クーン（トーマス）……146
コッホの仮説……75
コッホ（ロベルト）……75
コレラ……79
科学……23
科学革命……36
科学的医学……149
化学療法……146
鎌形赤血球……13
環境衛生……89
還元主義……174
感染……72
感染症……17
寄生微生物……12
北里柴三郎……109
救貧法……59
狂犬病……105
君主論……33
啓蒙時代……47
啓蒙哲学者……48
結核……106, 142
血清療法……139
公衆衛生……19,89
公衆衛生法……61
抗生物質……156
抗毒素……109
黒死病……16

M

マキアヴェリ……33
マジャンディ（フランソワ）……80, 113
マラリア……13
メンデル（グレゴール）……167
メスマー（フランツ・アントン）……64
メチニコフ（エリ）……122
メトリー（ジュリアン・ラ）……64
魔法の弾丸……iii, 140
慢性疾患……161

N

ニューヨーク……10
にせ医者……43
内部環境……112
内分泌……162
嚢胞性繊維症……176

O

王立協会……37

P

パスツール（ルイ）……70
パラケルスス……66
パラダイム……146
パラダイムシフト……147
パリ病院……51
ピープス（サミュエル）……37

ペスト……16
ペッテンコーファー（マックス）……86
ペトラルカ……32
ペニシリン……156
ポパー（カール）……147
ポリオワクチン……155

Q

QOL……iv

R

ライト（アルムロス・エドワード）…129
ラブレー……34
リービッヒ（ユスティス・フォン）……68
リウマチ……166
リスター（ジョセフ）……74
ルイ 14 世……9
ルネサンス……32
レーフェンフーク（アントン・ファン）41
流行病……4, 14

S

サルバルサン……152
シデナム（トーマス）……66
ステロイドホルモン……166
ストレプトマイシン……161
スノウ（ジョン）……82
ソーク（ジョナス）……155
殺菌……74
瘴気……81
消毒……74
食細胞……125
生気論……68
生存曲線……ii
生態的地位……12
生理学……116
接種……95

T

チポラ（カルロ）……22
ツベルクリン……108
トゥキュディデス……15
トマス（ルイス）……27, 151
体液……29
炭疽……75
天然痘……93
糖尿病……165
特異性……90, 135
都市……14

V

ヴォルテール……8

W

ウィルヒョウ（ルドルフ）……112
ワクスマン（セルマン）……161
ワクチン……105, 155
ワトソン（ジェームス）……169
ワクチン接種……127

Y

予防……93
予防接種……105

Z

ジフテリア……109
実験室医学……121
人口密度……12

訳者略歴

坂本なほ子

1993年　東京大学医学部保健学科卒業

1995年　東京大学大学院医学系研究科国際保健学専攻修士課程修了

1998年　同大学院博士課程学位取得（保健学博士）修了

国立国際医療センター研究所勤務，ハーバード大学公衆衛生大学院客員研究員を経て現在，順天堂大学医学部公衆衛生学教室助手を務める。

第1版発行　2004年 4月17日

医学の限界

（定価はカバーに表示してあります）

訳　者　坂本なほ子

検	印
省	略

発行者　服部秀夫

発行所　株式会社 新興医学出版社

〒113-0033　東京都文京区本郷6丁目26番8号

電話　03（3816）2853　FAX　03（3816）2895

印刷　株式会社 藤美社

ISBN4-88002-471-6

郵便振替　00120-8-191625